NURSING
ナーシング・サプリ
supple

イメージできる
解剖生理学

第２版

ナーシング・サプリ編集委員会 編

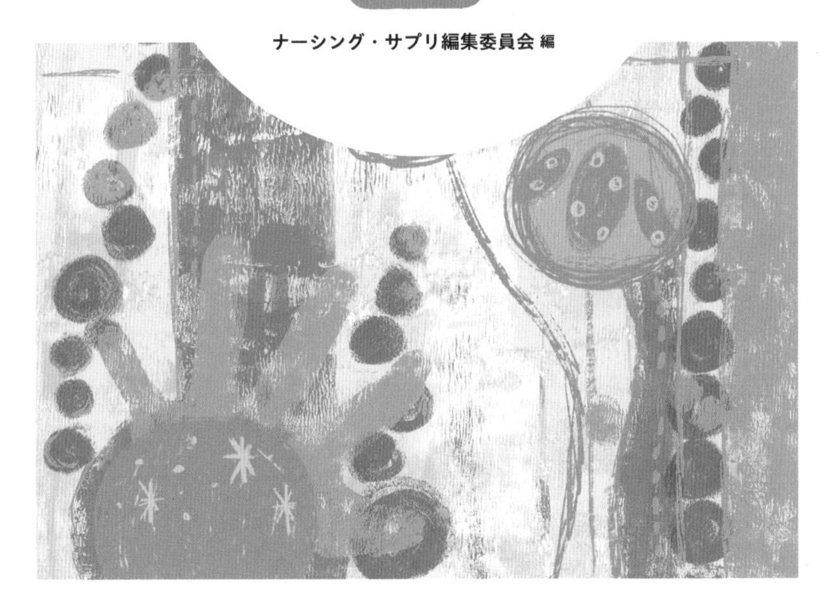

MC メディカ出版

NURSING supple ナーシング・サプリ シリーズについて

「ナーシング・サプリ」シリーズは，看護学生のみなさんにとって必須となる，看護学の基礎知識について，わかりやすくまとめた学習参考書・問題集です．

授業で学ぶ内容をしっかりとフォローし，実習で役立つ知識も盛り込んでいます．問題を解いたり，ノート代わりに書き込んだり，さまざまに活用することができます．本書を積極的に役立てていただき，あなただけのオリジナルの学習参考書・問題集を完成させてください．

きっと看護学を学ぶ楽しさが実感できます！

本書の特徴

- 本書『イメージできる 解剖生理学』は，フルカラーで図版を豊富に掲載しているので，実際の人体をしっかりとイメージしながら，学習を進めることができます．

- これだけは必ず学ぶべき知識について，繰り返し問題を解くことで身につけられるようにできており，看護師国家試験に向けて基礎学力を養うことができます．

- 問題の解答・解説は切り離して使えます．

- 付録としてメディカ出版の看護基礎教育テキスト『ナーシング・グラフィカ 人体の構造と機能①：解剖生理学』をもとにしたカードをつけました．解剖生理の図版を載せ，要点をコンパクトにまとめた切り離し可能なカードです．持ち歩いて，いつでもどこでも繰り返し学習できます．

■本書で使用する単位について
本書では，国際単位系（SI 単位系）を表記の基本としています．
本書に出てくる主な単位記号と単位の名称は次のとおりです．

m	：メートル	L	：リットル
g	：グラム	mmHg	：水銀柱ミリメートル
min	：分	Torr	：トル
mol	：モル		

■本書の表記は『日本医学会医学用語辞典 和英』にできるだけ沿っています．

（第 2 版）
はじめに

学生にとって，どうしたら試験に通るのかは最大関心事ではないでしょうか．「試験に受かるために勉強している」というと，先生はがっかりするかもしれませんが，そう考えるのは当然のことです．教育学の教科書にも，“評価が学習を形成し，また促進する（Assessment drives learning.）”と書かれています．つまり，学生の成長に意義ある評価・試験を行わなくてはならないと同時に，試験に受かるための勉強を適切に行えば，必要な知識の獲得や考え方の修得に役立ち，やる気をもたらすと言っています．そんな勉強ができる参考書があったら，使ってみたいと思いませんか？

本問題集は，第 1 版の“自学自習しながら自分で答えを探す力をつける”という目標はそのままに，「解剖生理学が実践（臨床）の基盤にある」と意識してもらえることを目指して作成しました．実際に手を動かして書き込んでいく穴埋め式ですので，問題集でありながら自分だけのまとめノートを作るような感覚で学習に取り組めます．解剖学と生理学の視点で考える設問に加え，トレーニングや実力アップ問題で，重要なポイントを異なる角度から何度も学習する組み立てですので，知識が定着しやすくなっています．また，図版を刷新しビジュアル的に要点を確認できる項目を大幅に増やしました．付録の解剖図カードもさらに見やすく理解しやすくなっています．

さらに，今回の改訂版では，過去 9 年分の看護師国家試験問題の出題傾向から問題を見直し，令和 5 年版看護師国家試験出題基準に対応したオリジナル問題を追加しました．解剖生理学の知識をもって，状況設定問題，ひいては臨床につなげられるよう，事例問題の章も新設しています．同じ領域から出された過去の国家試験問題や類似問題が各所に埋め込まれていますので，その難易度を実感し，問題集を解く実力があれば，解剖生理学の範囲においては国家試験の合格レベルに達していることを確認できます．穴埋め式の問題は難しく感じられるかもしれませんが，選択肢が用意されている設問も多く，解答を確認しながら一人でサクサクと前に進めます．短時間で結構はかどったという達成感を得ることができますので，コスパとタイパ（cost performance and time performance）を追求する Z 世代には，手に取りやすい問題集ではないでしょうか．

時期を同じくして，『ナーシング・グラフィカ 人体の構造と機能①：解剖生理学』も一新しました．ナーシング・サプリ改訂版の問題を解きながらご覧いただくと，より印象に残り，体系的に理解しやすくなるでしょう．定期試験や国家試験に臨む自信が得られる勉強をしながら，実践の面白さを感じ取り，臨床場面を想像することを狙った本書をぜひご活用ください．

編者　武田　裕子

（第 1 版）
はじめに

勉強の仕方を勉強しよう．毎年新入生を迎えるたびにこう言います．新入生の反応も毎年同じです．入学するまで，小・中・高と最低でも 12 年間勉強してきたのに，何をいまさらという感じを抱くようです．

しかし，入学までに生涯役立つ勉強の仕方を習得してきた新入生は，ほんの一部にすぎません．どこが違うのでしょうか．

自学自習という言葉は誰でも知っています．しかし，自学自習できる学生はごく少数です．皆さんがこれから必要とするのは，自学自習し，自分で答えを探す能力です．例えば看護師国家試験の既出問題の答えがわからないとき，「答えを教えてください」と言ってくる学生に対し，私は「答えの探し方を教えてあげよう」と返答します．

答えの探し方を習得するためには，まず予習の習慣を身に付けてください．シラバスや予定表から教科書やプリントの，その日に学ぶところを読んでください．わかる個所とわからない個所を区別する．これが最初です．読み方がわからない漢字に出合ったら，必ず漢和辞典で調べてください．辞書の使い方は，小学校ですでに学んでいます（小学校学習指導要領に，第 5 学年及び第 6 学年の国語で「辞書を利用して調べる習慣を付けること」と明記されています）．

予習をすれば，授業は半分復習になります．自分の知らなかったことやわからなかったことを教員が話せば，必ずノートに書いておきましょう．教員の話す内容をすべて書き写す必要はありません．

授業の後の復習で役立つのが，問題集の活用です．教科書にたくさんあった事項のどれが重要なのかを確認できます．また，自分の苦手な領域も，問題を解いてみればわかります．その後で定期試験に備えた勉強をすればよいのです．

予習をしないで授業を受け，自宅学習の大半を復習にあてる学習方法でも，正解は 1 つだけと決まっているときはかまわないでしょう．しかし，卒業後の皆さんを待ち受けている看護の臨床では，正解は 1 つとは限りません．そういう場面に出合ったとき，予習して自分で考える習慣のなかった人は戸惑うはずです．

この問題集は，皆さんの知識を整理することを目的としています．予習**➜**授業**➜**復習という一連の流れの中で活用するものです．看護学生はなぜ解剖生理学を学ぶのでしょうか．単なる物知りや教養ではありません．解剖生理学の知識は，看護実践能力の養成に必要な，いわば，メシの種なのです．

編者　林正　健二

イメージできる 解剖生理学

CONTENTS

巻末とじ込み・別冊

編集・執筆者一覧

編者

武田 裕子　たけだ ゆうこ　順天堂大学大学院医学研究科医学教育学教授

執筆者（掲載順）

林正 健二　りんしょう けんじ　元 京都橘大学健康科学部教授，山梨県立大学名誉教授（故人）▶ 序章・7章・14章

藤本 悦子　ふじもと えつこ　一宮研伸大学大学院看護学研究科教授，名古屋大学名誉教授 ▶ 序章・1章

遠藤 健司　えんどう けんじ　東京医科大学整形外科学分野准教授 ▶ 2章・3章

直川 匡晴　のうがわ まさはる　のうがわ内科・血液内科クリニック院長 ▶ 4章

山内 豊明　やまうち とよあき　放送大学大学院文化科学研究科教授，名古屋大学名誉教授 ▶ 5章

武田 裕子　たけだ ゆうこ　順天堂大学大学院医学研究科医学教育学教授 ▶ 6章・15章

中神 克之　なかがみ かつゆき　名古屋女子大学健康科学部看護学科教授 ▶ 8章

佐伯 由香　さえき ゆか　愛媛大学大学院医学系研究科看護学専攻教授 ▶ 9章

加茂 敦子　かも あつこ　順天堂大学医療看護学部准教授 ▶ 10章

武田 多一　たけだ たいち　筑波大学医学医療系古河坂東地域医療教育センター教授 ▶ 11章

田中 裕二　たなか ゆうじ　令和健康科学大学看護学部教授 ▶ 11章

徳田 信子　とくだ のぶこ　獨協医科大学医学部解剖学講座教授 ▶ 12章

髙梨あさき　たかなし あさき　順天堂大学医療看護学部准教授 ▶ 13章

井上 裕美　いのうえ ひろみ　湘南鎌倉総合病院顧問・産婦人科主任部長 ▶ 14章

小坂鎮太郎　こさか しんたろう　都立広尾病院病院総合診療科医長 ▶ 15章

関　隆実　せき たかみ　都立広尾病院病院総合診療科・糖尿病内分泌科 ▶ 15章

本書の使い方

●本書は，ビジュアル要点整理からトレーニング・実力アップへと，ステップ・バイ・ステップで学習する方式をとっています．
●問題にチャレンジする前に〈この章の学習ポイント〉を読み，これから勉強する内容をイメージしてください．

この章の学習ポイント

各章の内容に関し，学習を進めるにあたって重要な，基本中の基本となる内容を簡潔にまとめています．

ビジュアル要点整理

メディカ出版の看護基礎教育テキスト『ナーシング・グラフィカ 人体の構造と機能①：解剖生理学』などからピックアップした重要な図版や表，基礎知識の説明を掲載．その中で覚えてほしい語句を空欄にしています．授業の予習・復習として，語句を書き込んでみましょう．高校までに学習した知識の確認にも役立ちます．

トレーニング

○×式・組み合わせ式などの問題です．ビジュアル要点整理で基礎知識を確認した上で解くと，知識がさらにしっかりと定着します．

実力アップ

学習の達成度をチェックするための問題で，国家試験と同じ四肢択一・五肢択一・五肢択二形式になっています．「思考する力」を身に付けることができ，国家試験対策の勉強にも活用できます．

POINT

「実力アップ」の問題を解くにあたってのヒントを示しています．○数字は問題番号を示しています．

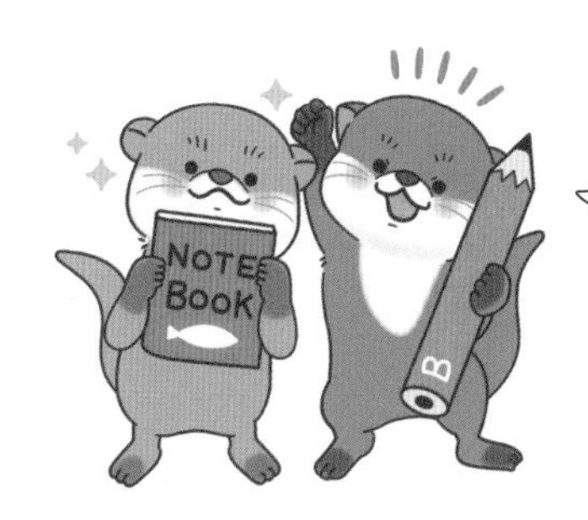

いつもみんなを
応援しているよ

コツコツがんばる
コツメカワウソ

序章 全身像

ビジュアル要点整理

下図の空欄に適切な解剖学用語を記入しよう．

●解剖学的正常位と人体の名称

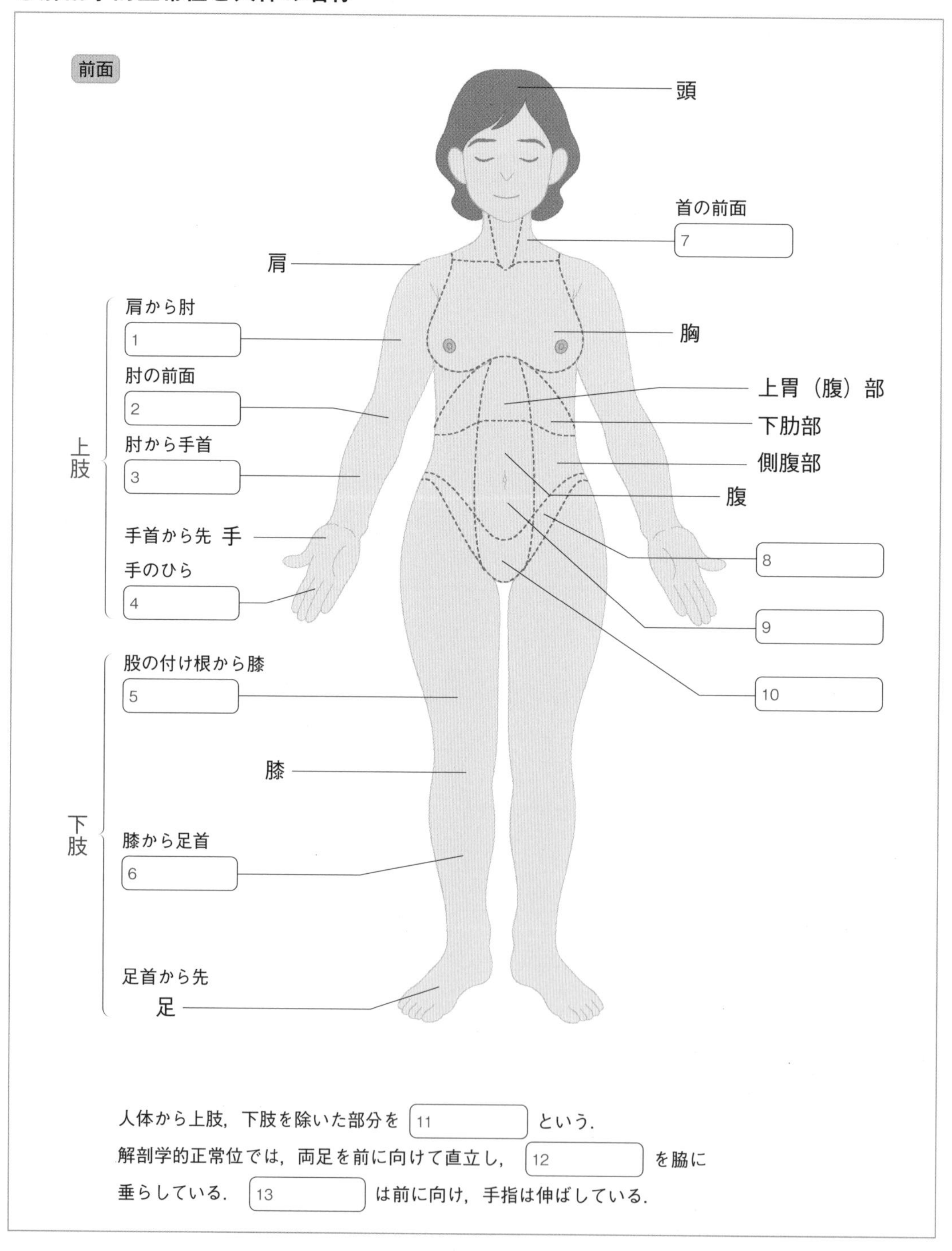

人体から上肢，下肢を除いた部分を［11］という．

解剖学的正常位では，両足を前に向けて直立し，［12］を脇に垂らしている．［13］は前に向け，手指は伸ばしている．

この章の学習ポイント

日常会話での使い方とは異なる用語に慣れましょう．人体の位置と部位を正確に示すために，解剖学的正常位と方向用語は必須です．体表面の肉眼で確認できる指標の名称を知ってから，内部構造の観察へと進みます．

外界が変化しても人体内部は比較的安定した状態に保たれます．ホメオスタシス（恒常性）を維持するため，人体の各器官が協働するしくみをフィードバック機構と呼びます．大半がネガティブ（負の）フィードバックです．

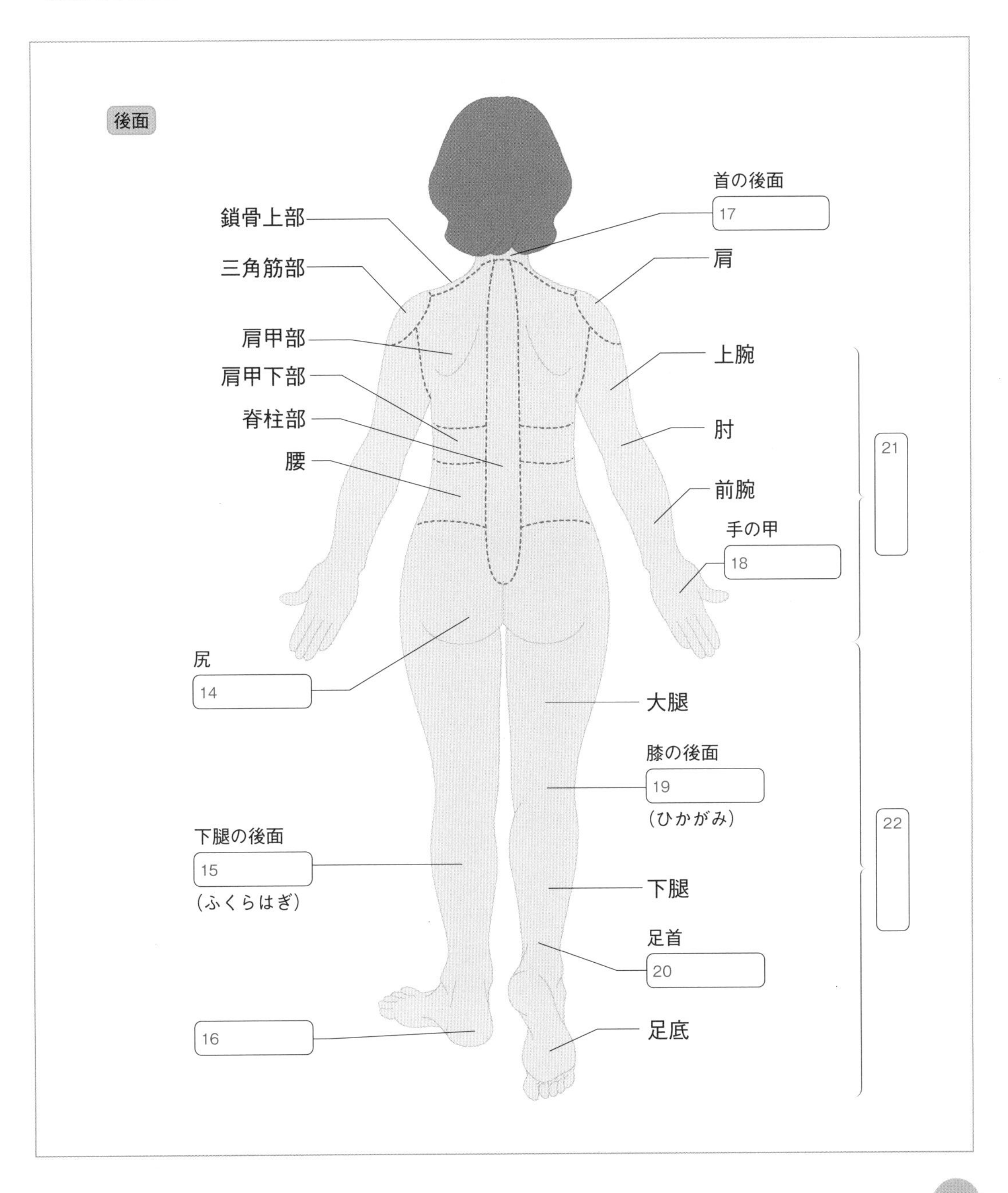

次の空欄に入る語句を選択肢から選び，文や図を完成させよう.

❶解剖学・生理学とは

- □□ 生物の正常な構造を対象とするのは［1　　　　］学であり，機能を対象とするのが［2　　　　］学である.
- □□ 病気になり，正常ではなくなった生物の構造と機能を対象とするのは［3　　　　］学である.
- □□ 筋肉のように同じ機能をもつものをまとめる方法を［4　　　　］解剖学という.
- □□ 頭や腹部という領域に何があるかをまとめる方法が［5　　　　］解剖学である.
- □□ 顕微鏡を用いて調べる方法は顕微鏡解剖学，または［6　　　　］学という.
- □□ 腎臓が尿を生成するような固有の働きを［7　　　　］という.
- □□ ほとんどの日常生活行動は複数の［8　　　　］系が関与して行われる.

選択肢　生理　組織　病理　解剖　局所　機能　器官　系統

❷解剖学的用語

●人体の断面

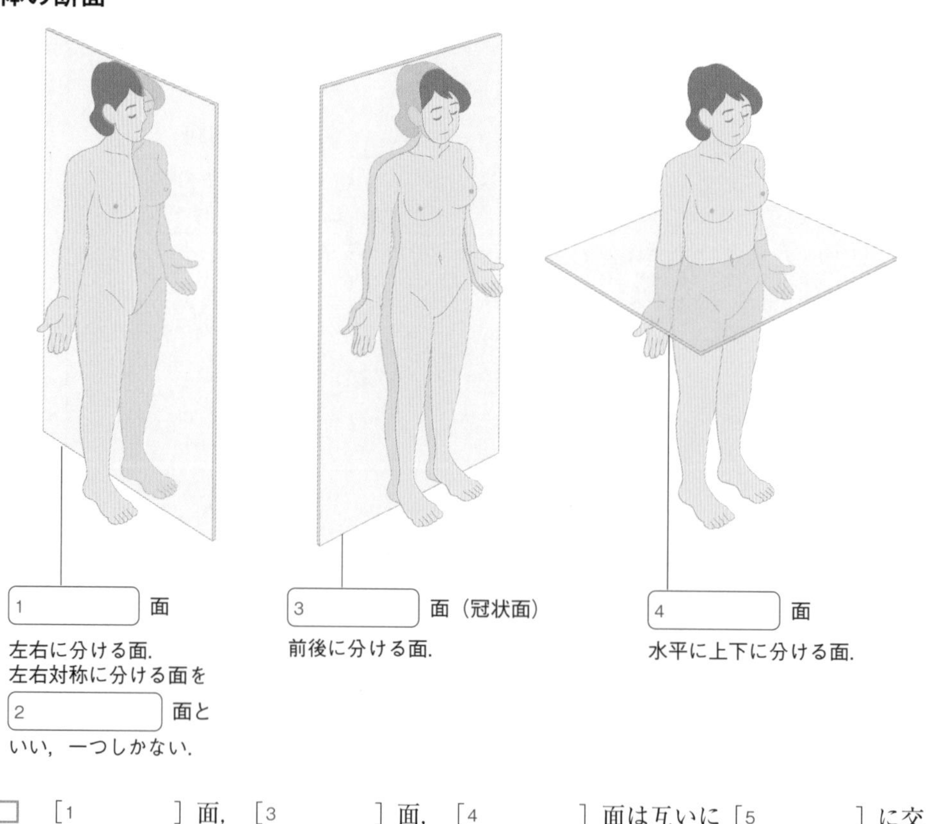

- □□ ［1　　　　］面，［3　　　　］面，［4　　　　］面は互いに［5　　　　］に交わる.
この3種類の面に関する知識は［6　　　　］やMRIの画像読影時に必要である.

●人体の方向

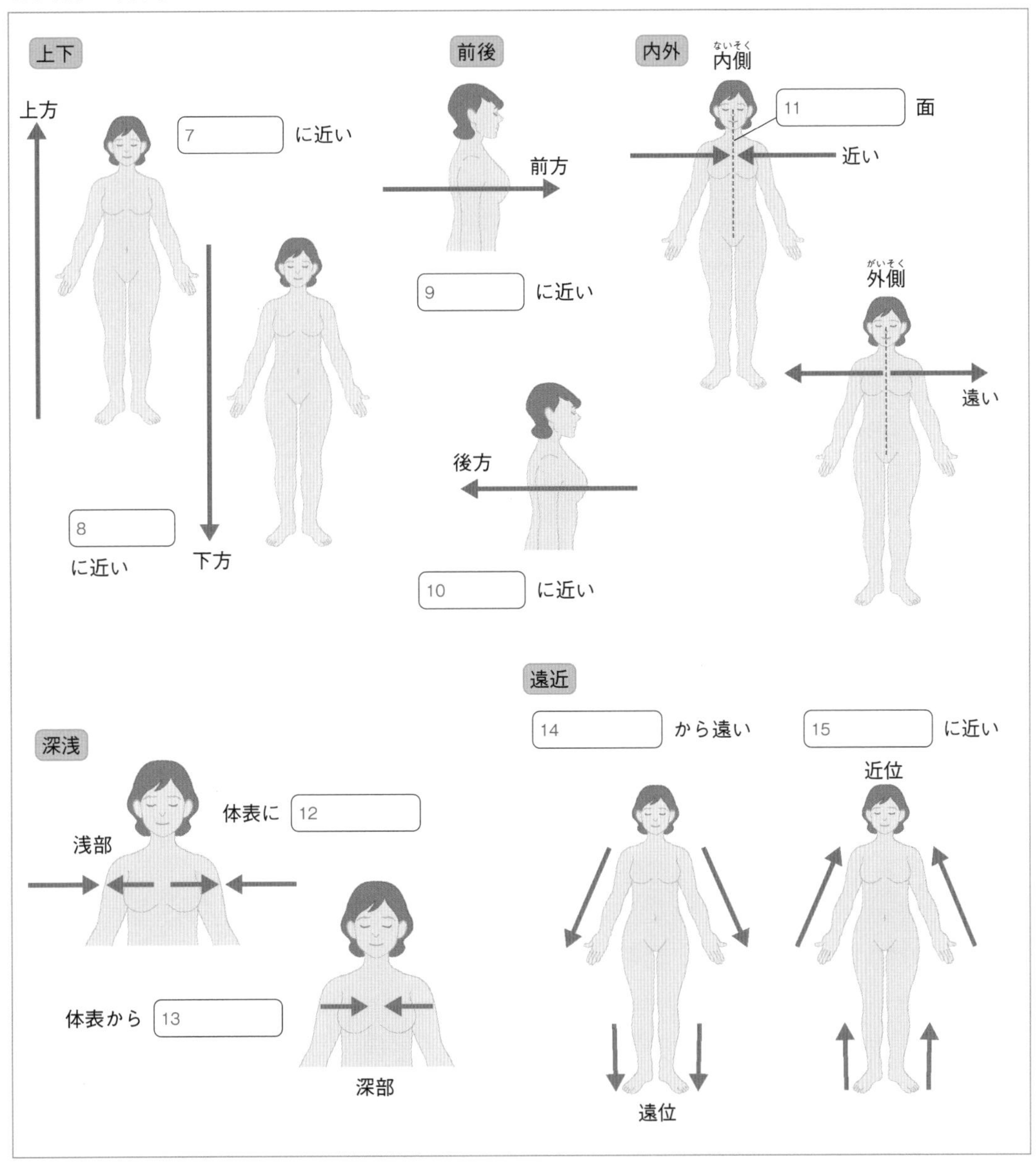

選択肢　水平　矢状　正中矢状　前頭　頭　腹　足　背　正中
体幹　CT　垂直　近い　遠い　※２回以上使う選択肢があります．

●人体の腔所

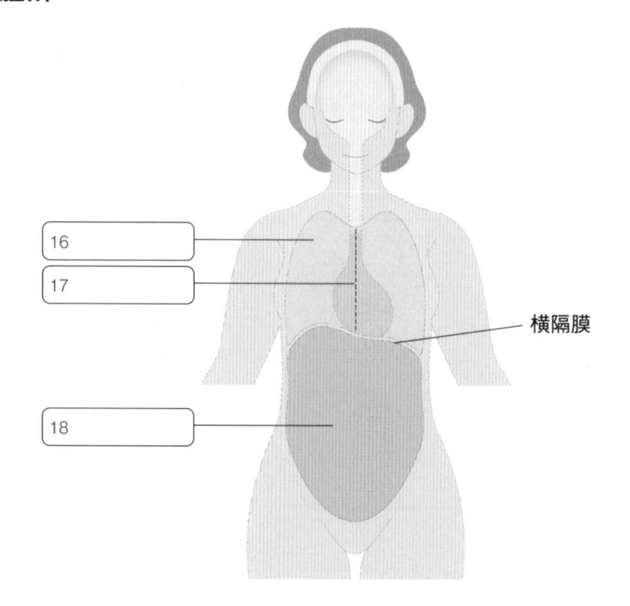

□□ ［19　　　　］は胸腔を左右に分ける．

□□ 胸腔を保護するのは［20　　　　］である．

□□ 胸腔と腹腔を仕切るのは［21　　　　］である．

□□ 同じ構造と機能をもつ細胞の集まりを［22　　　　］という．

□□ ［22　　　　］は［23　　　　］，［24　　　　］，［25　　　　］，［26　　　　］の4種類に分かれる．

□□ 複数の［22　　　　］が集まり，［27　　　　］を形成する．

□□ 複数の［27　　　　］が集まり，［28　　　　］を形成する．

選択肢　腹腔　上皮組織　胸腔　筋組織　横隔膜　縦隔　胸郭　器官　組織　支持組織　神経組織　器官系

※2回以上使う選択肢があります．

③ホメオスタシスとフィードバック機構

□□ 生体内外の情報を収集し，その結果に基づいて指示を出すのは，主に［1　　　　　］系と［2　　　　　］系である．

□□ ［3　　　　　　　　］の制御機構は3つの構成要素からなる．

□□ 環境の変化（刺激）を感知するのが［4　　　　　　］（センサー）である．

□□ ［4　　　　　　］から送られてきた情報を受け取り，維持すべき範囲を設定するのが［5　　　　　　］である．

□□ ［5　　　　　　］からの指示を実行するのは［6　　　　　　］（エフェクター）である．

●ホメオスタシスの制御機構

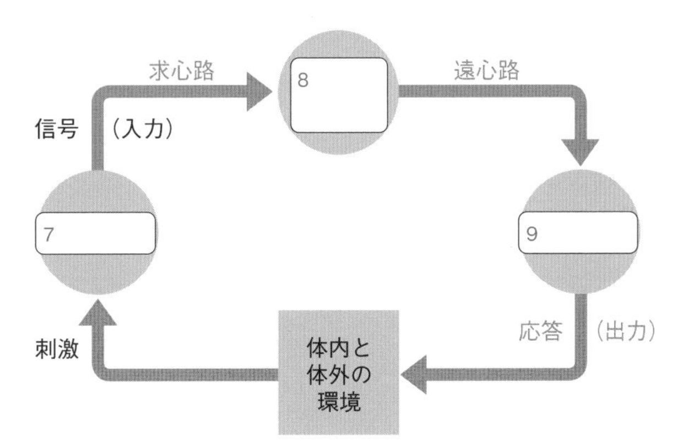

各器官系を学ぶとき，①受容器・②調節中枢・③効果器に当てはまるのは何かを考えると理解しやすい．

□□ 受容器から調節中枢に信号（入力）を送る回路を［10　　　　　　］といい，調節中枢から効果器に信号（出力）を送る回路を［11　　　　　　］という．

□□ 知覚神経と［12　　　　　　］神経は，代表的な求心路と遠心路であり，また，［13　　　　　］と脊髄が最も重要な調節中枢である．

□□ 効果器は調節中枢の反応を実際の［14　　　　　　］（出力）として表現する．

□□ フィードバックには正（ポジティブ）と負（ネガティブ）の2種類がある．出力をさらに増強するのが［15　　　　　　　　］フィードバックで，出力を減弱するのが［16　　　　　　　　］フィードバックである．

□□ ホメオスタシスの制御には，［17　　　　　　　］フィードバックが多く関与し，数少ない［18　　　　　　　］フィードバックとして，［19　　　　　　］と出産が知られている．

選択肢

ホメオスタシス　運動　神経　効果器　内分泌　血液凝固　応答
受容器　遠心路　求心路　脳　調節中枢　ポジティブ　ネガティブ

※2回以上使う選択肢があります．

トレーニング

❶次の解剖学用語の読み方をひらがなで書こう.

□□ 頭蓋 [1]
□□ 側頭 [2]
□□ 項 [3]
□□ 乳房 [4]
□□ 乳頭 [5]
□□ 臍 [6]
□□ 鼠径 [7]
□□ 会陰 [8]
□□ 腋窩 [9]
□□ 手根 [10]
□□ 手背 [11]
□□ 手掌 [12]
□□ 大腿 [13]
□□ 膝蓋 [14]
□□ 下腿 [15]
□□ 外果 [16]
□□ 内果 [17]
□□ 足根 [18]
□□ 足背 [19]
□□ 腓腹 [20]
□□ 殿 [21]

❷体内の腔所に含まれる臓器名を書こう.

□□ 頭蓋腔 [1]
□□ 脊柱管（せきちゅうかん） [2]
□□ 胸腔 [3] [4]
□□ 腹腔 [5] [6]
[7]
□□ 骨盤腔（こつばんくう） [8] [9]
[10]

頭蓋腔
脊柱管
胸腔
腹腔
骨盤腔

❸次の器官が含まれる器官系を記入しよう.

□□ 皮脂腺（ひしせん） [1]
□□ 靱帯（じんたい） [2]
□□ 腱（けん） [3]
□□ 眼球 [4]
□□ 副腎 [5]
□□ リンパ管 [6]
□□ 扁桃（へんとう） [7]
□□ 鼻 [8]
□□ 歯 [9]
□□ 尿管 [10]
□□ 卵巣 [11]

実力アップ

❶肘よりも近位にあるのはどれか．

1. 肩 [　　]
2. 前　腕
3. 手　背
4. 母　指

❷同一断面でないのはどれか．

1. 前頭面 [　　]
2. 水平面
3. 前額面
4. 冠状面

❸正しいのはどれか．

1. 心臓は横隔膜(おうかくまく)の下方にある． [　　]
2. 胸骨(きょうこつ)は肺の後方にある．
3. 頬骨(きょうこつ)は鼻の外側にある
4. 骨格筋は骨より深部にある．

❹脊椎(せきつい)麻酔で虫垂炎の手術をした．麻酔薬を注入した部位はどれか．

1. 腹　腔 [　　]
2. 胸　腔
3. 頭蓋腔
4. 脊柱管

❺縦隔(じゅうかく)内にみられないのはどれか．

1. 肺 [　　]
2. 気　管
3. 食　道
4. 胸　腺

❻人体の構成要素で最も複雑なのはどれか．

1. 器　官 [　　]
2. 細　胞
3. 器官系
4. 組　織

POINT

❼食道癌の手術は，開腹（腹腔を開く）し，開胸（胸腔を開く）する．

❼胸腔と腹腔にまたがってみられる器官系はどれか．

1. 呼吸器系 [　　]
2. 消化器系
3. 泌尿器系
4. 骨格系

❽骨盤腔内に入っていない器官系はどれか．

1. 消化器系 [　　]
2. 泌尿器系
3. 生殖器系
4. 呼吸器系

❾右上腹部にあるのはどれか．

1. 胆　嚢 [　　]
2. 膵　臓
3. 脾　臓
4. 盲　腸

❿左上腹部にあるのはどれか．

1. 虫　垂 [　　]
2. 小　腸
3. 直　腸
4. 胃

⑪右下腹部にないのはどれか

1. 右卵巣　[　　]
2. 虫　垂
3. 右精巣
4. 右尿管

⑫左下腹部にあるのはどれか.

1. 肝臓の左葉　[　　]
2. 左卵巣
3. 左腎臓
4. 左副腎

⑬解剖学的正常位で人体の最も外側にあるのはどれか.

1. 中　指　[　　]
2. 薬　指
3. 手の母指
4. 足の第3指

POINT

⑬解剖学的正常位で手掌をどのようにしているかを思い出そう.

⑭解剖学的正常位で前からみえるのはどれか.

1. 膝　窩（しっか）　[　　]
2. 腓　腹
3. 肩甲部（けんこうぶ）
4. 手　掌

⑮大腿動脈の拍動を触れる部位はどれか.

1. 鼠径部　[　　]
2. 頸　部
3. 肘　窩（ちゅうか）
4. 側頭部

⑯解剖学的正常位で正しいのはどれか.

1. 橈骨（とうこつ）は尺骨（しゃっこつ）の内側にある.　[　　]
2. 上腕骨は尺骨より近位にある.
3. 橈骨と尺骨は遠位部で上腕骨と肘関節をつくる.
4. 上腕骨は下方で肩甲骨と肩関節（かたかんせつ）をつくる.

⑰正しいのはどれか.

1. 肋骨（ろっこつ）は肺より浅部にある.　[　　]
2. 胸骨は心臓の後方にある.
3. 肝臓は横隔膜の上方にある.
4. 下大静脈は腹大動脈の左方にある.

⑱正のフィードバック機構はどれか

1. 血圧上昇時の心拍数減少　[　　]
2. 体温上昇時の発汗
3. 分娩時の子宮収縮
4. 多飲時の尿量増加　〈第95回看護師国家試験〉

⑰6章－呼吸器系（p.70）を参照しよう.

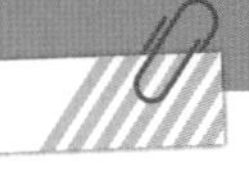

⑲ホメオスタシスの制御機構を構成する要素に含まれないのはどれか.

[　　]

1. 加速器
2. 受容器
3. 効果器
4. 調節中枢

⑳フィードバック機構で正しいのはどれか.

[　　]

1. ホメオスタシスには正のフィードバック機構が重要である.
2. 環境変化の影響をより強める方向に働く.
3. 身体の各器官系が独立して働くように作用する.
4. 受容体が生体の変化を感知して調節中枢に情報伝達する. 〈第92回看護師国家試験〉

㉑ポジティブフィードバックで調節されるのはどれか.

[　　]

1. 血　圧
2. 血中ブドウ糖濃度
3. 血液凝固
4. 呼吸数

POINT

㉑ポジティブフィードバックでよく知られるのは2つ.
1つは出産，もう1つは？

㉒ホメオスタシスで誤っているのはどれか.

[　　]

1. 外部環境が変化するにつれて生体の内部環境も変化する.
2. 生存と健康維持に欠かせない.
3. 失調は疾病が生じる原因となる.
4. 最初に生じた変化を元に戻そうとする機構が多い.

㉓ネガティブフィードバックで正しいのはどれか.

[　　]

1. 反応が最初の刺激を増強するほうに傾く.
2. 出力に反応するのは受容器である.
3. 生じた変化を逆の方向へ戻す.
4. 連鎖反応により内部環境は変化する.

㉔ホメオスタシスで正しいのはどれか.

[　　]

1. 種々のストレスによって生じるものである.
2. 体内環境を一定の状態に維持するものである.
3. 体内の化学反応すべてを総合したものである.
4. 発達や成長のエネルギー産生の組合せである.

㉕ホメオスタシスの制御機構で入力を受け取り，出力の指示を出すのはどれか.

[　　]

1. 受容器
2. 効果器
3. 遠心路
4. 調節中枢

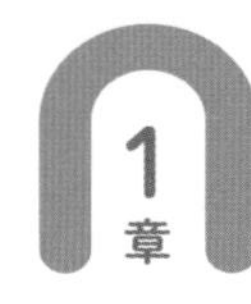

1章 細胞と組織 身体を構成するしくみ

ビジュアル要点整理

次の空欄に入る語句を選択肢から選び，文や図を完成させよう．

❶細胞の構造

□□ 細胞の大きさはさまざまであるが，［1　　　　］μmのものが多い．最も大きいものは［2　　　　］で，200μmにも達する．

□□ 細胞を構成する元素のうち多いのは，［3　　　　］，［4　　　　］，［5　　　　］，［6　　　　］の4つである．

□□ 細胞は半透膜である［7　　　　］で囲まれて外界と境され，内部は，大きく核と［8　　　　］に分けられる．

一般的な細胞にみられる細胞内小器官

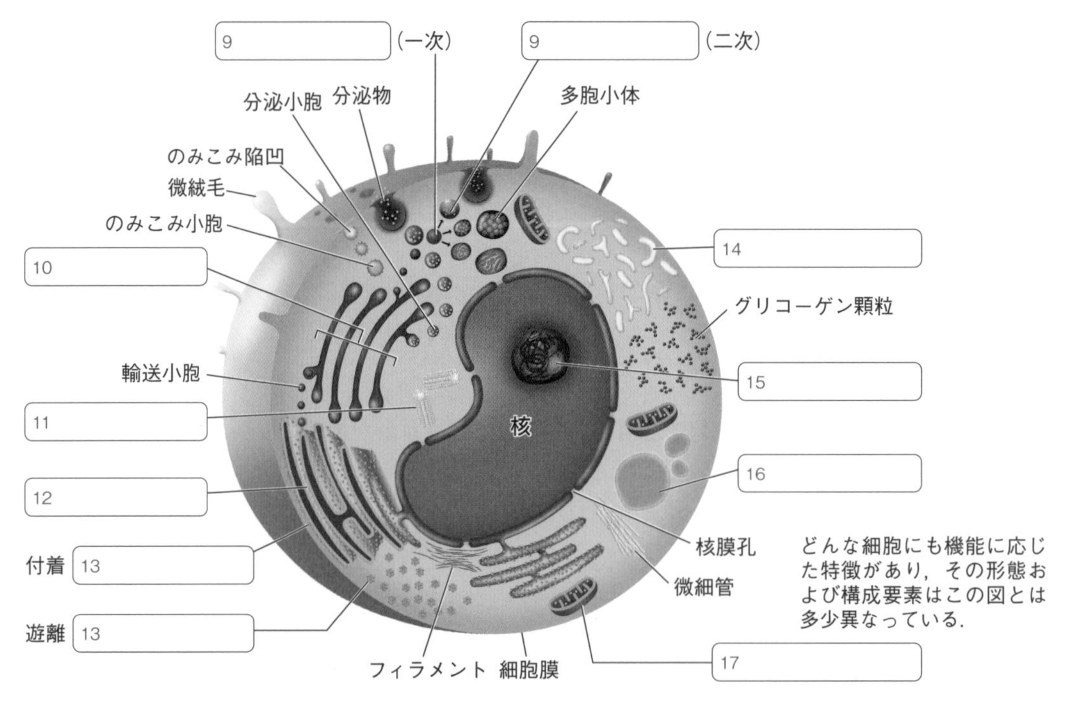

DNAの貯蔵庫である核，エネルギーをつくり出すミトコンドリア，タンパク合成を行うリボソーム，タンパク質を修飾（濃縮・加工・糖の付加）し，さらに輸送も行うゴルジ装置，細胞中に貯蔵される脂肪滴やグリコーゲンに注目する．

□□ 細胞質には，一定の形態をもち，特有の機能を営む細胞内小器官がある．細胞内小器官には，［9　　　　］，［10　　　　］，［11　　　　］，［12　　　　］，［13　　　　］，［14　　　　］，［17　　　　］などがある．

□□ ミトコンドリアは，エネルギーを蓄え供給する分子である［18　　　　］を合成する．このことから細胞内の「発電所」といわれる．ミトコンドリアは楕円体で，外膜と内膜に包まれており，これらの膜は［19　　　　］と［20　　　　］という空間をつくる．

この章の学習ポイント

細胞は，身体を構成し生命活動を営む最小の単位です．細胞内にも種々の小器官があります．組織は，特定の性質をもつ細胞同士が目的に応じて集まったもので，4種類（上皮組織・支持組織・筋組織・神経組織）あります．器官は，複数の組織が特定の大きな機能を果たすために組み合わさったものです．

- □□ タンパク質を合成する場は［21　　　　］である．
- □□ 小胞体は［22　　　　］を行う．2種類あり，［23　　　　］が付着した粗面(そめん)小胞体と，付着していない［24　　　　］である．
- □□ タンパク質を活発に合成する細胞では［25　　　　］が，ステロイドホルモンを活発に合成する細胞では［26　　　　］がよく発達している．
- □□ 粗面小胞体は，袋状の構造物が幾重にも重なったもので，袋の外表面にびっしりと［27　　　　］が付着している．タンパク質は［28　　　　］でつくられ，小胞体の内腔へ出る．内腔にたまったタンパク質は，［29　　　　］へ輸送され，最終的に細胞の外へ放出される．
- □□ ゴルジ装置はタンパク質を運搬するが，その過程でタンパク質を［30　　　　］したり，［31　　　　］したり，また［32　　　　］を付加したりする．
- □□ リソソームは60種類以上もの［33　　　　］を含んでいる．その役割は細胞外から侵入した異物や，変性・老化により不要になった自己の構造物を消化する．［34　　　　］や［35　　　　］には大量に存在する．
- □□ 細胞骨格には，細い順から，［36　　　　］，［37　　　　］，［38　　　　］の3種類がある．
- □□ ［39　　　　］はマイクロフィラメントに属し，筋細胞ではミオシンフィラメントとともに収縮運動に関与する．
- □□ ［40　　　　］は細胞の骨格をつくる役割をもつほか，細胞の運動や物質輸送にも重要な働きをする．
- □□ 細胞膜は［41　　　　］の二重層で構成され，膜のところどころにはタンパク質の大きな顆粒(かりゅう)がはまり込んでいる．

選択肢　10〜30　50〜60　水素　卵細胞　細胞質　細胞膜　炭素　糖　リボソーム　粗面小胞体　滑面小胞体　リソソーム　膜間腔　基質腔　物質の細胞内輸送　加工　加水分解酵素　窒素　ゴルジ装置　核小体　マクロファージ（単球）　マイクロフィラメント　ミトコンドリア　中心体　脂肪滴　中間径フィラメント　微細管（微小管）　アクチンフィラメント　リン脂質分子　ATP　酸素　濃縮　白血球

※2回以上使う選択肢があります．

●核

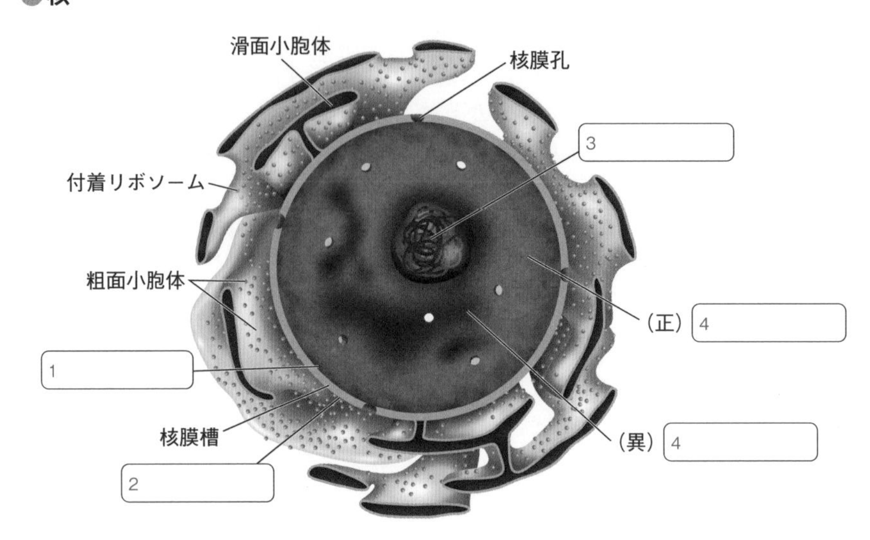

□□ 核は核膜で細胞質から隔てられ，内部に遺伝子である［5　　　　　　　　　　］を含む．核膜には小孔があり，遺伝情報を運ぶ［6　　　　　　　　　　］が出ていく．

□□ 核の中で，塩基性染料に染まる物質が［7　　　　］（クロマチン）であり，その本体は［8　　　　］とヒストンの複合体である．細胞が分裂するときには，高度にコイル状に濃縮し，光学顕微鏡下ではっきり認められるようになり，［9　　　　］と呼ばれる．

選択肢　メッセンジャーRNA：mRNA　デオキシリボ核酸：DNA　染色質　核小体　DNA　染色体　内核膜　外核膜　※２回以上使う選択肢があります．

❷細胞の機能

□□ 細胞が偽足を伸ばして，細菌や異物，死滅した細胞など大きな物質を取り込む過程を，［1　　　　　　　　　　］という．

□□ 細胞膜を介した物質輸送にはエネルギーの消費を伴わない［2　　　　］輸送と，エネルギーを必要とする［3　　　　］輸送がある．

□□ ナトリウム－カリウムポンプは，［4　　　　］1分子を分解するときに，3個の［5　　　　　　　　］を細胞外へ汲み出し，2個の［6　　　　　　　　］を細胞内へ取り込む．

□□ 半透膜を隔てて2種の濃度の溶液が向かい合うとき，薄い濃度の溶液から溶媒が他方へ移動して，同じ濃度になる．この現象を［7　　　　］という．

□□ 浸透圧は溶質の濃度を反映し，溶質の濃度が高いほど浸透圧は［8　　　　］．

□□ ある溶液が細胞内液と等しい浸透圧をもつとき，その溶液を［9　　　　］といい，高ければ［10　　　　］，低ければ［11　　　　］という．

□□ 細胞内液と等しい浸透圧をもつ溶液に細胞を浸しても変化しないが，細胞内液より低い浸透圧をもつ溶液に細胞を浸すと，細胞は［12　　　　］する．

□□ 臨床上，［13　　　　］の浸透圧と等しいものが，等張液として用いられる．0.9%塩化ナトリウム溶液が等張液であり，［14　　　　　　　］と呼ばれる．［15　　　］%のグルコース（ブドウ糖）溶液も等張液である．

□□ ヒトの体細胞の核には［16　　　］本の染色体が存在し，1本の染色体は［17　　　］本の［18　　　　］からなり，全体からみると［19　　　　］のような形にみえる．

●細胞分裂

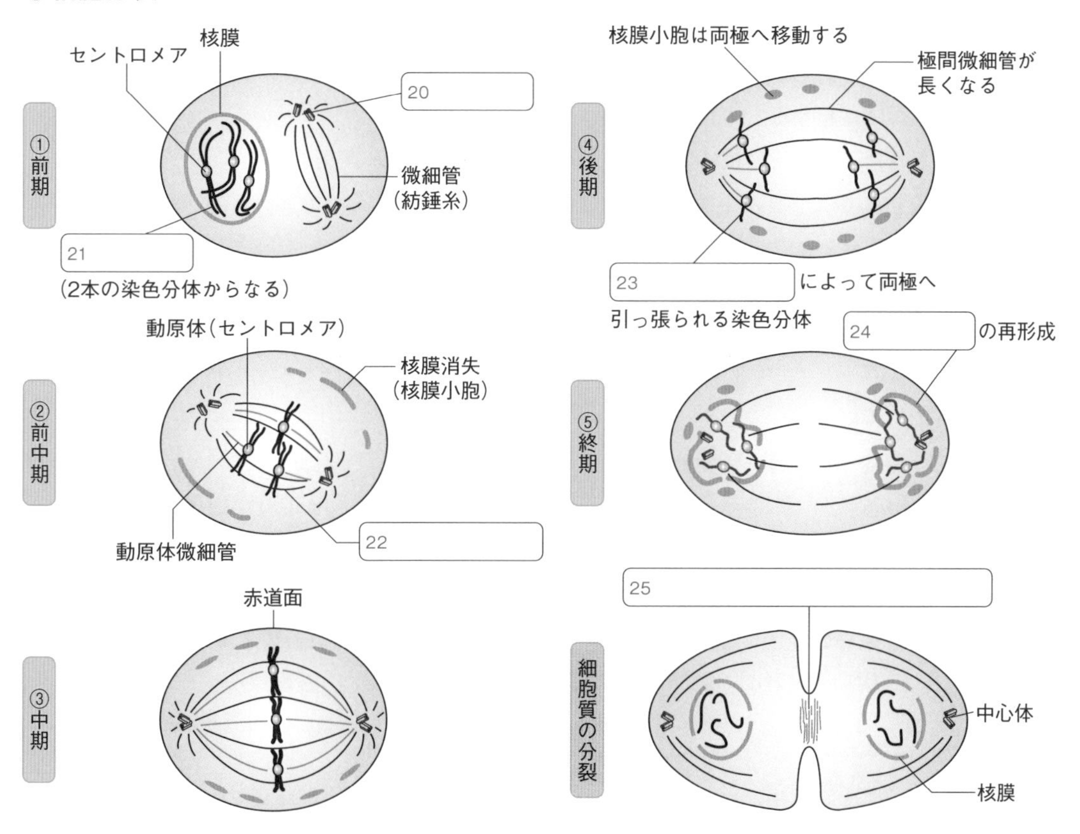

□□ 細胞質の分裂において，アクチン・ミオシンフィラメントの働きにより［26　　　　］ができる．

□□ 体細胞分裂では，1個の細胞が分裂してできた2個の娘(じょう)細胞は，元の細胞と同じ量の［27　　　　］をもつ．

□□ 細胞分裂に先立って［28　　　　］の複製が行われる．①前期では［29　　　　］の［30　　　　］個ずつが両極へ向かい，両極間に微細管（微小管）が紡錘(ぼうすい)状に張るようになる．②前中期では［31　　　　］の消失という大きな変化が起こる．③中期は染色体が微細管に沿って動き，細胞の赤道面に並ぶ．④後期では［32　　　　　　］ができる．⑤終期では両極へ分かれた［33　　　　　　］から動原体微細管が外れ，その周りに［34　　　　］が再形成される．

□□ 中心子は1つの細胞に［35　　　　］個あり，互いに長軸を直行させるように位置しているが，細胞が有糸分裂するときは，分裂に先立って複製され［36　　　　］個となり，［37　　　　］個ずつが細胞の両極に分かれる．

□□ 有糸分裂では，［38　　　　］は一時期消失するが，分裂が終わると再び現れる．

□□ 体細胞分裂において，分裂周期はG_1期，S期，G_2期，M期の4つの期間に分けられる．DNAが複製されるのは，［39　　　　］である．G_1期，S期，G_2期を合わせて［40　　　　］という．

□□ 生殖細胞は［41　　　　］と呼ばれる独特な方法で分裂し，［42　　　　］あるいは［43　　　　］となる．この分裂は，［44　　　　］回の分裂が行われることによって完結するが，DNAの複製は第［45　　　　］回目のときだけに起きる．

□□ ヒトの精子や卵子の核には［46　　　　］本の染色体が存在する．

□□ 減数分裂では1個の生殖細胞から，2回の分裂を終え，［47　　　　］個の配偶子が形成される．

□□ 減数分裂では，男性の場合，細胞質は4個の［48　　　　］に均等に分配されるが，女性の場合は，はなはだ不均等で，［49　　　　］個の巨大な［50　　　　］と極めて小さい［51　　　　］個の［52　　　　］を生じる．後者はやがて変性する運命にある．

選択肢　破裂　能動　受動　浸透　核膜　極体　血漿　DNA　中心体　中心子　ATP　ファゴサイトーシス（食作用）　ナトリウムイオン（Na^+）　染色体　娘染色体　カリウムイオン（K^+）　高い　高張液　低張液　等張液　生理的食塩水　1　2　3　4　5　23　46　X　S期　分割溝　分裂間期　染色分体　減数分裂あるいは成熟分裂　卵細胞　精子細胞　成熟卵子　極間微細管　動原体微細管　アクチン・ミオシンのベルト

※2回以上使う選択肢があります．

❸上皮組織

□□ 上皮組織は身体の表面，管腔（かんくう）（［1　　　　］，［2　　　　］，［3　　　　］，［4　　　　］など），体腔（たいくう）（［5　　　　］，［6　　　　］，［7　　　　］など）の表面を覆う1層ないし数層の細胞集団である．

□□ 形態から上皮を分類すると，［8　　　　］，［9　　　　］，［10　　　　］，［11　　　　］，［12　　　　］，［13　　　　］，［14　　　　］，［15　　　　］，［16　　　　］に大きく分けられる．

□□ 機能から上皮を分類すると，［17　　　　］，［18　　　　］，［19　　　　］，［20　　　　］，［21　　　　］に大きく分けられる．

□□ 腺とは，［22　　　　］から［23　　　　］の材料を受け取り，複雑な特定の物質につくり変えて，これを細胞外へ放出する細胞集団である．

□□ 放出先が体表や管腔の場合が［24　　　　　］分泌腺，血管である場合が［25　　　　　］分泌腺である．後者の形式で放出される物質をすべて［26　　　　　］という．

□□ ホルモンは主として［27　　　　　］で標的細胞まで運ばれる．

選択肢　呼吸器の管系　泌尿器の管系　腹腔　単層扁平上皮　腺上皮　低分子　被蓋上皮　感覚上皮　単層立方上皮　単層円柱上皮　多列円柱上皮　重層扁平上皮　多列線毛上皮　重層立方上皮　重層円柱上皮　移行上皮　心膜腔　吸収上皮　呼吸上皮　血液　消化管　内　外　血管　血液（循環）　胸腔　ホルモン

❹支持組織

●結合組織

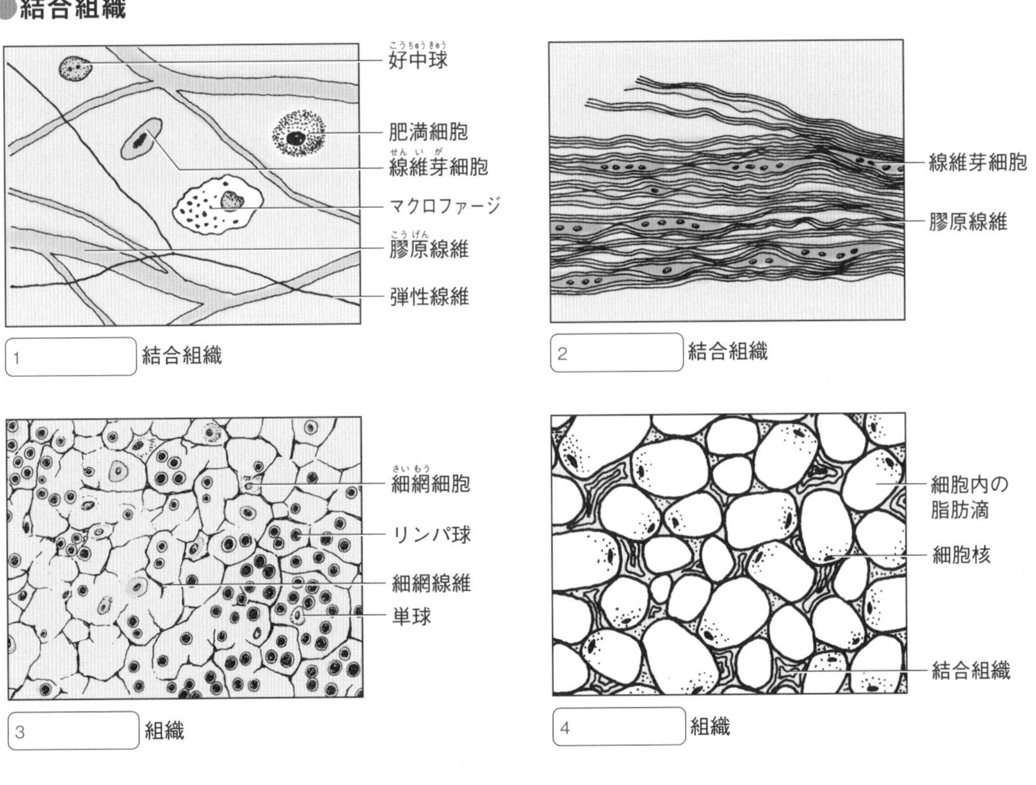

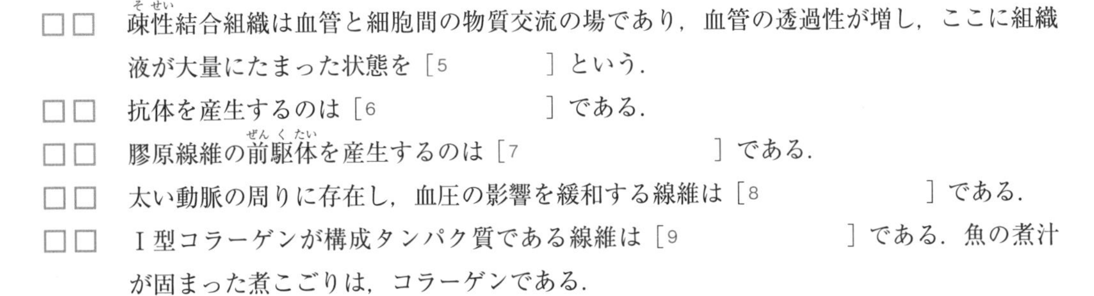

□□ 疎性結合組織は血管と細胞間の物質交流の場であり，血管の透過性が増し，ここに組織液が大量にたまった状態を［5　　　　　］という．

□□ 抗体を産生するのは［6　　　　　］である．

□□ 膠原線維の前駆体を産生するのは［7　　　　　］である．

□□ 太い動脈の周りに存在し，血圧の影響を緩和する線維は［8　　　　　］である．

□□ Ⅰ型コラーゲンが構成タンパク質である線維は［9　　　　　］である．魚の煮汁が固まった煮こごりは，コラーゲンである．

□□ 軟骨組織は３種類に分類されるが，最も耐圧性に優れるのは［10　　　　　　］で，弾性力と柔軟性に富むのは［11　　　　　　］，また引っ張る力に強いのは［12　　　　　　］である．

□□ 骨組織の主成分は［13　　　　　　］と基質，線維であり，このほか，骨形成に関与する［14　　　　　　］，骨吸収に関与する［15　　　　　　］が存在する．

□□ 長骨の緻密質（ちみつ）には同心円状の［16　　　　　　］と呼ばれる層構造があり，円周上には［17　　　　　　］が配列している．

□□ 骨折などの損傷が起きると，［18　　　　　　］に存在する間葉系細胞が骨芽（こつが）細胞となり，増殖する．

□□ 骨に含まれる無機質は，［19　　　　　　］，［20　　　　　　］，［21　　　　　　］，［22　　　　　　］，有機質には少量の［23　　　　　　］がある．

選択肢
疎性　脂肪　細網　密性　骨細胞　形質細胞　破骨細胞
骨芽細胞　線維芽細胞　膠原線維　弾性線維　弾性軟骨　硝子軟骨
線維軟骨　骨膜　浮腫　プロテオグリカン　ハバース層板　リン
炭酸カルシウム　カルシウム　マグネシウム塩

※２回以上使う選択肢があります．

❺筋組織

□□ 筋細胞には［1　　　　　　］フィラメントと［2　　　　　　］フィラメントがあり，細胞の収縮運動に関与する．

□□ 筋組織は形態によって，［3　　　　　　］，［4　　　　　　］，［5　　　　　　］に分けられる．生理機能からは随意筋と不随意筋に分けられ，前者には［6　　　　　　］が，後者には［7　　　　　　］，［8　　　　　　］が該当する．

□□ 骨格筋，心筋，平滑（へいかつ）筋のうち，最も再生能力が高いのは［9　　　　　　］である．再生しないのは［10　　　　　　］である．

選択肢
骨格筋　平滑筋　心筋　アクチン　ミオシン

※２回以上使う選択肢があります．

❻神経組織

□□ 神経組織は，主に［1 ］と，［1 ］を支持する［2 ］からなる．

□□ 神経細胞は，刺激を受け取り（［3 ］が生じる），伝導し（［3 ］が伝導する），その情報を伝える（［4 ］を放出する）という機能に徹した細胞である．

□□ 神経細胞は盛んに［5 ］を産出し，また［6 ］も行う．

□□ 脊髄神経節の細胞は，見かけ上，1本の突起を出す．しかし実際には，これは［7 ］と［8 ］の2種の突起が合わさったものである．この形態からは，神経節の細胞は［9 ］として分類される．

□□ 中枢神経系の神経膠（こう）細胞は［10 ］，［11 ］，［12 ］の3種類である．末梢神経系の主な膠細胞は［13 ］である．

□□ 順行性に輸送されてきた［14 ］は［15 ］から放出され，筋細胞などの効果器がこの物質に反応する．

選択肢

神経膠細胞（グリア細胞）　神経細胞（ニューロン）　偽単極性神経細胞　化学物質　ATP　樹状突起　活動電位　シナプス　アストロサイト　ミクログリア　シュワン細胞　軸索　タンパク合成　オリゴデンドロサイト　神経伝達物質

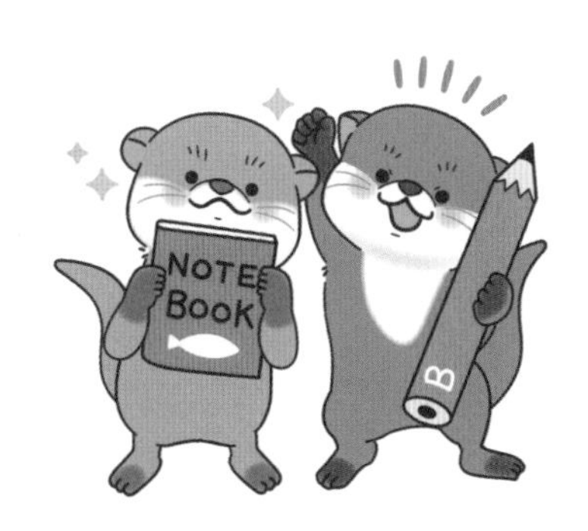

トレーニング

❶正しいものには○を，誤っているものには×を記入しよう．

□□ [1] 細胞膜の主成分はリン脂質であり，イオンや水をよく通すが，脂溶性物質はほとんど通さない．

□□ [2] 細胞膜には，イオンチャネルやレセプターが存在する．

□□ [3] グルコースは担体と結合して細胞膜を通過する．この物質輸送ではエネルギーが消費される．

□□ [4] ナトリウム－カリウムポンプは，細胞内にナトリウムイオン（Na^+）を取り込み，カリウムイオン（K^+）を細胞外に汲み出す．

□□ [5] ナトリウム－カリウムポンプは，エネルギーの消費を伴う能動輸送を行う．

□□ [6] アクチンフィラメントは中間径フィラメントであり，上皮では細胞膜に付着して細胞の結合を補強する．

□□ [7] 有糸分裂のときは，微細管（微小管）が現れ，娘染色体（じょうせんしょくたい）を引っ張る．

□□ [8] ミトコンドリアでは，クエン酸回路で発生した電子が電子伝達系に入り，大量のアデノシン三リン酸（ATP）が合成される．

□□ [9] ミトコンドリアでの ATP 合成には，酸素が必要である．

□□ [10] ミトコンドリアは代謝が盛んで，大量のエネルギーを必要とする細胞に多い．

□□ [11] リボソームでは mRNA の情報に従って，タンパク質が合成される．

□□ [12] 精巣の間細胞や卵巣の黄体細胞では粗面小胞体が，膵臓の外分泌細胞では滑（かつ）面（めん）小胞体がよく発達している．

□□ [13] 粗面小胞体に存在するリボソームは DNA を含んでいるが，滑面小胞体に存在するリボソームは RNA を含む．

□□ [14] ゴルジ装置には，ヒストンと DNA のタンパク質の複合体である染色質が存在する．

□□ [15] リボソームはタンパク質合成の場であり，DNA を含む．

□□ [16] マクロファージや好中球など，不用物や異物を“掃除”する細胞は，ファゴサイトーシス（食作用）を活発に行う．

□□ [17] リソソームは加水分解酵素を含み，細胞の老廃物質や異物を消化する．

□□ [18] 一次リソソームは，細胞内の不用物を加水分解酵素が処理をしている若い段階のものをいう．

□□ [19] 脂肪組織とは，脂肪細胞を多く含む細網組織である．

□□ [20] 生殖細胞の第 2 分裂では，DNA の複製は起こらず，このため分裂した細胞の DNA の量は半減する．

❷細胞の構成要素に関する記述である．関係があるものを選択肢から選ぼう．

□□ 遺伝子であるDNAを含み，核膜で周囲の細胞質から隔てられた構造物 [1]

□□ ATPの合成場所 [2]

□□ タンパクの質の合成場所 [3]

□□ タンパク質を合成する構造物(リボソーム)を表面に付着した小胞体 [4]

□□ タンパク質の加工，運搬を担う場所 [5]

選択肢　リソソーム　核　滑面小胞体　粗面小胞体　ゴルジ装置
ミトコンドリア　染色質　リボソーム　核小体　ヒストン

❸細胞膜に関連する記述である．空欄にあてはまる語句を選択肢から選ぼう．

□□ 細胞膜は［1 ］の二重層で構成され，［2 ］を通過させないが，［3 ］や［4 ］の通過は許す．

□□ 生理的食塩水と呼ばれる0.9%塩化ナトリウムは［5 ］である．

選択肢　水溶性物質　脂溶性物質　低分子量のガス　リン脂質
グリコーゲン　低張液　凝固　等張液

❹細胞分裂に関連する記述である．関係があるものを選択肢から選ぼう．

□□ 身体を構成している細胞を補充するときに行われる分裂様式 [1]

□□ 配偶子を形成するときに行われる分裂様式 [2]

□□ 2回の分裂が引き続いて行われるが，DNAの複製は第一分裂のときにのみ行われる分裂様式 [3]

□□ 相同染色体間で遺伝子の部分交換が行われる分裂様式 [4]

選択肢　体細胞分裂　減数分裂　※2回以上使う選択肢があります．

❺正しいものには〇を，誤っているものには×を記入しよう．

□□ [1　　] 食道の粘膜は重層円柱上皮である．
□□ [2　　] 胃の粘膜は単層円柱上皮である．
□□ [3　　] 尿管の内表面は移行上皮である．
□□ [4　　] 血管内皮は単層扁平上皮である．
□□ [5　　] エクリン分泌は腋窩(えきか)でみられ，アポクリン分泌は全身にみられる．
□□ [6　　] エクリン分泌とは，分泌物だけが放出され，細胞の外形に変化がみられないもので，乳腺はエクリン分泌として発達したものである．
□□ [7　　] 開口分泌は，汗腺，唾液腺などにみられる．
□□ [8　　] ガス交換にあずかる肺胞の上皮を呼吸上皮という．
□□ [9　　] 分泌物を血中に放出する腺を外分泌腺という．
□□ [10　　] 内分泌腺で放出される分泌物は，すべてホルモンと呼ばれる．
□□ [11　　] ホルモンは，リンパ液によって標的細胞まで送られる．
□□ [12　　] 骨組織には血管があるが，軟骨組織にはない．
□□ [13　　] 骨組織は破骨(はこつ)細胞によって壊され，骨細胞の分裂でつくり直される．
□□ [14　　] 骨細胞は骨小腔内にあるが，ここから無数の突起を一方向に出す．
□□ [15　　] 軟骨基質の主たる成分はプロテオグリカン集合体である．
□□ [16　　] 骨基質の主たる成分は水酸化アパタイトである．
□□ [17　　] 耳介(じかい)軟骨は弾性軟骨である．
□□ [18　　] 骨格筋の再生能は高い．
□□ [19　　] 心筋は損傷を受けても再生することはない．
□□ [20　　] 横紋筋は骨格筋と心筋に分けられる．
□□ [21　　] 骨格筋は随意筋で，心筋と平滑筋は不随意筋である．
□□ [22　　] 平滑筋は損傷を受けると再生しない．
□□ [23　　] 神経細胞はエネルギーを消費しない．
□□ [24　　] 神経組織は神経細胞のみからなる．
□□ [25　　] 刺激に反応するのは，活動電位が生じるからである．
□□ [26　　] 神経細胞はATPを産出する．
□□ [27　　] グリア細胞は，神経細胞を支持している．
□□ [28　　] 神経細胞はタンパク質の合成を行う．

実力アップ

❶細胞内小器官でないのはどれか.

[　　]

1. リソソーム
2. サイトゾル
3. マイクロフィラメント
4. リボソーム

❷細胞内小器官と酵素について正しいのはどれか.

[　　]

1. ゴルジ装置は，分泌顆粒の形成には関与しない.
2. 粗面小胞体にはリボソームが付着していない.
3. ほとんどの細胞では，小胞体は，細胞質へカルシウムイオンを放出する.
4. 核小体はRNAと塩基性タンパクからなる.

POINT

●細胞膜の特徴と細胞の受動・能動物質輸送の関係について考えてみよう.

❸細胞膜を構成しない物質はどれか.

[　　]

1. リン脂質
2. デオキシリボ核酸
3. 糖　衣
4. 膜タンパク

❹細胞膜の物質輸送にあたらないのはどれか.

[　　]

1. 拡　散
2. 浸　透
3. ATPの産生
4. ファゴサイトーシス

❺細胞膜を通過するのにエネルギーを必要とする物質はどれか.

1. グルコース
2. 水
3. ステロイド
4. ナトリウムイオン

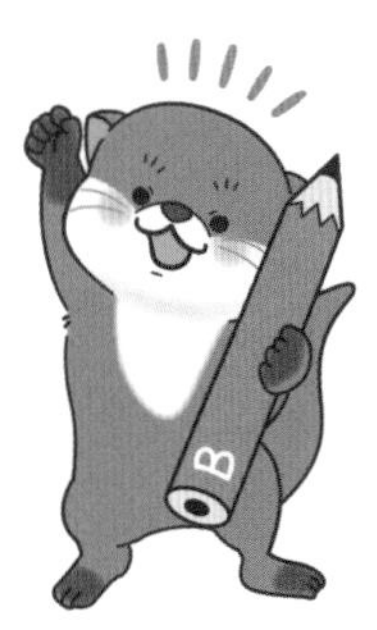

❻ミトコンドリアについて誤っているのはどれか．

[　　]

1. ミトコンドリアには，電子伝達系の酸化反応を行う酵素は存在しない．
2. 心筋細胞や骨格筋細胞など，物質代謝の盛んなところにはミトコンドリアが多い．
3. ミトコンドリアにはDNAがある．
4. ミトコンドリアはATPを産生する最も重要な場所である．

POINT

❻ミトコンドリアの膜間腔と基質腔に存在する酵素はそれぞれ何か．

❼核に含まれないのはどれか．

[　　]

1. 染色質（クロマチン）
2. RNA
3. DNA
4. リソソーム

❽誤っているのはどれか．

[　　]

1. 核内には，ヒストンとDNAの複合体がビーズのようにつながったヌクレオソームが存在する．
2. DNAは二重らせん構造をしている．
3. DNAの基本単位は塩基と糖分子，リン酸基からなるヌクレオチドである．
4. DNAの二重らせんでは，アデニンとグアニンが水素結合で結ばれている．

❾ヒトの染色体について正しいのはどれか．

[　　]

1. 正常ヒトの染色体数は44本であり，その中の42本は常染色体と呼ばれる．
2. 生殖細胞の第2分裂後，ヒト女性の配偶子は4個形成され，順次成熟卵子となる．
3. 染色質がコイル状にきつく巻いて顕微鏡下でみえるようになったものが染色体である．
4. 細胞分裂の中期，染色体を両極へ引っ張るのはミオシンフィラメントである．

❿ヒトの減数分裂について誤っているのはどれか．

[　　]

1. 相同染色体が重なっているときに，互いに遺伝子の部分交換を行う．
2. 第一分裂終了時には，染色体は46本である．
3. 減数分裂は生殖細胞だけにみられる．
4. 第2分裂のときには，相同染色体は対合しない．

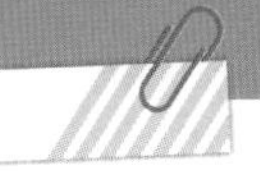

⑪タンパク合成が行われる細胞内小器官はどれか．

[　　]

1. 核
2. リボソーム
3. リソソーム
4. ミトコンドリア
5. Golgi〈ゴルジ〉装置

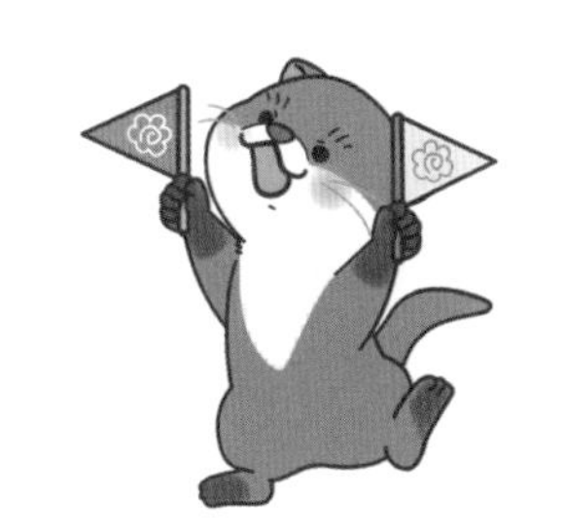

POINT

●上皮組織・支持組織・筋組織・神経組織は人体を構成する主要な組織である．それぞれの種類と特徴について整理しておこう．

⑫正しいのはどれか．

[　　]

1. 気管の内面は重層扁平上皮で覆われている．
2. 漿膜（しょうまく）の上皮は単層立方上皮である．
3. 脂肪組織はリンパ管から栄養を受けている．
4. 疎性結合組織は，体液がたまりやすく，浮腫の起こる場所である．

⑬誤っているのはどれか．

[　　]

1. 一般に，関節軟骨の損傷は，骨折より治癒に時間がかかる．
2. 線維軟骨には，基質のコンドロイチン硫酸が多く含まれる．
3. 尿管の内面は移行上皮で覆われている．
4. 直腸の末端は重層扁平上皮である．

⑭結合組織の細胞成分でないのはどれか．

[　　]

1. 線維芽細胞
2. 赤血球
3. 白血球
4. マクロファージ

⑮正しいのはどれか．

[　　]

1. 核小体は主としてDNAと塩基性タンパクからなる球体である．
2. 外分泌腺，内分泌腺ともに導管を経て血中に放出される．
3. 神経細胞は盛んにATPを産出し，タンパク合成を行う．
4. 硝子軟骨（しょうしなんこつ）は弾力性と柔軟性に富む．

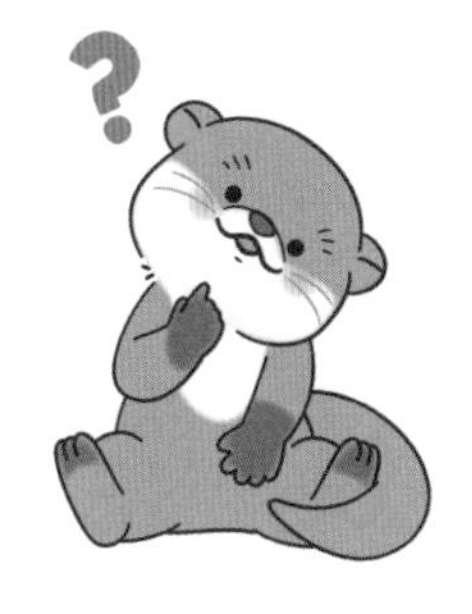

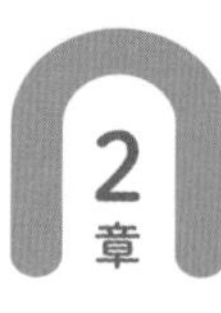

骨格系 身体を支えるしくみ

ビジュアル要点整理

下図の空欄に適切な解剖学用語を記入しよう.

●全身の骨格と主な関節部

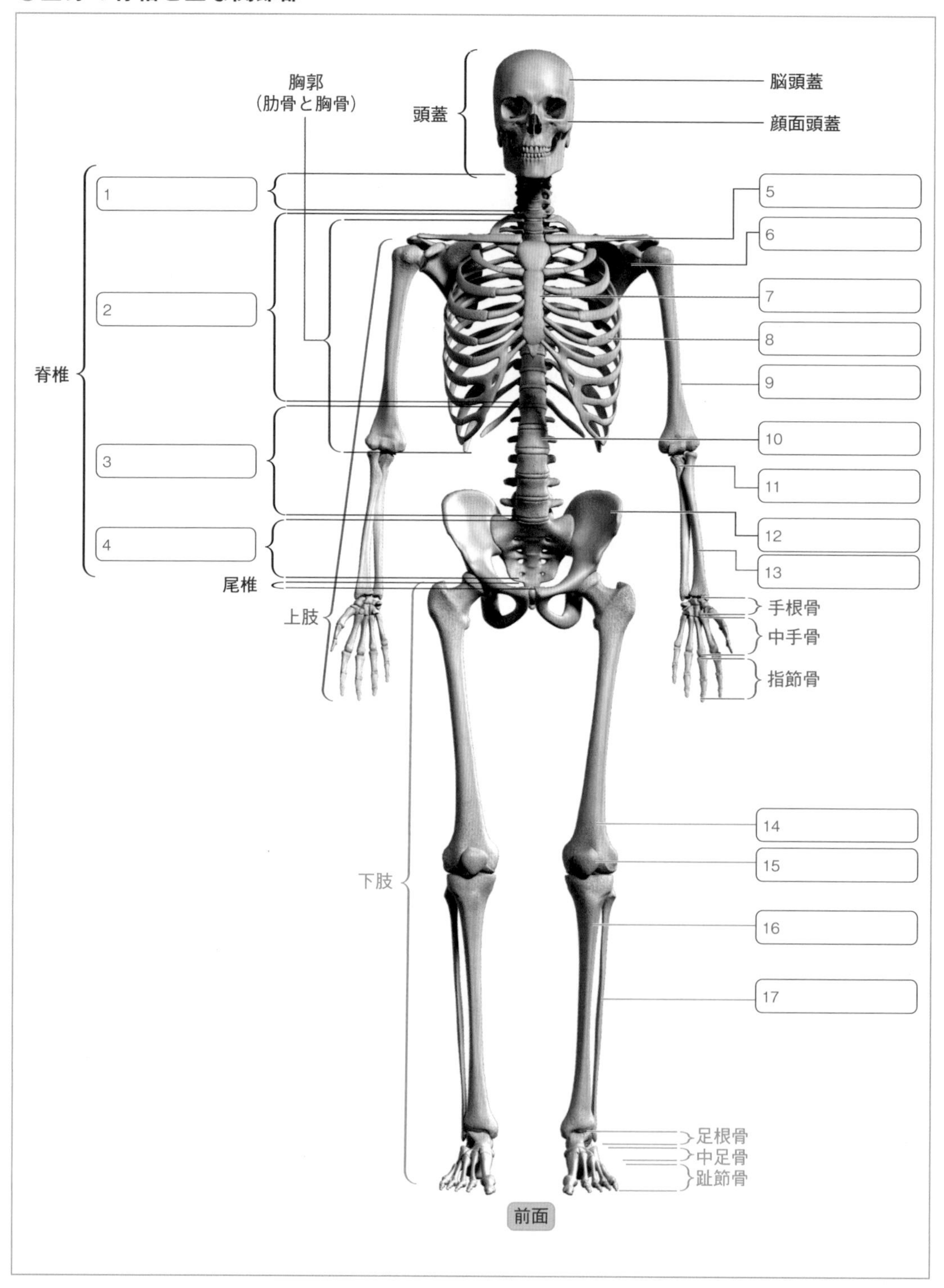

この章の学習ポイント

骨は人の体を支えている大切な部分です．骨にはそれ以外にもカルシウム代謝や臓器の保護，造血といった大切な働きをします．外観上はセメントのようにみえる骨も，骨細胞，破骨細胞，骨芽(こつが)細胞によって新陳代謝が行われ，緻密質には栄養する血管の通路としてハバース管とフォルクマン管があります．頭蓋，上肢，肩甲帯(けんこうたい)，脊椎(せきつい)，骨盤，下肢に至るまでのそれぞれの骨格の名称と働き，さらに関節，軟骨，靭帯(じんたい)について学びましょう．

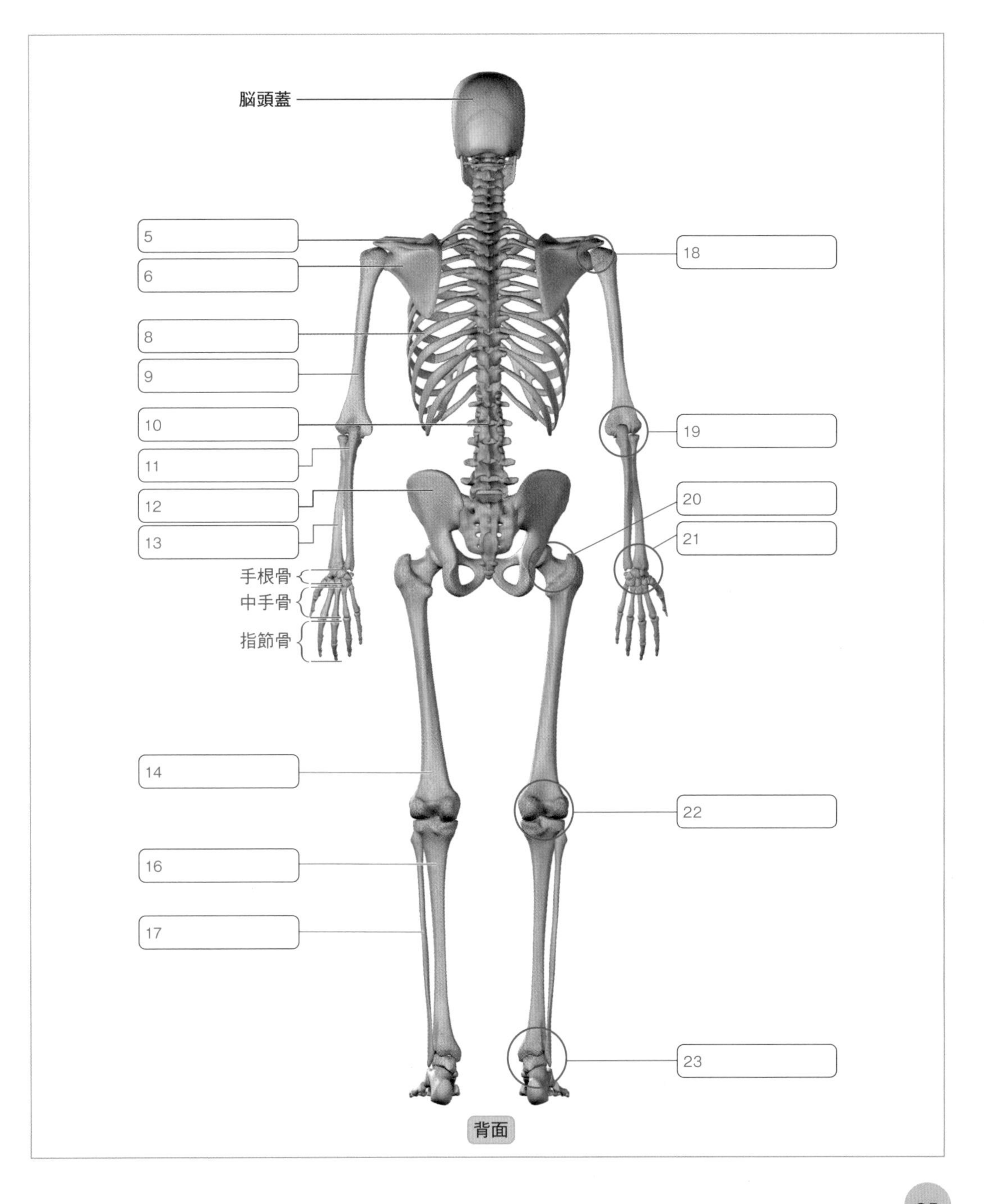

次の空欄に入る語句を選択肢から選び，文や図を完成させよう．

❶骨の基本構造

□□ 骨組織は，［1　　　　　　］と［2　　　　　　］から構成される．

□□ 骨基質は，［3　　　　　　］と［4　　　　　　］から構成される．

□□ 骨は外側を［5　　　　　　］質，内側を［6　　　　　　］質で構成され，関節面には［7　　　　　　］が存在する．

□□ 成人の大腿骨（だいたいこつ）骨幹部の骨髄（こつずい）は［8　　　　　　］であり，椎骨（ついこつ）は［9　　　　　　］である．

□□ 骨の形から四肢などに存在する長い管状の骨を［10　　　　　　］という．

□□ 頭蓋骨（とうがいこつ）のように板のような骨を［11　　　　　　］という．

●長骨の構造

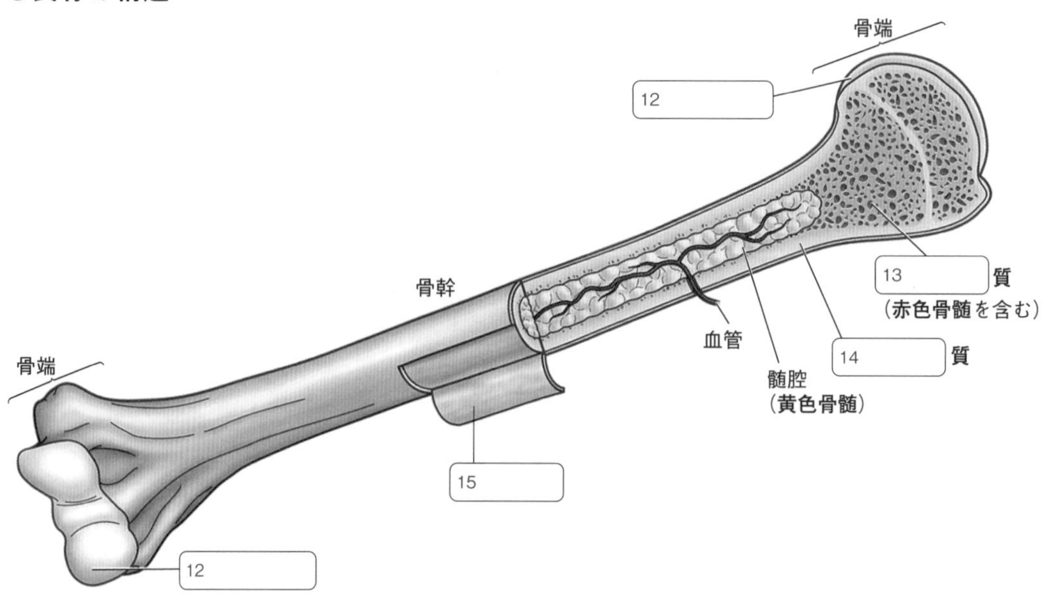

選択肢

ミネラル　黄色骨髄　骨細胞　緻密　扁平骨　赤色骨髄
関節軟骨　海綿　骨基質　有機質　長骨　骨膜

※２回以上使う選択肢があります．

❷骨の基本的機能

□□ 骨には支持，［1　　　　　　］，造血，カルシウム代謝の4つの働きがある．

□□ 骨を形成する細胞は［2　　　　　　］で，骨を吸収する細胞は［3　　　　　　］である．

□□ 骨の長さの成長は［4　　　　　　］で行われ，太さの成長は［5　　　　　　］で行われる．

□□ 形成された骨組織が行っている骨新生と吸収の新陳代謝のことを［6　　　　　　］という．

□□ 小児の骨折は［7　　　　　　］といって，たわみやすく癒合（ゆごう）も早い．

□□ 骨が加齢などによって弱くなり，骨折しやすくなった状態を［8　　　　］という．

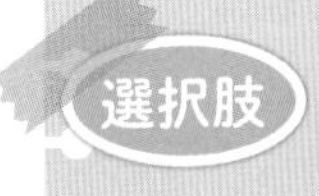

選択肢　若木骨折　骨端軟骨　骨粗鬆症　骨改変　破骨細胞　保護　骨芽細胞　骨膜

❸全身の骨格

□□ 上肢帯(じょうしたい)の骨は［1　　　　］と［2　　　　］からなる．

□□ 頸部の回旋運動は主として［3　　　　］と［4　　　　］の間で行われる．

□□ 頸椎(けいつい)は［5　　　　］個の［6　　　　］から構成される．

●脊柱

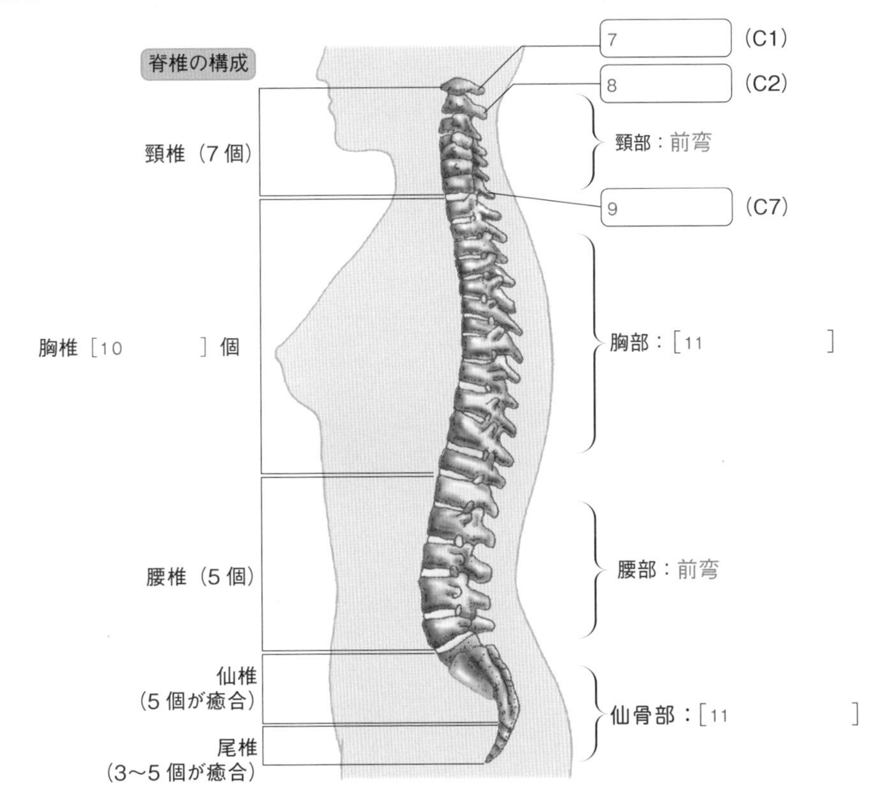

□□ 胸郭(きょうかく)は［12　　　　］，［13　　　　］および［14　　　　］によって構成されている．

□□ 骨盤は［15　　　　］，［16　　　　］および左右の［17　　　　］から構成される．

□□ 寛骨(かんこつ)は［18　　　　］，［19　　　　］，［20　　　　］の3つの骨が結合してできたものである．

選択肢 椎骨　尾骨　隆椎　恥骨　腸骨　後弯　環椎　肋骨　鎖骨
坐骨　胸骨　肩甲骨　軸椎　7　12　胸椎　仙骨　寛骨

※2回以上使う選択肢があります.

●新生児の頭蓋

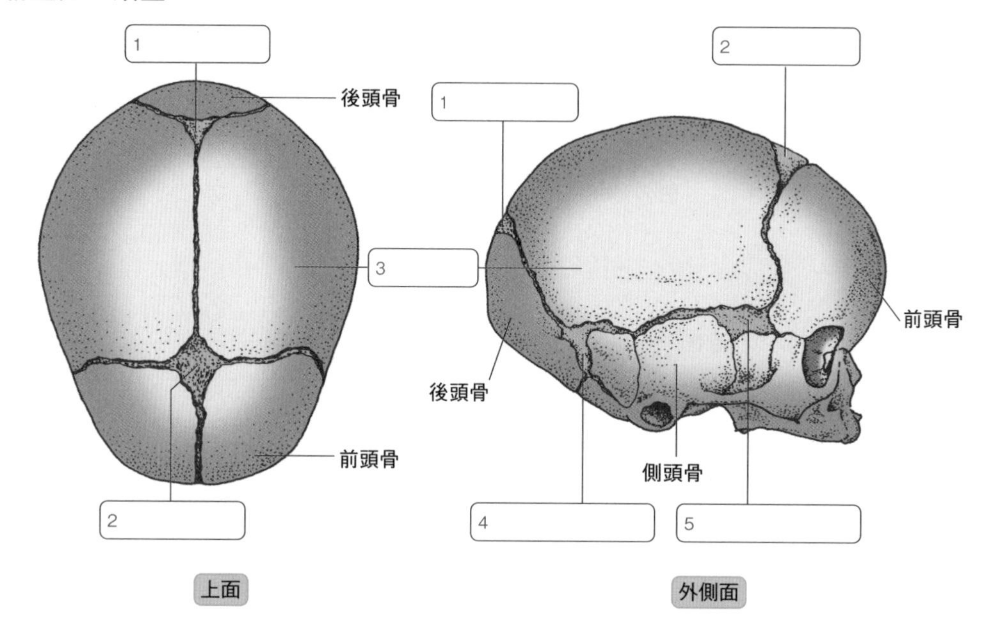

選択肢 頭頂骨　大泉門　小泉門　前側頭泉門　後側頭泉門

❹骨格の基本的機能

□□ 手根骨(しゅこんこつ)では［1　　　］個の短骨が2列に並び，互いに靱帯により結合している.

□□ 軟骨組織は［2　　　］軟骨，［3　　　］軟骨，［4　　　］軟骨の3種類に分類される.

□□ 頭頂骨は，正中で［5　　　］，前頭骨との間で［6　　　］で結合されている.

□□ 頭頂骨は，後頭骨との間で［7　　　］で結合されている.

□□ 新生児の頭蓋骨は［8　　　］という骨化していない部分が存在する.

□□ 肩関節は，［9　　　］と上腕骨の間の関節である.

選択肢 泉門　硝子　6　8　線維　ラムダ縫合　肩甲骨　冠状縫合
矢状縫合　弾性

❺関節の基本的構造

□□ 関節は［1　　　　　］によって包まれている．

□□ 関節面は［2　　　　　］で滑らかに覆われている．

□□ 関節には，ほとんど動きのない［3　　　　　］，制限された動きの［4　　　　　］，普通に動く［5　　　　　］がある．

□□ 股関節(こかんせつ)は［6　　　　　］と［7　　　　　］からなる球関節である．

□□ 胸骨と鎖骨との関節を［8　　　　　］という．

□□ 膝関節(しつかんせつ)は大腿骨と脛骨(けいこつ)との関節に［9　　　　　］が加わったものである．

選択肢　胸鎖関節　半関節　関節包　寛骨臼　可動関節　膝蓋骨　不動関節　関節軟骨　大腿骨頭

❻関節の基本的機能

□□ 関節包は普通，［1　　　　　］によって補強されている．

□□ 関節液は［2　　　　　］から分泌される．

□□ 滑膜の炎症によって関節液が［3　　　　　］する．

□□ 肩関節などの［4　　　　　］関節は最も多方向の運動性をもつ関節である．

□□ 正中環軸関節は，環椎の歯突起窩と軸椎の歯突起間の［5　　　　　］関節で，関節頭が円筒状，関節窩は車の軸受け状で，骨の長軸の周りを回転する．

□□ 上橈尺関節は，尺骨の橈骨切痕(とうこつせっこん)と橈骨の関節環状面との間の［6　　　　　］関節である．

□□ 膝関節，肘関節(ちゅうかんせつ)（腕尺関節）は，両関節面が円柱面の一部をなす状態のもので，一方向（一軸性）にのみ運動が可能である［7　　　　　］関節である．

選択肢　車軸　滑膜　靱帯　蝶番　増加　減少　球

※２回以上使う選択肢があります．

●関節の運動

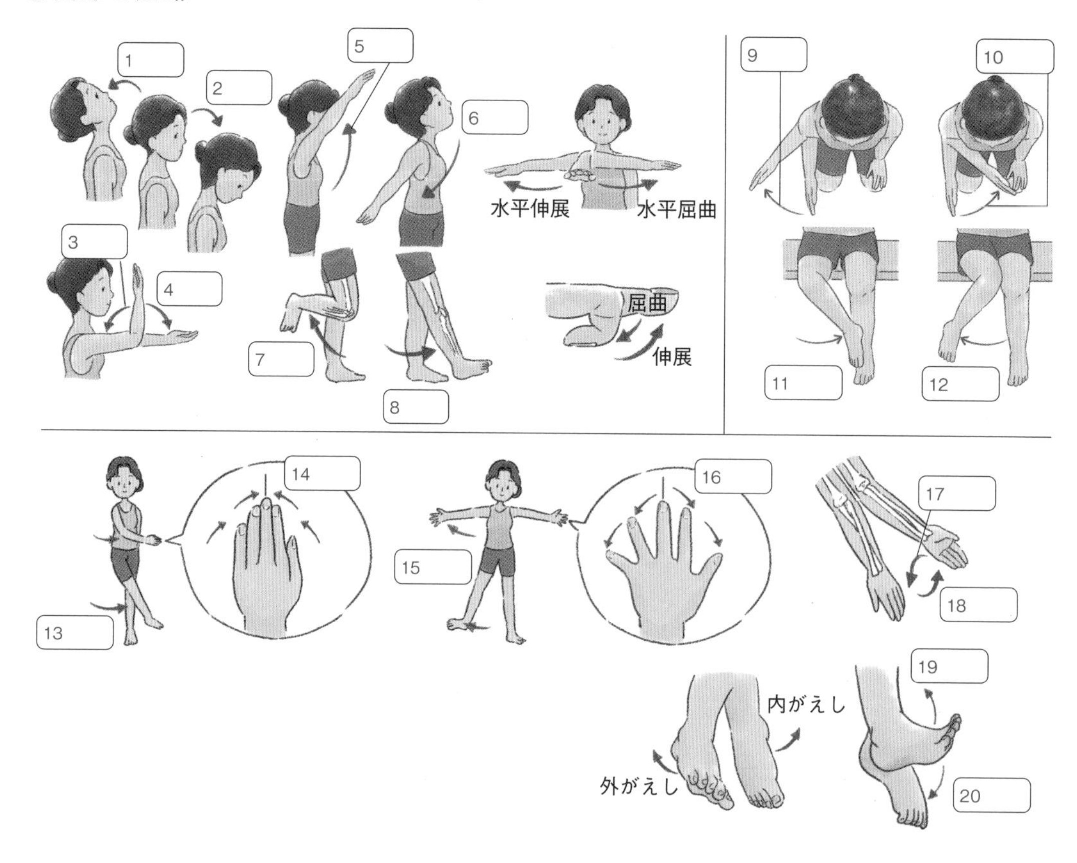

選択肢　伸展　屈曲　回内　回外　内転　外転　背屈　底屈　内旋　外旋

※２回以上使う選択肢があります.

トレーニング

❶正しいものには○を，誤っているものには×を記入しよう．

□□ [1] 長骨は，頭蓋骨，骨盤骨などにみられる扁平な板のような骨である．
□□ [2] 成長軟骨は 30 歳前後で閉鎖する．
□□ [3] 膝蓋骨(しつがいこつ)は，大腿四頭筋の腱部分に存在する種子骨である．
□□ [4] 骨髄は，赤色髄と黄色髄に区別される．
□□ [5] 骨組織の緻密質は，年輪状の骨単位を構成する．
□□ [6] 骨粗鬆症(こつそしょうしょう)では，脊椎の骨折が起こりやすい．
□□ [7] 新生児の頭蓋は，骨化していない箇所（大泉門，小泉門）がある．
□□ [8] 椎体の関節は横突起にある．
□□ [9] 椎間板は上下の関節突起の間にある．
□□ [10] 構築性の側弯は一過性の姿勢異常である．
□□ [11] 性差の最も著しいのは頭蓋である．
□□ [12] 上肢帯の骨は肩甲骨と鎖骨からなる．
□□ [13] 股関節は寛骨臼と大腿骨頭からなる複関節である．
□□ [14] 半月板は，弾性軟骨と呼ばれる．
□□ [15] 女性の骨盤はハート型をしている．
□□ [16] 変形性関節症では滑膜が消失する．
□□ [17] 関節リウマチでは滑膜細胞が増殖する．
□□ [18] 手関節の良肢位は，軽度背屈位である．
□□ [19] 肘関節の良肢位は，90° 屈曲位または回内回外中間位である．
□□ [20] 股関節の良肢位は，軽度屈曲外転位である．
□□ [21] 膝関節の良肢位は，伸展 0° である．

❷骨と骨格の説明で関係があるものを選択肢から選ぼう．

□□ 不要となった骨細胞を吸収する細胞
[1]

□□ 骨の形成に関与する細胞
[2]

□□ 骨の維持に関与する細胞
[3]

選択肢
骨単位　骨細胞　フォルクマン管　骨芽細胞　骨基質　破骨細胞　グリア細胞

❸関係があるものを選択肢から選ぼう．

□□ 肩関節 [1]

□□ 橈骨手根関節 [2]

□□ 仙腸関節 [3]

□□ 股関節 [4]

選択肢
球関節　蝶番関節　半関節
楕円関節　平面関節
車軸関節　※２回以上使う選択肢があります．

実力アップ

POINT

●骨の働きを整理し，さらに男女の違いや主な骨格系の病気についても理解しよう．

❶骨の長さの成長に関係するのはどれか．

1. 骨　膜
2. 骨端軟骨
3. 骨　幹
4. 骨　髄

[ ]

❷骨の働きと関係がないのはどれか．

1. 臓器の保護
2. カルシウムの貯蔵
3. 体の支持
4. 体温調節作用

[ ]

❸骨に少ない電解質はどれか．

1. リ　ン
2. カルシウム
3. カリウム
4. マグネシウム

[ ]

❹大人でも造血の盛んな骨はどれか．

1. 指　骨
2. 脊　椎
3. 上腕骨
4. 頭蓋骨

[ ]

❺骨粗鬆症で骨折しやすいのはどれか．

1. 大腿骨頸部
2. 脛　骨
3. 腓　骨
4. 手指骨

[ ]

❻脊椎の左右の配列異常を呈するのはどれか．

1. 側　弯
2. 前　弯
3. 後　弯
4. 前　屈

[ ]

❼線維軟骨で構成されるのはどれか．

1. 耳　介
2. 半月板
3. 肘関節
4. 股関節

[ ]

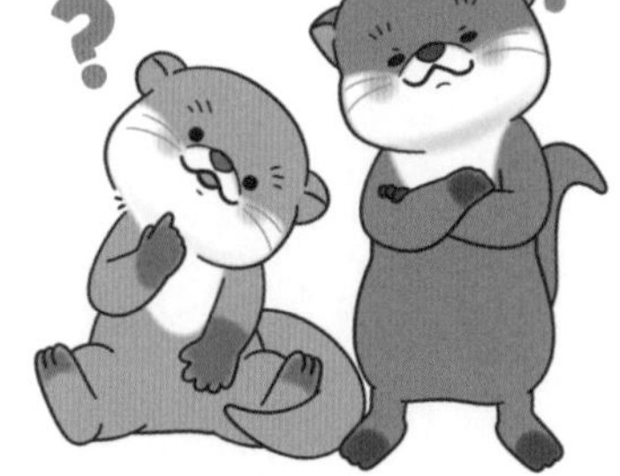

❽女性の骨盤の特徴はどれか.

1. 低く狭い骨盤 [ ]
2. 高く広い骨盤
3. ハート形の骨盤上口
4. 円筒状の骨盤腔

❾25歳女性，腰椎椎間板ヘルニアと診断された．神経を圧迫しているのはどれか.

1. 椎　体 [ ]
2. 椎間板
3. 棘突起
4. 横突起

POINT

●関節を理解する上で，関節を構成する骨と靱帯を知ることは大切である．図をみながら理解しよう．

❿球関節はどれか.

1. 肩関節 [ ]
2. 足関節
3. 膝関節
4. 手関節

⓫肩関節を構成する骨はどれか.

1. 肋　骨 [ ]
2. 鎖　骨
3. 肩甲骨
4. 胸　骨

⓬肘関節を構成しない骨はどれか.

1. 上腕骨 [ ]
2. 橈　骨
3. 尺　骨
4. 手根骨

⓭股関節を構成しない骨はどれか.

1. 坐　骨 [ ]
2. 恥　骨
3. 腸　骨
4. 仙　骨

⓮膝関節を構成しない靱帯はどれか.

1. 前十字靱帯 [ ]
2. 内側側副靱帯
3. 外側側副靱帯
4. 前縦靱帯

⓯各関節の基本肢位を表すのはどれか.

1. 0° [ ]
2. 30°
3. 60°
4. 90°

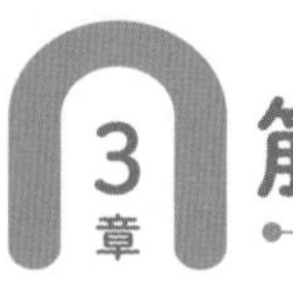

筋　系　身体を動かすしくみ

ビジュアル要点整理

下図の空欄に適切な解剖学用語を記入しよう．

●全身の骨格筋

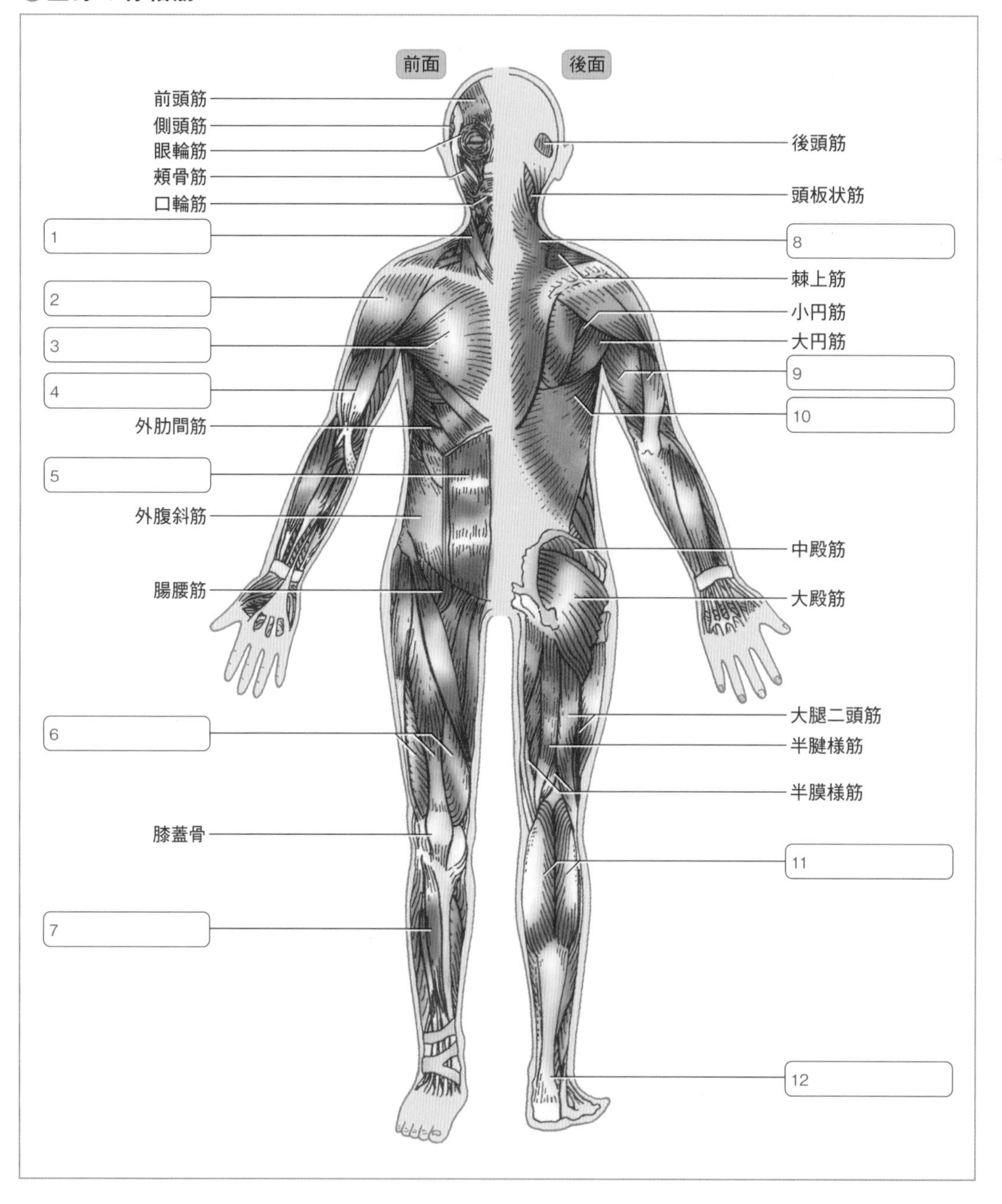

この章の学習ポイント

筋は英語で muscle といいます．mus はねずみを意味しますが，昔の人には筋がねずみの形にみえたのでしょうか．その影響でしょうか，骨格筋は筋頭，筋腹，筋尾と呼ばれています．骨格筋とは骨格を動かす筋であり，形状や機能，起始部，停止部などによって命名されています．例えば，筋頭の数による上腕二頭筋などです．それぞれの筋肉の種類と働きについて知識を確認しましょう．

●骨格筋・心筋・平滑筋の特徴

	骨格筋	心　筋	平滑筋
体内の所在	骨格などにつく	心臓の壁	中空器官の壁（心臓以外）
筋線維	1	2	3
細胞の形態	細長く単一円柱状	側鎖を出し細工(網目構造)をつくる	紡錘形
核	多　核	単　核	単　核
収縮の調節	4	5 ペースメーカーあり	6
神経支配	7	8	9
疲　労	起こりやすい	起こりにくい	起こりにくい
役　割	運動を起こす，姿勢を保つ， 関節を安定させる，熱を発する	全身に血液を送る	体内で物質を移動させる

●3種類の筋組織

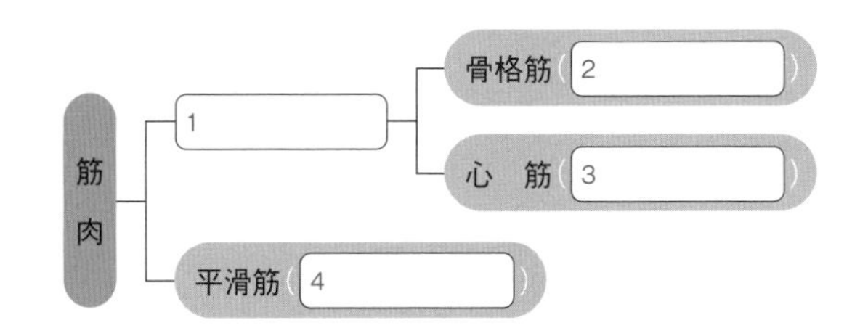

筋は，伸縮するひも状の筋細胞（筋線維）の束から構成され，顕微鏡で観察したときの特徴から縞模様をもつ横紋筋，縞模様をもたない平滑筋に大別される．さらに横紋筋は，随意筋の骨格筋と，不随意筋の心筋に分類される．

次の空欄に入る語句を選択肢から選び，文や図を完成させよう．

❶筋の種類

□□ 筋肉は，大きく平滑筋と［1　　　］筋に分類され，［1　　　］筋はさらに骨格筋と［2　　　］筋に分類される．

□□ 骨格筋の重要な四つの役割は，運動を起こす，姿勢を保つ，関節を安定させる，［3　　　　　］ことにある．

□□ 骨格筋は［4　　　］筋で，筋肉の重量は成人で体重の約［5　　　］％に達する．

□□ 心筋は［6　　　］筋で［7　　　　］筋である．

□□ 腸管の筋肉は［8　　　］筋で［9　　　　］筋である．

□□ 四肢の筋肉は［10　　　］筋で［11　　　］筋である．

選択肢　平滑　横紋　心　主働　随意　不随意　40　20
熱を発する　物質を移動させる　※２回以上使う選択肢があります．

❷筋の機能

□□ 筋の両端のうち，動きの少ない骨につくほうを［1　　　］，動く骨につくほうを［2　　　］という．

□□ 神経細胞が［3　　　　　　］を放出すると，筋に活動電位が発生する．

□□ 筋肉は細い［4　　　　　］フィラメントと太い［5　　　　　］フィラメントより構成され，それらが重なり合うことで筋肉が収縮する．

□□ 筋収縮には［6　　　　　］イオンを必要とする．

□□ 運動神経の神経終末と筋の間には［7　　　　　　］という隙間が存在する．

□□ 筋が収縮すると活動電位が発生し，臨床検査では［8　　　　］に応用される．

□□ 1本の筋線維では，刺激の強さと収縮の強さとの間に比例関係が［9　　　］．

□□ 筋線維に対する刺激を繰り返し続け，［10　　　］不能となった状態を［11　　　］という．

□□ 筋収縮のエネルギーは［12　　　　　　　　］の分解により供給される．

□□ ［13　　　］筋は熱を発し，関節に安定性を与える．

□□ 筋の単収縮を数回続けると，筋は反復して収縮し続けて大きな収縮となる．これを［14　　　］という．

□□ 膝蓋腱（しつがいけん）反射のように，感覚刺激が大脳皮質を介さずに，無意識で脊髄レベルで反射が起こることを［15　　　　　］という．

選択肢　収縮　弛緩　カルシウム　骨格　脊髄反射　アクチン　起始
アセチルコリン　シナプス間隙　ある　ない
アデノシン三リン酸（ATP）　筋電図　強縮　ミオシン　停止　筋疲労

❸骨格筋の解剖生理

□□ 頭部の筋は，顔面の表情をつくる［1　　　　　］と，食物を咀嚼(そしゃく)するための［2　　　　　］の2群に大別される．［1　　　　　］には，［3　　　　　］，［4　　　　　］，［5　　　　　］，［6　　　　　］，頬骨筋があり，［2　　　　　］には，［7　　　　　］，［8　　　　　］などがある．

●頭部の筋

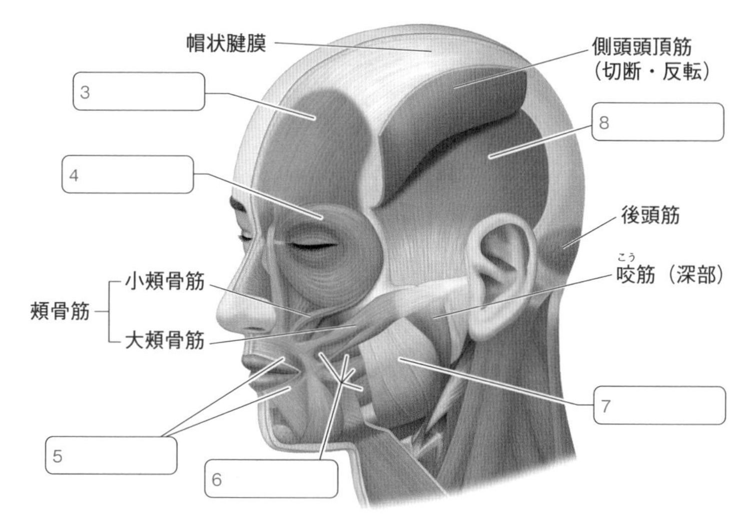

□□ 腕を外転するときに主役をなす筋は［9　　　　　］である．

□□ 肘を曲げる，あるいは前腕の回外を行う際，「力こぶ」をつくるのは［10　　　　　］である．

□□ 大腿を外転させる筋は［11　　　　　］と［12　　　　　］である．

□□ 大腿の伸筋群には［13　　　　　］と［14　　　　　］がある．

□□ 大腿四頭筋は，膝関節を［15　　　　　］させる．

□□ 前脛骨筋は，足を［16　　　　　］させる．

□□ アキレス腱は［17　　　　　］の腱である．

□□ ［18　　　　　］が切れると，踵(かかと)を上げ，つま先立ちすることが困難となる．

□□ 大胸筋は，上腕骨を［19　　　　　］させる．

□□ 大腿二頭筋は，膝関節を［20　　　　　］させる．

□□ ［21　　　　　］は，股関節を屈曲させる．

□□ 筋組織中に乳酸が増加すると，筋収縮力は［22　　　　　］する．

□□ 分娩，排便など腹腔内圧を高めるためには，［23　　　　　］の収縮が必要である．

選択肢　咀嚼筋　顔面筋　咬筋　頬筋　眼輪筋　側頭筋　口輪筋　前頭筋　中殿筋　大腿四頭筋　小殿筋　腹直筋　三角筋　下腿三頭筋　腸腰筋　上腕二頭筋　縫工筋　低下　背屈　伸展　アキレス腱　内転，前挙　屈曲，外旋

トレーニング

❶正しいものには○を，誤っているものには×を記入しよう．

□□ [1] 筋収縮のエネルギーは ATP の産生による．
□□ [2] 筋原線維のフィラメントは，カルシウムイオンの増加によって機能する．
□□ [3] アクチンフィラメントがミオシンフィラメントの間に滑り込んで，筋肉が収縮する．
□□ [4] 等尺性収縮では，起始部と停止部とが近づく．
□□ [5] 筋収縮によって疲労すると，グリコーゲンが蓄積される．
□□ [6] 筋が短縮せず，緊張をもつことで筋収縮する運動を等尺性収縮という．
□□ [7] 大胸筋は，上腕骨を外転させる．
□□ [8] 筋線維に対する刺激を繰り返し続ければ，ついには収縮不能となる．
□□ [9] 前脛骨筋が麻痺すると下垂足となる．
□□ [10] 筋組織中に乳酸がたまると，筋収縮力は低下する．
□□ [11] アキレス腱反射は，下腿三頭筋の腱反射である．

❷関係があるものを選択肢から選ぼう．

□□ 呼吸運動に関与する筋肉 [1] [2] [3]

選択肢　大胸筋　小胸筋　外肋間筋　内肋間筋　横隔膜　僧帽筋

❸関係があるものを選択肢から選ぼう．

□□ 股関節を屈曲させる筋肉 [1]
□□ 肘関節を伸展させる筋肉 [2]
□□ 膝関節を伸展させる筋肉 [3]
□□ 足関節を伸展（背屈）させる筋肉 [4]

選択肢　大腿四頭筋　上腕二頭筋　腓腹筋　上腕三頭筋
大腿二頭筋　前脛骨筋　大胸筋　腸腰筋

実力アップ

❶骨格筋に関係しないのはどれか．

1. 横紋筋である．　[　　]
2. 体温を調節する．
3. 関節を安定させる．
4. 体重の約 30%を占める．

❷平滑筋に関係しないのはどれか．

1. 不随意筋である．　[　　]
2. 自律神経によって支配される．
3. 疲労しやすい．
4. 収縮は緩慢である．

❸有酸素運動で正しいのはどれか．

1. 白筋が主体をなす．　[　　]
2. マラソンのような持久力を要する運動である．
3. グルコースは使用しない．
4. 疲労すると乳酸が蓄積する．

POINT

●階段を上る，立つなどの運動時，主にどの筋肉が働いているかを理解しよう．

❹筋節どうしの区切りを示す部分はどれか．

1. I　帯　[　　]
2. A　帯
3. Z　線
4. H　帯

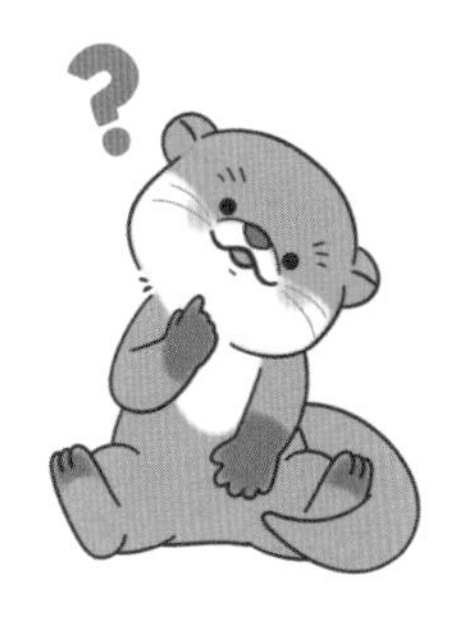

❺肘関節を屈曲させるときの主働筋はどれか．

1. 上腕二頭筋　[　　]
2. 三角筋
3. 上腕三頭筋
4. 大胸筋

❻肘関節を屈曲させるときの拮抗(きっこう)筋はどれか．

1. 上腕二頭筋　[　　]
2. 三角筋
3. 上腕三頭筋
4. 大胸筋

❼平滑筋はどれか．

1. 心　筋　[　　]
2. 子宮を構成する筋肉
3. 広背筋
4. 大殿筋

❽咀嚼筋はどれか．

1. 口輪筋　[　　]
2. 側頭筋
3. 頰　筋
4. 頰骨筋

⑨腱板を構成する筋はどれか.

1. 三角筋 [　　]
2. 棘上筋
3. 上腕二頭筋
4. 上腕三頭筋

⑩ワインのコルクを抜くときに使用する筋はどれか.

1. 上腕三頭筋 [　　]
2. 小円筋
3. 大円筋
4. 上腕二頭筋

POINT

●ある筋肉を傷めたとき，具体的にどのような運動を休むべきか考えよう.

⑪起立時に体幹が後ろに倒れないようにする筋はどれか.

1. 広背筋 [　　]
2. 大殿筋
3. 腸腰筋
4. 大腿四頭筋

⑫椅子から立ち上がるときに膝を支える筋はどれか.

1. 大腿四頭筋 [　　]
2. 大腿二頭筋
3. 半腱様筋
4. 半膜様筋

⑬膝関節の屈曲・伸展と関連のない筋はどれか.

1. 大腿四頭筋 [　　]
2. 半腱様筋
3. 半膜様筋
4. 前脛骨筋

⑭40 歳の男性，テニスでジャンプしたときにプツッと音がして足関節に痛みが走った．損傷されやすい部分はどれか.

1. 大腿四頭筋 [　　]
2. 下腿三頭筋
3. 前脛骨筋
4. 中殿筋

4
章

血　液　物質を運搬するしくみ

ビジュアル要点整理

下図の空欄に適切な語句を選択肢の中から選ぼう．

●血液の働き

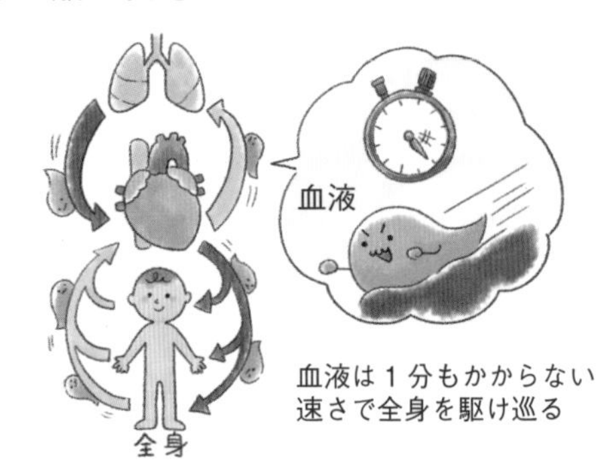

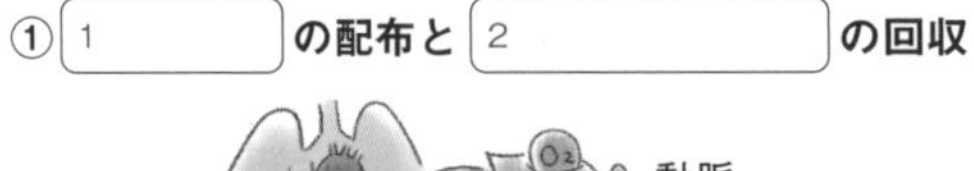

①［1］の配布と［2］の回収

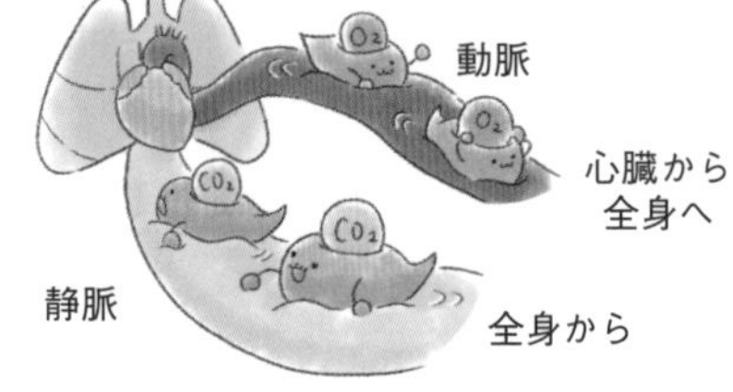

O_2
O_2
動脈
心臓から
全身へ
CO_2
CO_2
静脈
全身から

②［3］を運ぶ

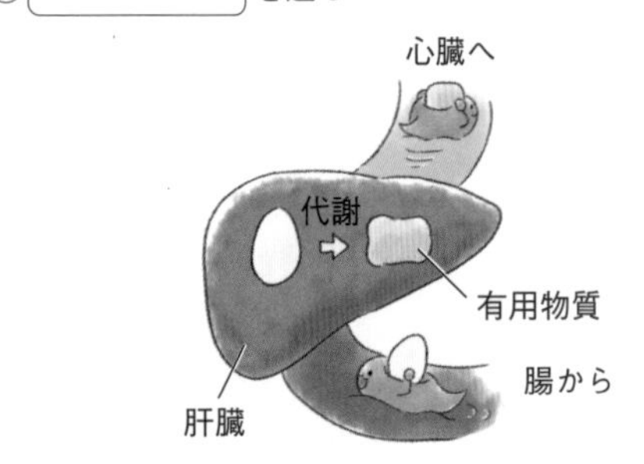

③［4］作用

外敵と闘う
異物
傷ついた
血管を修復

④［5］の調節

血管の拡張・収縮
（暑いときは 皮膚の血液
量が増し，汗をかく）

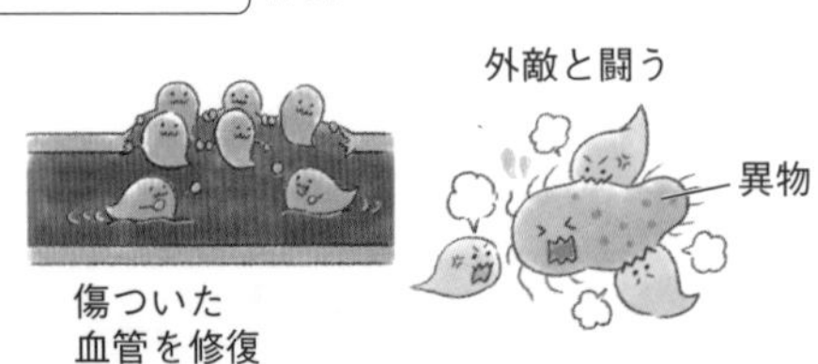

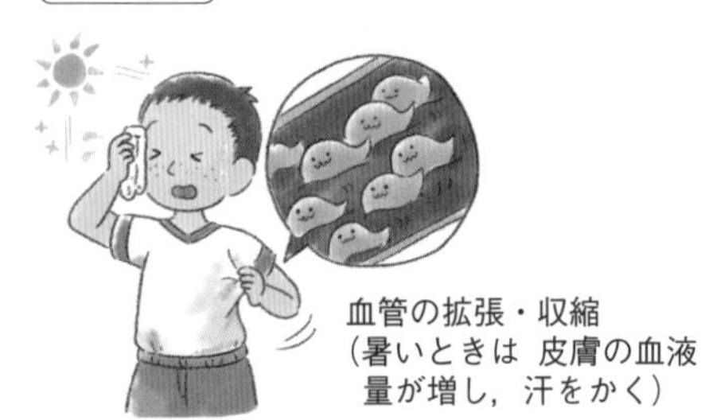

⑤［6］を運ぶ

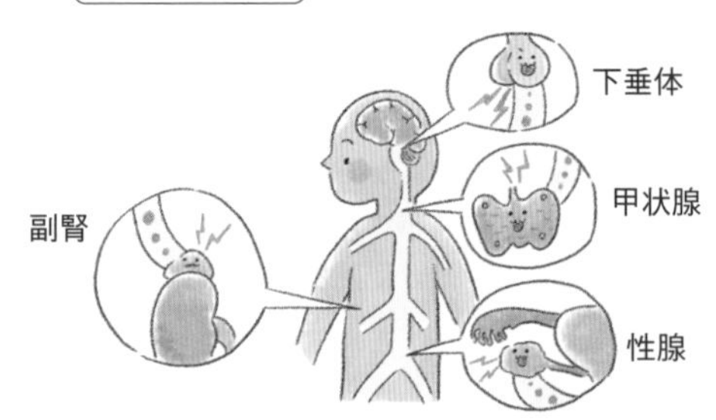

⑥不要な［7］を体外に［8］

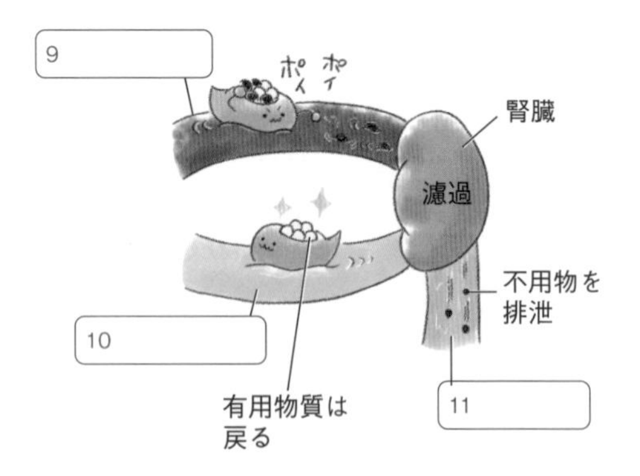

選択肢　酸素　二酸化炭素　静脈血　動脈血　代謝産物　栄養素
ホルモン　生体防御　体温　尿管　腎静脈　腎動脈　排出

この章の学習ポイント

血液は，酸素や二酸化炭素，栄養分などを運ぶ機能，生体を防御する機能，体温を調節する機能などをもっています．血液がどのような成分からできているのか，そして，それぞれの成分が，どのような性質をもって，どのような役割を担っているのかを理解しましょう．

下の空欄に適切な語句を記入しよう．

骨髄造血と血球の分化・成熟

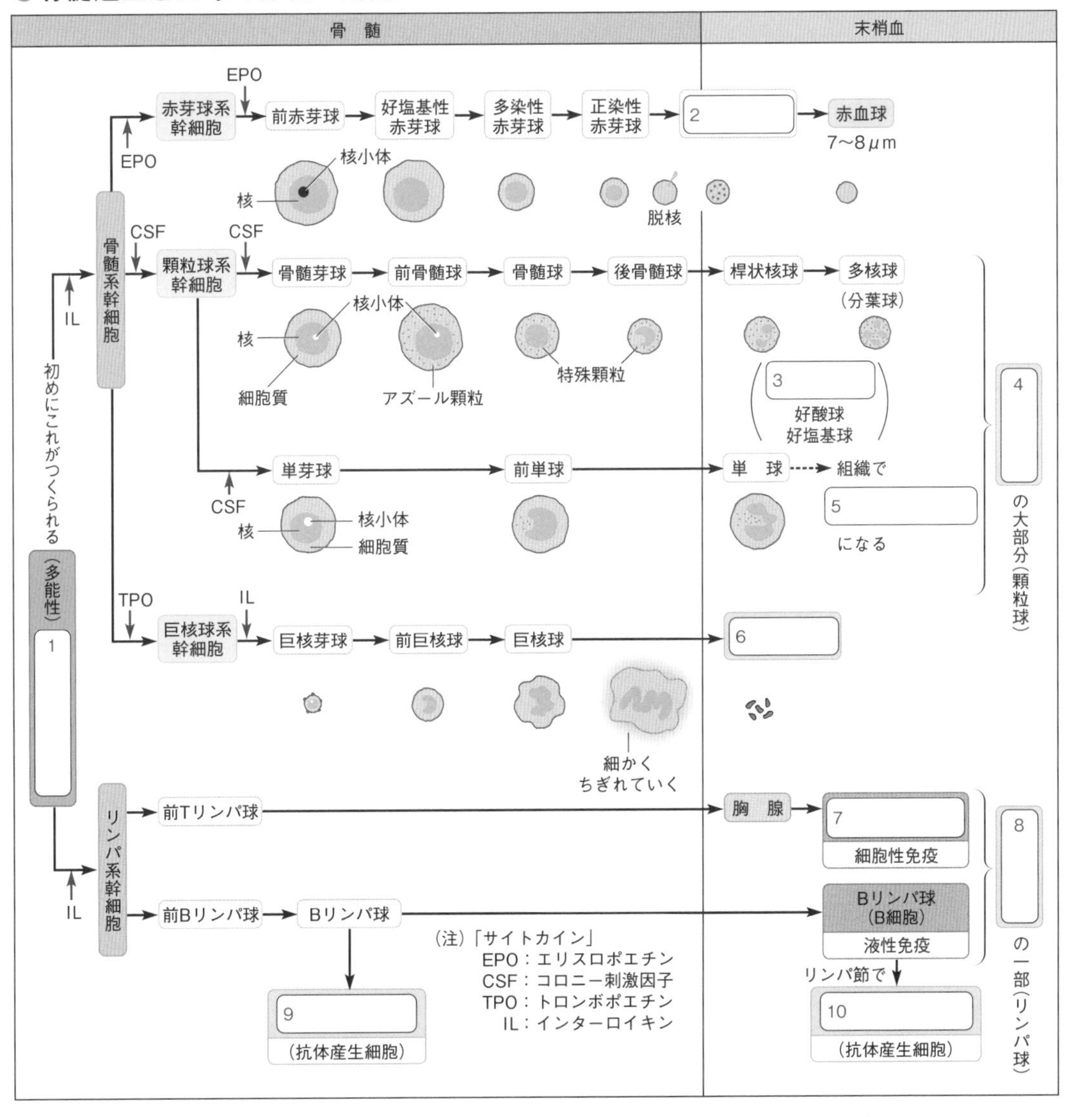

次の空欄に入る語句を選択肢から選び，文や図を完成させよう．

❶血液とその成分

□□ 成人の場合，血液は一般に体重の約［1　　　　］%を占める．

□□ 血液は［2　　　　］（液体成分）と，赤血球・白血球・血小板の細胞成分から成る．

□□ 血液の全体積に対する赤血球の割合を［3　　　　　　　　］といい，通常は約［4　　　　］%である．

□□ 赤血球，白血球，血小板は，［5　　　　］の中で産生される造血幹細胞から分化してつくられる．

□□ ［6　　　　］は，サイトカインの一つで，好中球の増殖を刺激する．

□□ 血漿からフィブリノゲンなど凝固因子を除いたものが［7　　　　］である．

□□ 血液に抗凝固剤を入れないまま放置すると，固体成分である［8　　　　］と液体成分に分離する．

□□ 血清中に含まれるタンパク質は，［9　　　　　　　　］と［10　　　　　　　　］の2種類に分かれる．

□□ 赤血球の表面には［11　　　　］，［12　　　　］，MN，Luといった血液型抗原がある．

選択肢　8　45　血清　血漿　血餅　骨髄　アルブミン　グロブリン　ヘマトクリット　G-CSF　ABO　Rh

ABO式血液型と凝集反応　空欄にあてはまる血液型を記入しよう．

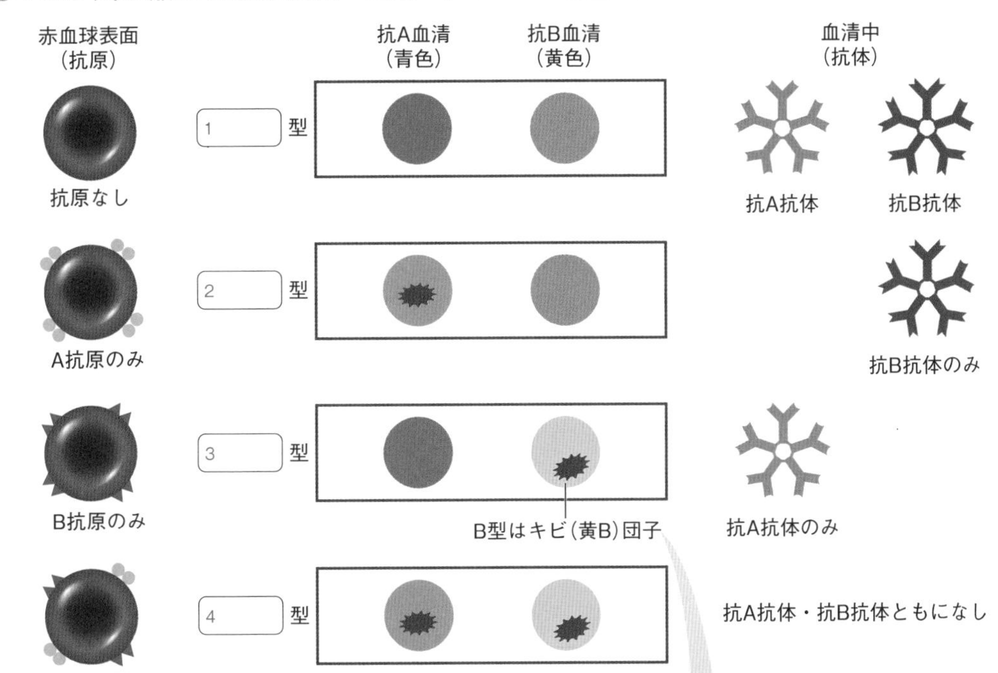

A型は抗A血清のみに凝集し，B型は抗B血清のみに凝集する．
O型はどちらにも凝集せず，AB型はどちらにも凝集する．
日本人では，A型，O型，B型，AB型の順に多く，およそ4：3：2：1の割合である．

覚え方は黄色でB型が団子になるので黄B団子．
日本一

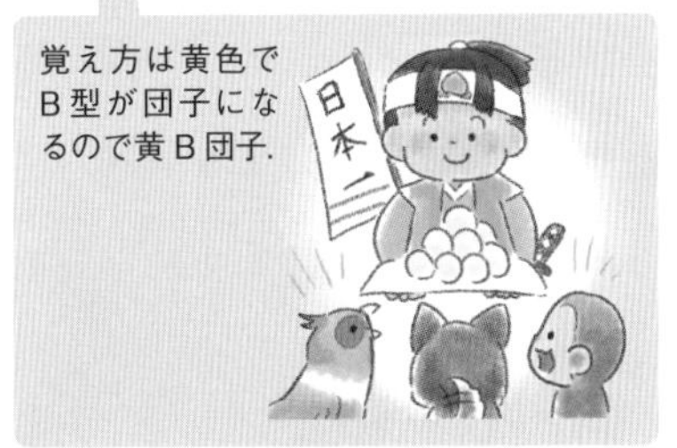

❷血液とその機能

□□ 赤血球のヘムの中央にある［1　　　　］に酸素がくっついたり離れたりすることで，酸素の運搬が可能となる．

□□ 好中球は，病原体を［2　　　　］したり，活性酸素で殺菌したり，酵素により分解する働きをする．

□□ 好酸球は，［3　　　　　　］を不活性化（または中和）し，抗アレルギー作用をもつ．

□□ 好塩基球のもつ顆粒にはヒスタミンが含まれ，［4　　　　　　　　　　］で重要な役割を果たす．

□□ 単球は，病原体や老朽化した細胞を貪食（どんしょく）し，T細胞に［5　　　］を提示する働きがある．

□□ 単球は，組織に出ると，分化して［6　　　　　　　　　　］となる．

□□ 止血機構に関係する凝固因子の多くは，［7　　　　］で産生されるので，そこに障害が発生すると，凝固障害が起こり，出血傾向が出現する恐れがある．

選択肢　ヒスタミン　マクロファージ　即時型アレルギー　抗原　鉄　貪食　肝臓

止血

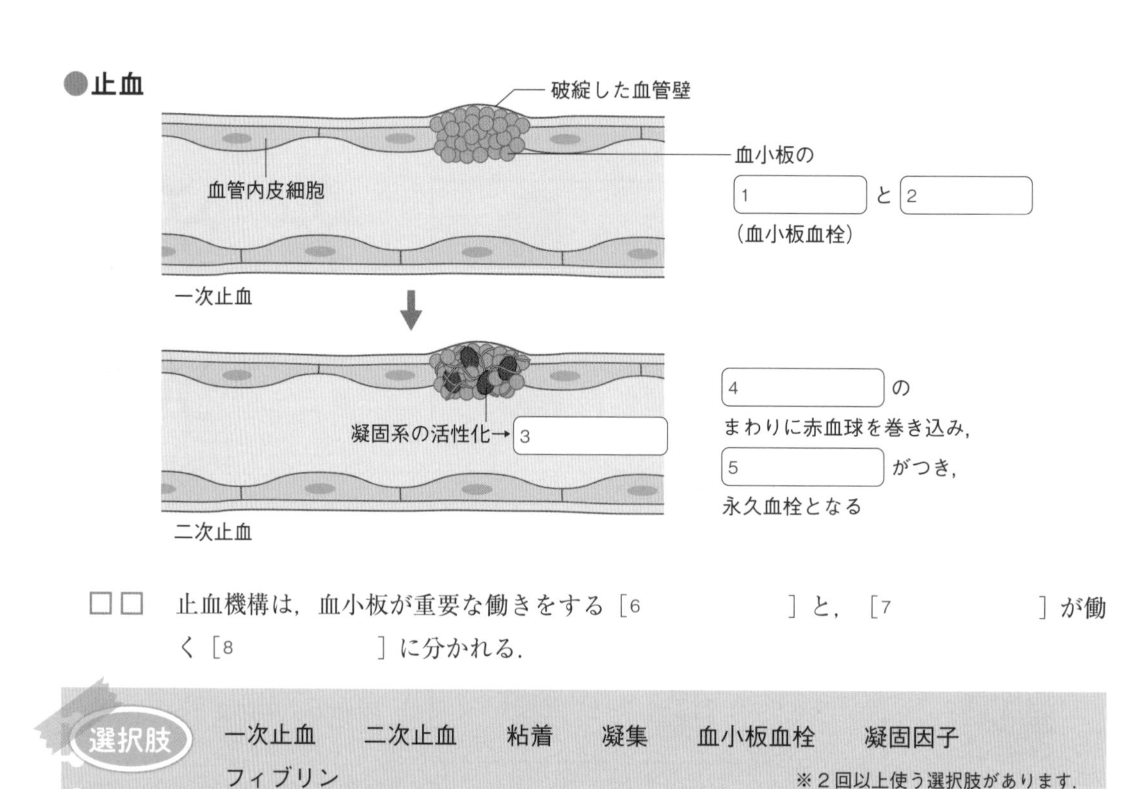

□□ 止血機構は，血小板が重要な働きをする［6 ］と，［7 ］が働く［8 ］に分かれる．

選択肢 一次止血　二次止血　粘着　凝集　血小板血栓　凝固因子　フィブリン

※２回以上使う選択肢があります．

血液の凝固反応カスケード

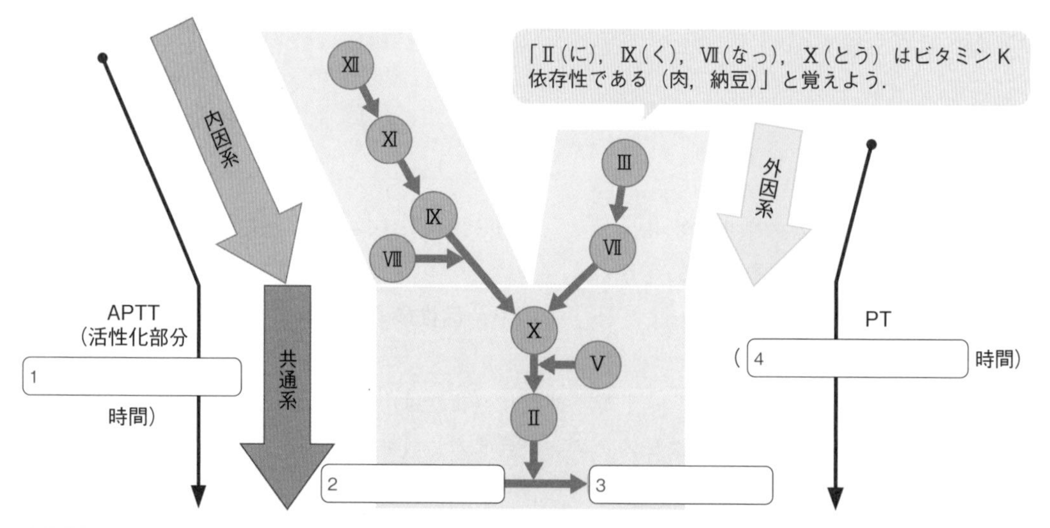

□□ 凝固因子はⅠ～ⅩⅢ（Ⅵは欠番）まであり，凝固因子が相互を活性化し，最終的に［5 ］を形成し［6 ］を巻き込んで強固な血栓（フィブリン血栓）をつくる．

選択肢 赤血球　トロンボプラスチン　フィブリン　フィブリノゲンⅠ　プロトロンビン

※２回以上使う選択肢があります．

●線溶

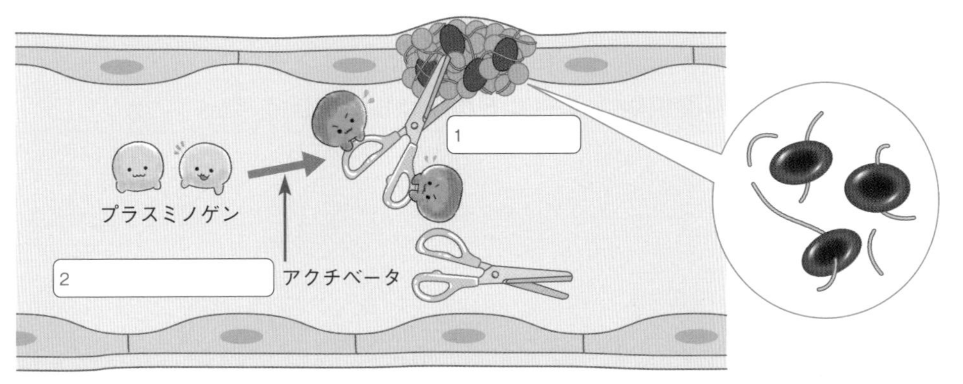

プラスミノゲンが [3　　　　] に変化し，[4　　　　] 血栓を分解処理していく．

□□ 血管内にできた血栓は血管の修復とともに [5　　　　] される必要がある．これを [6　　　　] という．

選択肢　フィブリン　プラスミン　プラスミノゲン　線溶　除去

※２回以上使う選択肢があります．

トレーニング

❶正しいものには○を，誤っているものには×を記入しよう．

□□ [1　　　] 赤血球の寿命はおよそ120日である．

□□ [2　　　] 血液には体温調節の働きがあり，暑いときは，皮膚の血液量の減少によって体温上昇を防ぐ．

□□ [3　　　] グロブリンは，水や電解質の運搬に重要な働きをしている．

□□ [4　　　] 交差適合試験とは，輸血の際，受血者の血液と血液製剤を体外で混ぜて，血液型の適合をチェックすることである．

□□ [5　　　] Rh（−）の女性がRh（+）の男性との間に妊娠したときに問題となるのが，Rh式不適合妊娠である．

□□ [6　　　] 酸素分圧は，ヘモグロビン100個当たりのうち，何個のヘモグロビンが酸素と結合しているかを示したものである．

□□ [7　　　] 酸素飽和度は，血液中にどのくらいの酸素が溶けているかを，Torr（mmHg）を単位として表したものである．

□□ [8　　　] T細胞は，病原体を直接攻撃する細胞性免疫，B細胞は，抗体を産生して病原体を攻撃する液性免疫の役割を担う．

□□ [9　　　] 止血機構は，血小板が重要な働きをする一次止血と，凝固因子が働く二次止血に分かれる．

□□ [10　　] 二次止血では，凝固因子の働きでフィブリンからフィブリノゲンがつくられ，フィブリノゲン血栓を形成する．

❷最も関係があるものを選択肢からそれぞれ3つずつ選ぼう．

□□ 顆粒球系幹細胞からの分化

[1　　] [2　　] [3　　]

□□ 赤血球の分解

[4　　] [5　　] [6　　]

□□ 線溶

[7　　] [8　　] [9　　]

選択肢
好中球　脾臓　フィブリン　好酸球　ビリルビン　プラスミン
好塩基球　グルクロン酸抱合　プラスミノゲン

実力アップ

❶血液の細胞成分について正しいのはどれか．2つ選べ．

[　　]

1. 赤血球は，無核細胞である．
2. 赤血球は，中央がふくらんだラグビーボール状をしている．
3. 血小板は通常，直径約7～8 μm，厚さ約2 μmである．
4. 健常者の血液1 μL中の白血球は，だいたい3,500～9,000個である．
5. リンパ球は，全白血球の50～60％を占める．

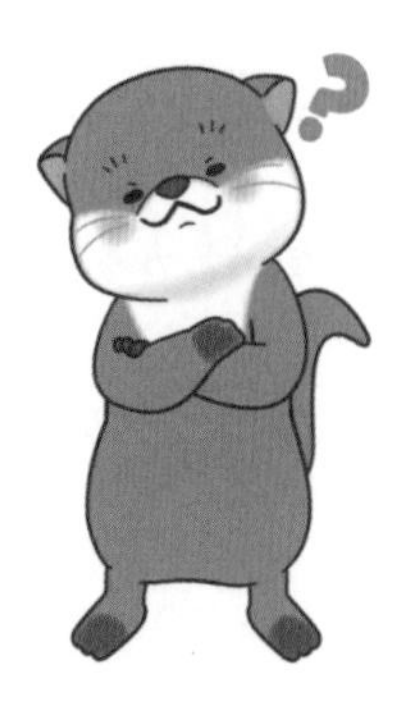

❷GVHD（移植片対宿主病）と最も関係の深いのはどれか．

[　　]

1. EDTA
2. EPO
3. HLA
4. vWF

❸血液の抗原・抗体について誤っているのはどれか．

[　　]

1. A型の人の血漿中には，抗A抗体が存在する．
2. B型の人の赤血球表面には，B抗原が存在する．
3. O型の人の赤血球表面には，A抗原とB抗原の両方ともが存在しない．
4. O型の人の血漿中には，抗A抗体と抗B抗体の両方が存在する．

❹補体や抗体が病原体に接着することで，好中球の貪食能が亢進するのを示す言葉はどれか．

1. 同　化　　[　　]
2. 異　化
3. ホールデン効果
4. オプソニン効果
5. ボーア効果

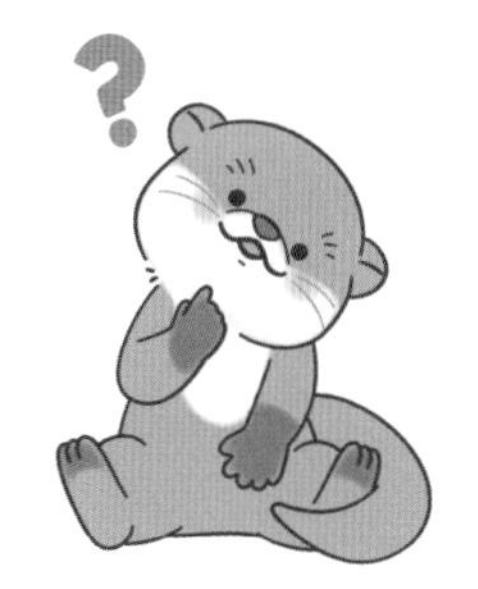

POINT

●血液の凝固に関係する物質は何か，きちんと把握しておこう．

❺ビタミンK依存性でない凝固因子はどれか．

1. 第Ⅱ因子　　[　　]
2. 第Ⅵ因子
3. 第Ⅶ因子
4. 第Ⅸ因子
5. 第Ⅹ因子

❻血液の凝固機能の検査はどれか．2つ選べ．

1. 網赤血球数（Ret）　　[　　]
2. ヘマトクリット値（HCT）
3. プロトロンビン時間（PT）
4. ヘモグロビンA1c（HbA1c）
5. 活性化部分トロンボプラスチン時間（APTT）

❼採血の際，血液が凝固するのを防ぐために試験管にクエン酸の結晶を入れておくことがある．クエン酸によって血液から除かれるのはどれか．

1. トロンビン　　[　　]
2. プラスミン
3. カルシウムイオン
4. ナトリウムイオン
5. フィブリノーゲン　〈第108回看護師国家試験〉

❽ABO式血液型におけるオモテ検査とウラ検査の結果の表を示す．表の＋は凝集あり，－は凝集なしを示す．血液型判定の結果がO型となるのはどれか．

1. ①　　[　　]
2. ②
3. ③
4. ④　〈第111回看護師国家試験〉

オモテ検査（患者血球使用）		ウラ検査（患者血清使用）		血液型
抗A血清	抗B血清	A型血球	B型血球	
＋	－	－	＋	①
－	＋	＋	－	②
－	－	＋	＋	③
＋	＋	－	－	④

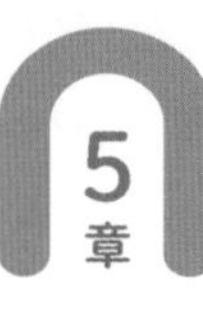

5章 循環器系 物質を運搬するしくみ

ビジュアル要点整理

下図の空欄に適切な解剖学用語を記入しよう.

●人体の主要な動脈

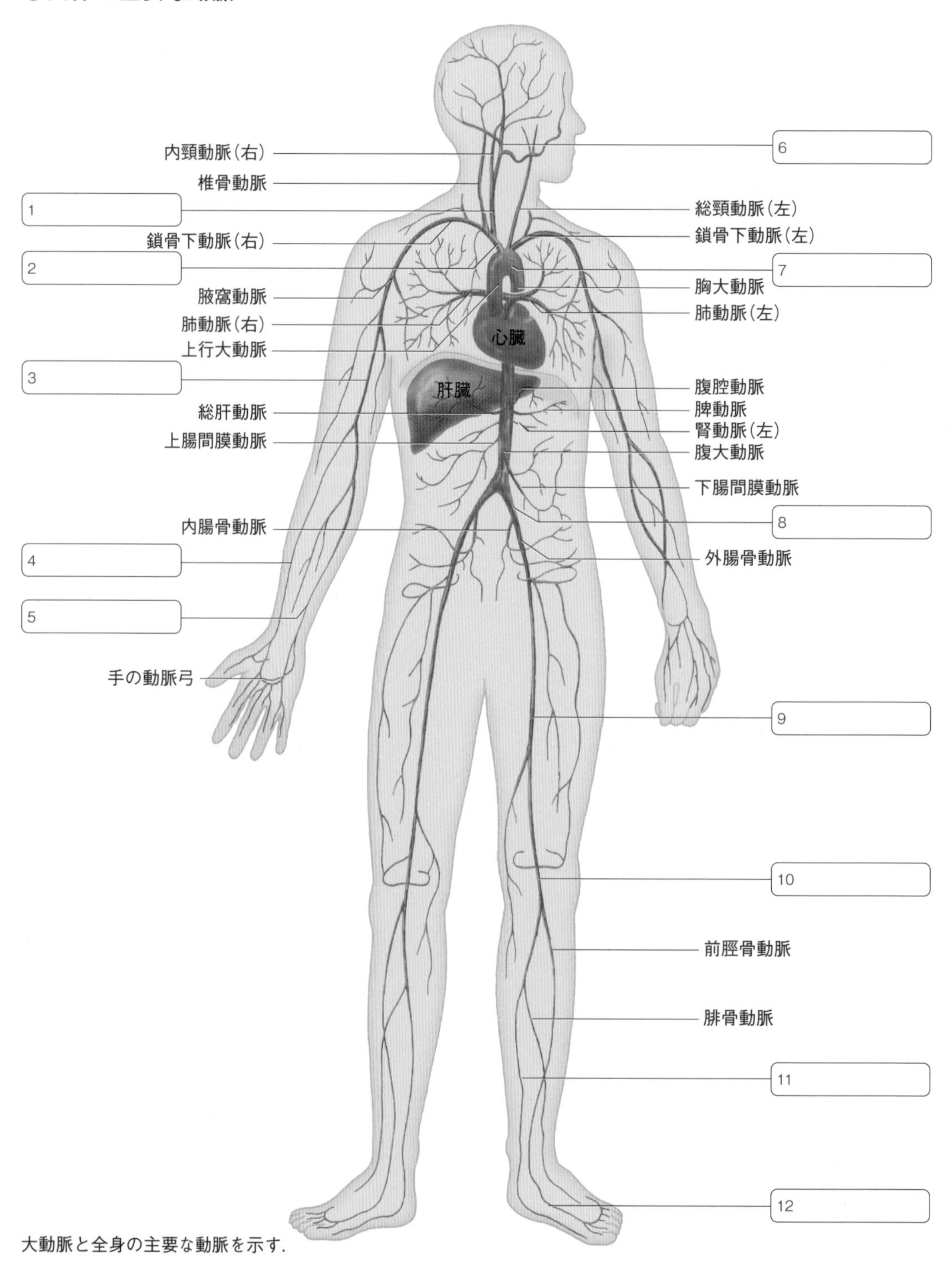

大動脈と全身の主要な動脈を示す.

この章の学習ポイント

循環器系は，体内の運送屋さんです．物が運搬されるためには，①運び手の通る道があって，②動かす力が必要です．

①は血管やリンパ管で，②は心臓，ということになりますね．

●人体の主要な静脈

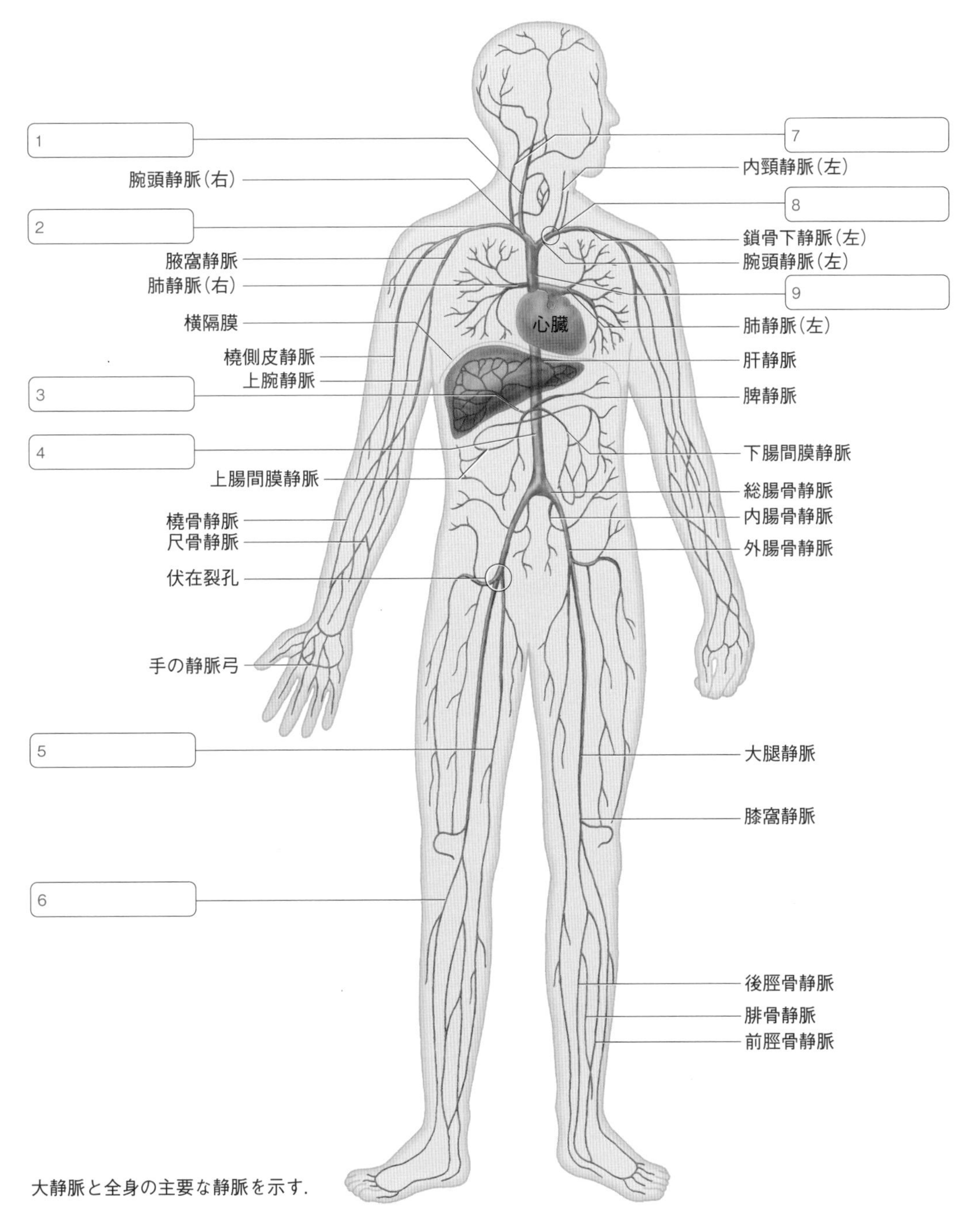

大静脈と全身の主要な静脈を示す．

次の空欄に入る語句を選択肢から選び，文や図表を完成させよう．

❶心臓の構造

- □□ 心臓は［1 ］という特殊な筋肉からなる．
- □□ 心臓はその人の［2 ］くらいである．
- □□ 心臓の上端は［3 ］と呼ばれ，第［4 ］肋間（ろっかん）に位置する．
- □□ 心臓の下端は［5 ］と呼ばれ，［6 ］側の第［7 ］肋間に位置する．
- □□ 心臓の壁の心筋層（［8 ］）は，［9 ］では2層，［10 ］では3層を形成する．
- □□ 心臓は左右の［11 ］および［12 ］の計4つの部屋からなる．
- □□ 血液を一方向に流すために，4つの部屋各々の出口には［13 ］がある．
- □□ 心臓は房室弁（ぼうしつ）（右［14 ］，左［15 ］）によって上部の［16 ］と下部の［17 ］に分かれている．
- □□ 房室弁の先端は，［18 ］と呼ばれる結合組織性の細いヒモで，心室内壁の乳頭筋につなぎ止められている．
- □□ 心臓の左右の仕切りは［19 ］と呼ばれ，心内膜によって覆われた心筋からなる．
- □□ 人体の循環器系は［20 ］と［21 ］の2つの大きな系から成り立ち，前者は心臓の左側の，後者は右側のポンプ機能によって循環している．
- □□ ［22 ］から出て［23 ］に戻る血液循環は［24 ］循環と呼ばれ，血液を肺に運んでガス交換を行う機能を果たしている．

●心臓の形態と内面

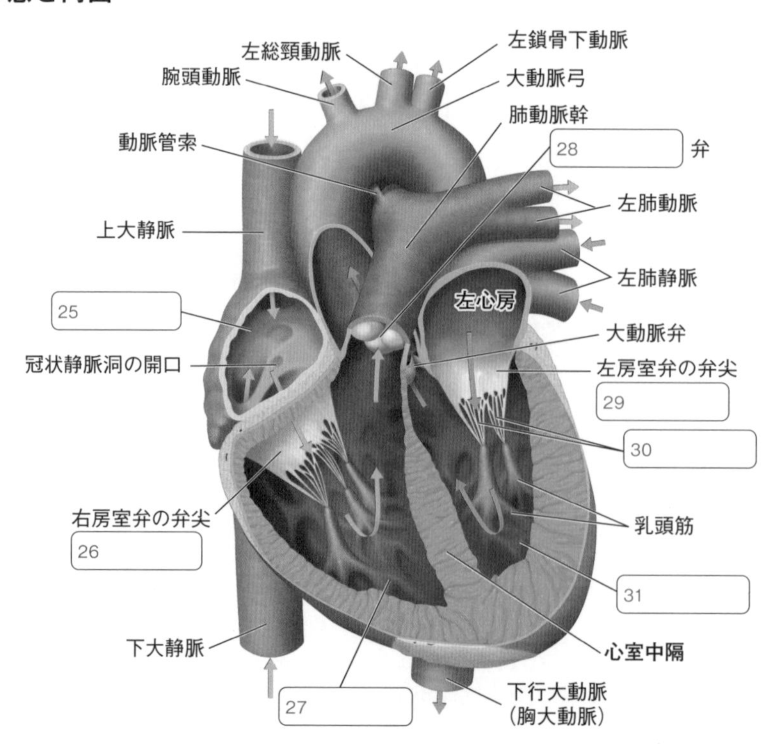

□□ 全身の静脈から戻る酸素濃度の［32　　　　］い血液は，右心房，右心室を経て［33　　　　　］へと流れる．

□□ 肺胞と接する毛細血管に至ると，血液中の［34　　　　　　　　］は肺胞内に移動し，代わりに肺胞から［35　　　　］が毛細血管内の血液に取り込まれる．

□□ 酸素濃度が［36　　］くなった血液は［37　　　　　　］によって左心房に流れ込む．

□□ ［38　　］循環は，［39　　　　　］から大動脈に血液が送り出されるところから始まる．

□□ 心臓を栄養する［40　　　　　　］は左右各1本である．

□□ 右［41　　　　　］は右心房，右心室に分岐しながら，さらに左心室［42　　　　］まで枝を伸ばし，心室中隔の後側1/3，左心室［43　　　　］の一部を灌流（かんりゅう）している．

□□ 左［44　　　　　］の本幹は短く，［45　　　　　　　　　　］と［46　　　　］に分かれる．

□□ ［45　　　　　　　　　　　］は心室中隔の前側2/3，左心室の［47　　　　］および［48　　　　　］，右心室の中隔寄りの一部を灌流する．

選択肢

握りこぶし　2　5　心尖（部）　心基部　左　右　中層　心筋　心房　心室　弁　僧帽弁　三尖弁　腱索　中隔　肺循環　体循環　右心室　左心室　右心房　左心房　肺　低　高　肺動脈　肺静脈　冠状動脈　酸素　二酸化炭素　体　前壁　後壁　下壁　前下行枝（前室間枝）　回旋枝

※2回以上使う選択肢があります．

❷心臓の機能

□□ ［1　　　　　　］は，右心房の上大静脈の開口部にある［2　　　　　］，心房中隔の右後部にある［3　　　　　］，［4　　　　　　　　　］，心室中隔の［5　　　　］と［6　　　　］，心筋層の［7　　　　　　　　］からなる．

□□ 第Ⅰ心音とは，［8　　　　　　　　　　　　　　］の閉鎖によって生じる．

□□ 第Ⅱ心音とは，［9　　　　　　　　　　　　　　　］の閉鎖によって生じる．

□□ ［10　　　　　　　］は心臓から拍出される血液の総量である，1分間当たりの量単位［11　　　　　　　］で表され，心室が1回収縮することで拍出される血液量が［12　　　　　　　］であり，それに［13　　　　　　］を乗じたものである．

□□ ［14　　　　　　　　］の刺激は，心拍数と拍動力を低下させ，［15　　　　　］の刺激は，その逆に心拍数と拍動力を上昇させる．

選択肢

プルキンエ線維　刺激伝導系　房室結節　房室束（ヒス束）　洞房結節　左脚　右脚　房室弁（右：三尖弁，左：僧帽弁）　動脈弁（右：肺動脈弁，左：大動脈弁）　リットル（L/min）　心拍数（HR）　1回拍出量（SV）　心拍出量（CO）　交感神経　副交感神経（迷走神経）

❸血管の形態

●血管の構造

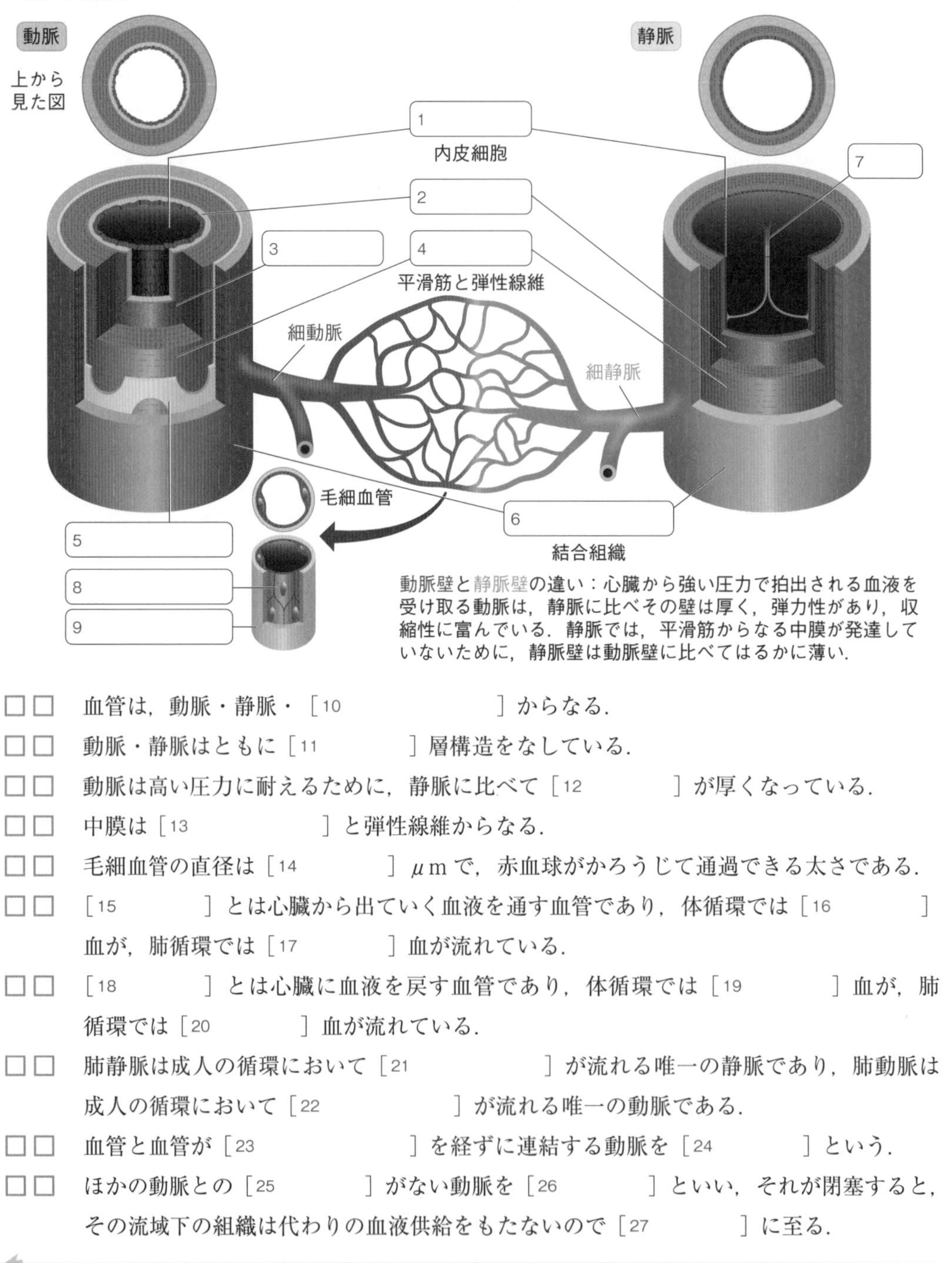

- □□ 血管は，動脈・静脈・［10　　　　　　　］からなる．
- □□ 動脈・静脈はともに［11　　　　　］層構造をなしている．
- □□ 動脈は高い圧力に耐えるために，静脈に比べて［12　　　　　］が厚くなっている．
- □□ 中膜は［13　　　　　　　］と弾性線維からなる．
- □□ 毛細血管の直径は［14　　　　　］μmで，赤血球がかろうじて通過できる太さである．
- □□ ［15　　　　　］とは心臓から出ていく血液を通す血管であり，体循環では［16　　　　　］血が，肺循環では［17　　　　　］血が流れている．
- □□ ［18　　　　　］とは心臓に血液を戻す血管であり，体循環では［19　　　　　］血が，肺循環では［20　　　　　］血が流れている．
- □□ 肺静脈は成人の循環において［21　　　　　　　］が流れる唯一の静脈であり，肺動脈は成人の循環において［22　　　　　　　］が流れる唯一の動脈である．
- □□ 血管と血管が［23　　　　　　　］を経ずに連結する動脈を［24　　　　　］という．
- □□ ほかの動脈との［25　　　　　］がない動脈を［26　　　　　］といい，それが閉塞すると，その流域下の組織は代わりの血液供給をもたないので［27　　　　　］に至る．

選択肢　3　5　2〜3　5〜10　中膜　内膜　外膜　基底膜　平滑筋　動脈　静脈　終動脈　静脈血　動脈血　毛細血管　壊死　吻合　弁　内皮細胞　内弾性板　外弾性板

※２回以上使う選択肢があります．

●大動脈と大動脈弓

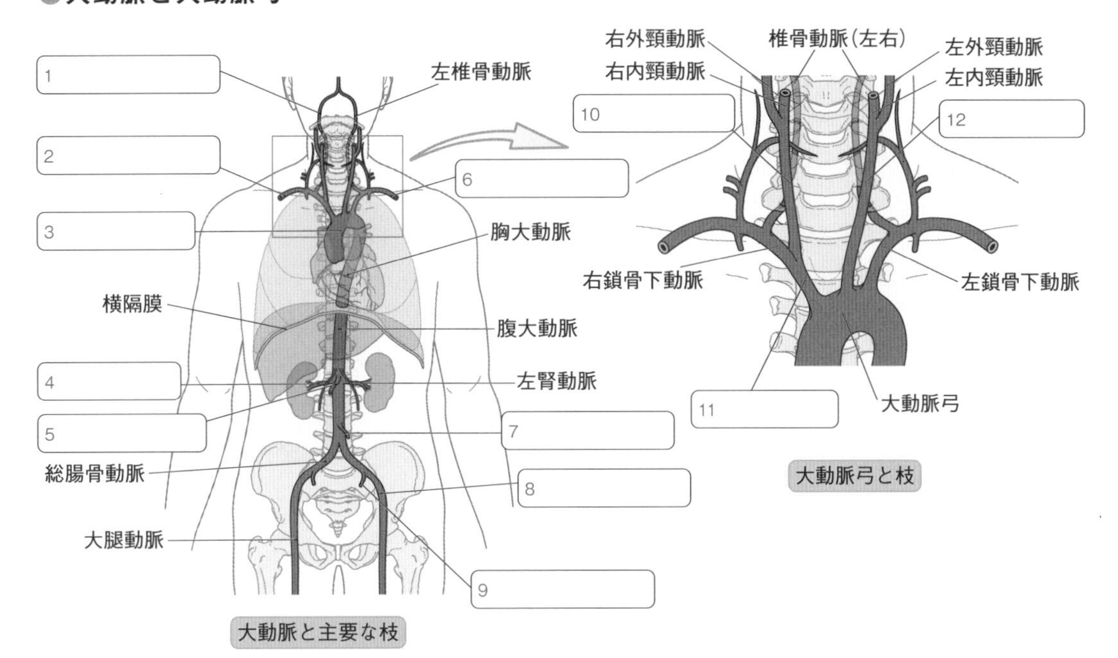

大動脈と主要な枝

大動脈弓と枝

大動脈は左心室の上部から始まり，やや上方に進んだのち左後方に弓状に曲がり，胸腔内を心臓の後方，胸椎のやや左側に沿って下降する．第 12 胸椎の高さで大動脈は横隔膜の後部を貫き，腹腔内を第 4 腰椎の高さまで下降し，左右の総腸骨動脈に分かれる．大動脈はその走行中に多くの枝を出す．

●門脈系

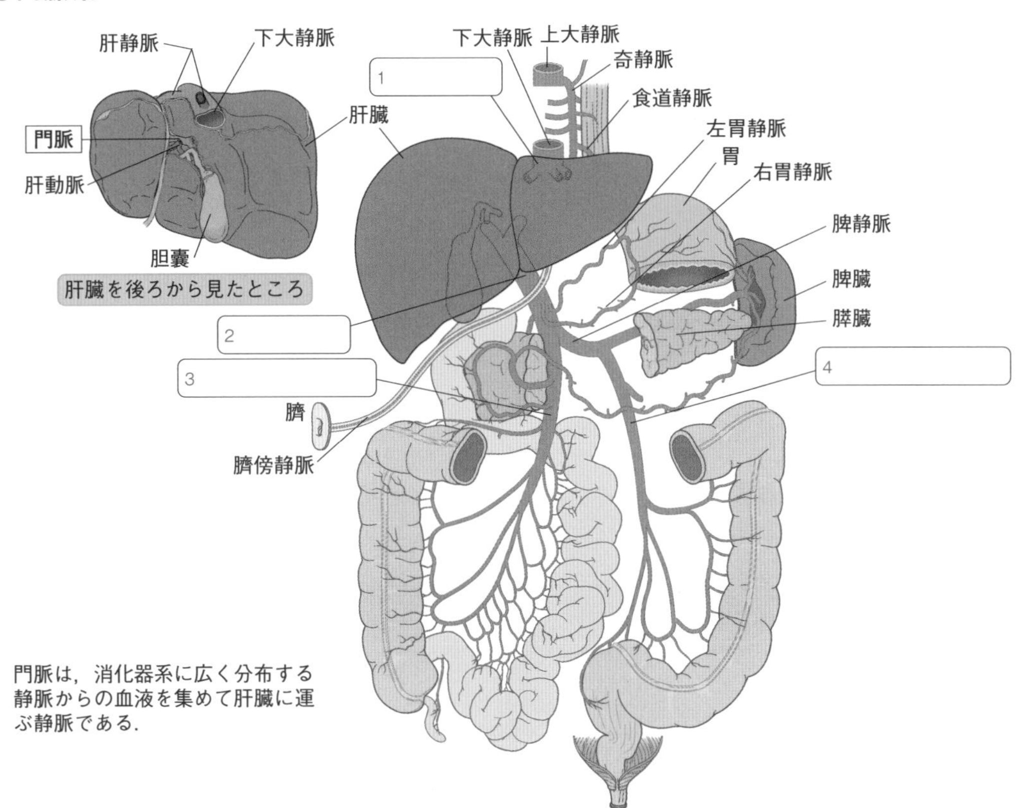

肝臓を後ろから見たところ

門脈は，消化器系に広く分布する静脈からの血液を集めて肝臓に運ぶ静脈である．

選択肢　右鎖骨下動脈　右椎骨動脈　右腎動脈　右総頸動脈　左総頸動脈　左鎖骨下動脈　下腸間膜動脈　下腸間膜静脈　外腸骨動脈　内腸骨動脈　腕頭動脈　大動脈弓　上腸間膜静脈　上腸間膜動脈　肝静脈　門脈

❹主要な動脈・静脈・門脈系

□□ 首の後面を走る2本の［1　　　］は1つになって［2　　　］となり，首の前面を走ってきた［3　　　］と一緒になって，脳底で［4　　　］という輪を形成する．

□□ ［5　　　］は，消化器系に広く分布する［6　　　］からの血液を集めて［7　　　］に運ぶ［8　　　］である．

□□ ［9　　　］以外の消化管からの［10　　　］はすべて［11　　　］に注ぎ［12　　　］を通ることになる．

□□ ［13　　　］と肝動脈の血液は，肝内の毛細血管網を流れて肝臓を通過した後，［14　　　］を経て［15　　　］に合流し，［16　　　］に戻る．

□□ 臍（さい）帯には1本の太い［17　　　］と2本の細い［18　　　］がある．

□□ ［17　　　］には酸素と栄養分に富む［19　　　］が流れ，［20　　　］には胎児から排出された二酸化炭素や老廃物が多く含まれ，［21　　　］に運ばれる．

□□ 胎児の右心房には下大静脈のほか，胎児の体を循環してきた上大静脈の血液も入り，ミックスされ，その一部が［22　　　］を通って［23　　　］から［24　　　］，［25　　　］へと流れ，残りは［26　　　］から［27　　　］へ入る．

□□ 胎児の肺はまだ広がっておらず，［28　　　］よりも［29　　　］のほうが高いため，肺動脈血はあまり肺循環をせずに［30　　　］を通って大動脈に合流する．

□□ 出生時には末梢血管全抵抗が急上昇するため［31　　　］が上昇し，肺の拡張に伴って［32　　　］が低下するため，［33　　　］の血液量が著しく増大し，左心房圧が上昇し［34　　　］が閉鎖する．

□□ ［35　　　］の閉鎖とともに［36　　　］は生後数分で萎縮（いしゅく）し，正常な新生児では生後［37　　　］以内で成人の循環型ができ上がる．

選択肢　脳底動脈　椎骨動脈　大脳動脈輪（ウィリス動脈輪）　門脈　静脈　肝臓　内頸動脈　直腸の肛門側半分　右心房　左心房　左心室　右心室　肝静脈　下大静脈　臍動脈　臍静脈　大動脈　肺動脈　大動脈血圧　肺動脈血圧　動脈管　肺血管抵抗　肺循環　数日　1カ月　動脈血　胎盤　卵円孔

※2回以上使う選択肢があります．

❺血管の機能

□□ ［1　　　］は，心臓の収縮によって押し出された血液が末梢の血管を押し広げる力である.

□□ 血管壁を押し広げる衝動が［2　　　　］である.

□□ 心臓の収縮期に伴って血圧は最大になり，これを［3　　　　］という．心臓の拡張期に伴って血圧は最小になり，これを［4　　　　］という.

●**成人における血圧値の分類**（日本高血圧学会高血圧治療ガイドライン2019より）

分類	診察室血圧（mmHg）		
	収縮期血圧（mmHg）		拡張期血圧（mmHg）
正常血圧	＜ 7	かつ	＜ 10
正常高値血圧	8 ～129	かつ	＜ 11
高値血圧	130～139	かつ／または	80～89
5 高血圧	140～159	かつ／または	90～99
6 高血圧	160～179	かつ／または	100～109
Ⅲ度高血圧	≧ 9	かつ／または	≧ 12
（孤立性）収縮期高血圧	≧140	かつ	＜90

□□ ［13　　　　］および［14　　　　］が各々120～129mmHgかつ80mmHg未満を［15　　　　］，120mmHg未満かつ80mmHg未満を［16　　　　］としており，［17　　　　］140mmHg以上かつ［18　　　　］90mmHg未満の場合を孤立性収縮期［19　　　　］と定義している.

□□ 血圧は［20　　　　］と［21　　　　］の積で表される.

□□ 心拍出量を高める因子としては，心機能の［22　　　　］，体液量の［23　　　　］などがあり，末梢血管抵抗を増加させる因子としては，血液の粘性，細動脈の［24　　　　］などが挙げられる.

□□ 血管の収縮・拡張を調節する機構には，心臓血管中枢を中心とする［25　　　　］調節，血中に流れるホルモンなどによる［26　　　　］調節がある.

選択肢　収縮期血圧　拡張期血圧　正常血圧　正常高値血圧　心拍出量　全末梢血管抵抗　亢進　減少　増加　血圧　脈拍　収縮・緊張亢進　液性　神経性　高血圧　Ⅰ度　Ⅱ度　80　110　120　180

※2回以上使う選択肢があります.

❻リンパ系

□□ リンパ系は，［1　　　　］と［2　　　　］からできている.

□□ ［3　　　　］には，毛細血管から漏れて出た［4　　　　］に近い体液成分の一部が収容される.

□□ ［5　　　　］は盲端（もうたん）であり，集合して左右の鎖骨下静脈・頸静脈の合流点（［6　　　　］）に注ぐ.

□□ リンパは［7　　　　　］から生じ，リンパ管内を流れる［8　　　　］である．

□□ リンパの主な細胞成分である［9　　　　］は，リンパ管を経て血液中に入る．

□□ ［10　　　　］は，リンパ管の各所に多数存在するリンパの［11　　　　］であり，ソラマメ形である．

選択肢　リンパ球　リンパ管　リンパ節　血漿　濾過装置　間質液　液体　静脈角

※２回以上使う選択肢があります．

トレーニング

❶正しいものには○を，誤っているものには×を記入しよう．

□□ ［1　　］心臓の上端を心尖という．

□□ ［2　　］心房の入口に弁がある．

□□ ［3　　］心室の出口に弁がある．

□□ ［4　　］心房と心室との仕切りを中隔という．

□□ ［5　　］左心室を出た直後の血液は，肺へ流れていく．

□□ ［6　　］右心室を出た直後の血液は，右心房へ流れていく．

□□ ［7　　］動脈血が流れている静脈がある．

□□ ［8　　］消化管に向かう血液は，肝臓から流れ出る．

□□ ［9　　］心拍出量とは，単位時間あたりに心臓から拍出される血液の総量である．

□□ ［10　　］血圧とは，心拍出量と全末梢血管抵抗の積である．

実力アップ

❶血液を肺へ送り出しているのはどれか．

［　　］

1. 右心房
2. 左心房
3. 右心室
4. 左心室

❷僧帽弁のある部位はどれか．

［　　］

1. 右心房と左心房との間
2. 右心室と左心室との間
3. 右心室と右心房との間
4. 左心房と左心室との間

❸第Ⅰ心音で正しいのはどれか．

［　　］

1. 房室弁の閉鎖音
2. 房室弁の開放音
3. 動脈弁の閉鎖音
4. 動脈弁の開放音

❹右心房の上大静脈開口部にあるのはどれか．

［　　］

1. プルキンエ線維
2. ヒス束
3. 房室結節
4. 洞房結節

❺心拍出量で正しいのはどれか.

[　　]

1. 常に一定である.
2. 心拍数が増えると増加する.
3. 1回拍出量が減ると増加する.
4. 自律神経には影響されない.

❻心臓から出る血液が通っているのはどれか.

[　　]

1. 動　脈
2. 静　脈
3. 門　脈
4. 毛細血管

❽吻合（ふんごう）で正しいのはどれか.

[　　]

1. 大血管と毛細血管との連結
2. 毛細血管による網状構造
3. 動脈同士の連結
4. 静脈同士の連結

❿胎児の部位で血液中の酸素飽和度が最も高いのはどれか.

[　　]

1. 大動脈
2. 右心房
3. 臍動脈
4. 臍静脈

⓬リンパ系で正しいのはどれか. 2つ選べ.

[　　]

1. リンパ管には弁がある.
2. リンパの流れは動脈と同方向である.
3. 吸収された脂肪の輸送に関与する.
4. 胸管は鎖骨下動脈に注ぐ.

POINT

- 循環器系に用いる用語を正しく覚えよう.
- 循環器系の機能を正しく理解しよう.

❼静脈に比べ動脈で厚くなっているのはどれか.

[　　]

1. 内　層
2. 中　膜
3. 弁
4. 吻　合

❾大脳動脈輪を形成するのはどれか.

[　　]

1. 前大脳動脈
2. 中大脳動脈
3. 脳底動脈
4. 椎骨動脈

⓫動脈で正しいのはどれか.

[　　]

1. 冠状動脈は左右各2本である.
2. 内膜, 中膜および外膜のうち中膜が最も厚い.
3. 逆流を防ぐ弁が備わっている.
4. 大動脈は弾性線維が乏しい.

POINT

- 血管の構造をきちんと把握しておこう.

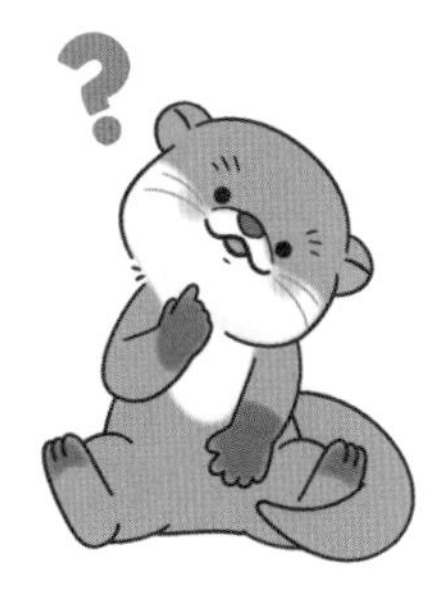

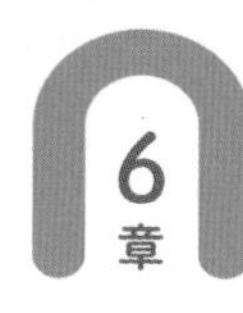

6章 呼吸器系 酸素を取り入れて二酸化炭素を排出するしくみ

ビジュアル要点整理 次の空欄に入る語句を選択肢から選び，文や図を完成させよう．

❶呼吸器系の構造と機能

□□ 空気の［1 ］%は酸素であり，生命を維持するエネルギー産生に酸素は不可欠である．酸素を利用する過程で生じた［2 ］も，組織から血液で運ばれて肺から外界に排出される．これは血液の［3 ］の調節にも関与している．

□□ 肺胞に至るまでの空気の通路を総称して［4 ］という．鼻腔（びくう）から喉頭（こうとう）までを［5 ］，気管から末梢の気道を［6 ］と呼ぶ．

□□ 気管の壁には馬蹄形をした［7 ］が並び，気道を補強している．その後面は［8 ］と接している．

□□ 気道には，身体に害を与える異物を除去するとともに，冷たい乾燥した空気でもちょうどよく［9 ］・［10 ］する機能が備わっている．

●呼吸器系器官の構造

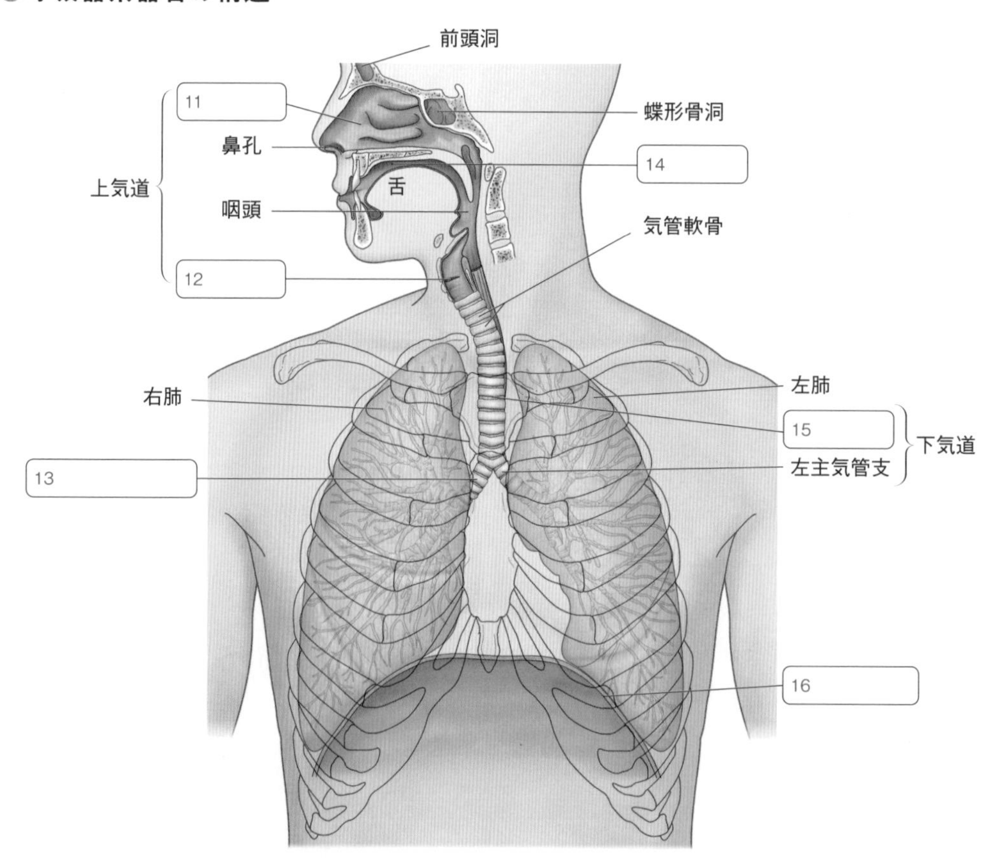

この章の学習ポイント

肺は，酸素を取り入れて二酸化炭素を排出するガス交換を行います．それによって血液のpHを調整し酸塩基平衡が保たれます．この章では，①空気が鼻や口から入り肺に至るまでに通過する気道の解剖，②肺におけるガス交換（外呼吸）と組織におけるガス交換（内呼吸），③状態を把握して呼吸を促し呼吸筋を動かす呼吸調節の理解を確認します．

呼吸の状態ごとに変わる肺内の空気容積を肺気量分画（はいきりょうぶんかく）といいます．代表的な呼吸器疾患における動脈血中の酸素と二酸化炭素やpH，肺気量の変化は，解剖生理学の知識があると推測できます．

上気道の解剖

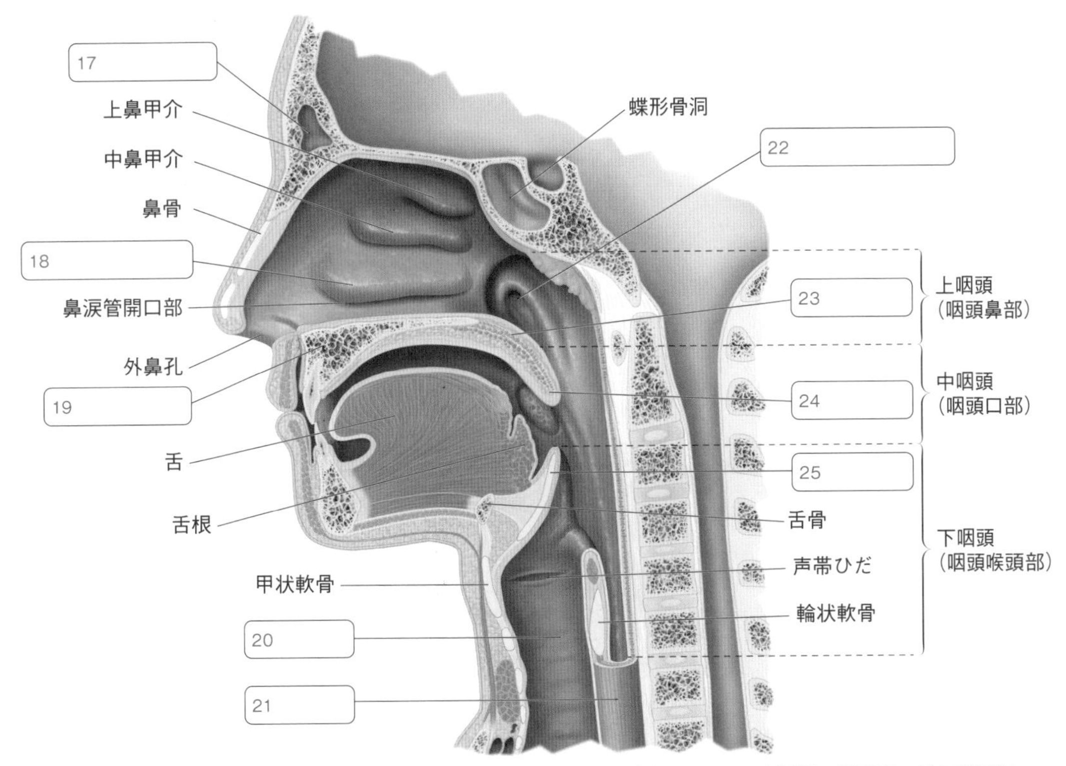

咽頭は次のように区分されている. 上咽頭：頭蓋底～軟口蓋下縁
中咽頭：軟口蓋下縁～喉頭蓋上縁. 下咽頭：喉頭蓋上縁～食道入口部

□□ 鼻腔の奥，上鼻甲介より上部の粘膜には，においを感知する特殊な神経細胞（[26 　　]）があり，[27 　　] と呼ばれる. この神経線維は [28 　　] を通り抜けて [29 　　] に達し，シナプスをつくって次の神経（[30 　　]）に連絡し，におい物質による刺激を脳に伝える.

□□ 鼻腔では [31 　　] が三段に突出しているため，鼻腔内の空気と粘膜の接触面積はかなり大きく，[32 　　]，[33 　　]，[34 　　] がより効果的に行える.

□□ 鼻中隔の前下部では動脈の枝が吻合し，粘膜内に密な血管網をつくっている．ここを［35　　　　　　　　］と呼び，［36　　　　　　］の好発部位となっている．

□□ ［37　　　　　］は，涙液を眼から鼻腔に排出する管である．

□□ 副鼻腔は鼻腔周囲の骨の内部にある空洞で，［38　　　　　　］，［39　　　　　　］，［40　　　　　　］，［41　　　　　　］の4つがあり，鼻腔に通じている．

□□ 咽頭は，空気と食べ物の両方が通過する．飲食物を飲み込むときには，［42　　　　　　］が気道にふたをする．食べ物が［43　　　　　］に入り込むと［44　　　　　　］が生じる．この機能が低下していると［45　　　　　］が生じる．

□□ 鼓膜の内側にある中耳腔（鼓室）から［46　　　　　］と呼ばれる管が伸び，鼻咽頭に開口している．

選択肢　21　50　pH値（または酸塩基平衡）　鼻腔　気管　耳管　気道　食道　口腔　上気道　下気道　気管軟骨　加温　加湿　嗅細胞　嗅部　嗅索　嗅球　右主気管支　鼻甲介　下鼻甲介　二酸化炭素　異物の除去　キーゼルバッハ部位　鼻涙管　上顎洞　前頭洞　篩骨洞　蝶形骨洞　喉頭　喉頭蓋　軟口蓋　硬口蓋　咳嗽反射　鼻出血　誤嚥　篩骨の篩板　耳管開口部　口蓋垂　横隔膜

※２回以上使う選択肢があります．

●胸膜の構造

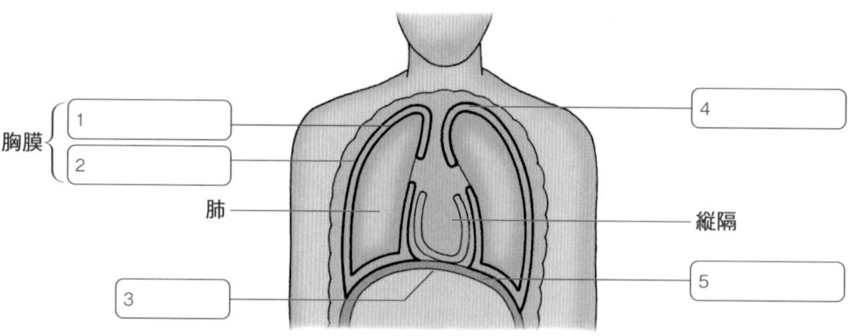

□□ 肺の表面を覆っている漿膜（［6　　　　　　］）は，肺門で折り返して［7　　　　　　］となり，胸壁・縦隔（じゅうかく）・横隔膜を裏打ちする．これらによって囲まれた閉じたスペースを［8　　　　　］という．

□□ 胸膜腔には少量の［9　　　　　　　］が存在し，その潤滑作用によって，肺は滑らかに胸壁や横隔膜の動きに追従する．

□□ 右肺は［10　　　　　　］・［11　　　　　　］・［12　　　　　　］の3葉に，左肺は［13　　　　］・［14　　　　　］の2葉に分かれている．

□□ 肺門を出入りしているのは，［15　　　　　　］，［16　　　　　］，［17　　　　　］，［18　　　　　　］，［19　　　　　　］，［20　　　　　　］，［21　　　　　］，［22　　　　　　］である．

□□ 呼吸膜は［23 ］，［24 ］，［25 ］の3層から形成されている．

●肺葉

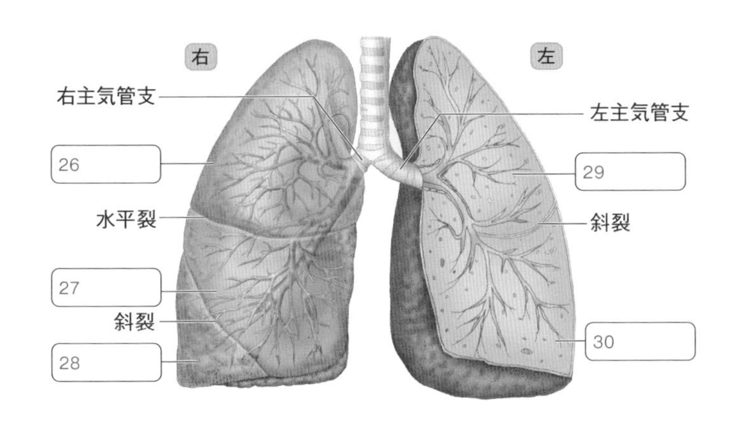

●縦隔の区分

□□ 左右の肺と胸骨，胸椎に囲まれた空間を［31 ］という．心臓や心臓に出入りする大血管，気管・気管支，［32 ］などの臓器が存在する．

□□ ［31 ］は，上部・前部・中部・後部の4つに区分され，下方には［33 ］があって腹腔と区切られている．

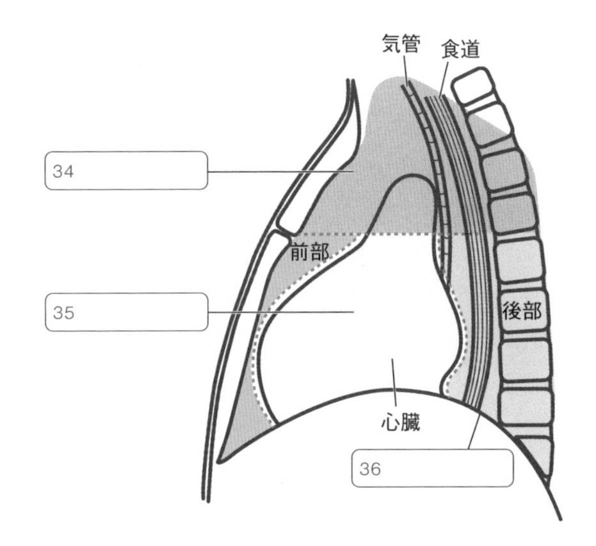

選択肢
胸膜腔　臓側胸膜　横隔膜　壁側胸膜　腹膜　基底膜　漿液（胸水）
主気管支　肺動脈　肺静脈　気管支動脈　気管支静脈　交感神経
副交感神経　肺胞の上皮細胞　毛細血管内皮細胞　上葉　下葉　中葉　食道
リンパ管　縦隔　縦隔上部　縦隔中部
※2回以上使う選択肢があります．

❷呼吸のプロセス

□□ 換気とは，新しい空気を肺に吸い込んで肺胞腔に［1　　　　］を取り入れ，肺にある空気を吐いて［2　　　　　　］を肺胞腔から排出することをいう．

□□ 肺胞腔と血液との間で，酸素と二酸化炭素の交換を行うことを［3　　　　］という．

□□ ［4　　　　］を肺から身体の各組織に運び，［5　　　　　　］を組織から肺へと運搬する過程も呼吸の重要な要素である．

□□ 身体の各組織において，血液と組織との間で酸素と二酸化炭素の交換を行うことを［6　　　　］という．

□□ 肺胞腔内の酸素は，［7　　　　］によって血液中の赤血球内に到達し，［8　　　　　　］と結合して組織に運ばれる．

選択肢　二酸化炭素　ヘモグロビン　内呼吸　外呼吸　拡散　酸素

※２回以上使う選択肢があります．

❸呼吸の調節

□□ 呼吸調節系の基本は，①呼吸状態の情報収集を行う［1　　　　　］，②その情報に基づいて呼吸数と深さに関する指令を出している［2　　　　　］，③その指令に基づいて換気を行う［3　　　　　　］の３要素からなる．

□□ 中枢化学受容器は，［4　　　　］の表面近くに存在し，周囲の細胞外液の［5　　　　　　］濃度の変化を感知している．［5　　　　　　］濃度の増加は，換気を刺激する．

□□ 血液脳関門を越えて，容易に脳脊髄液に拡散する［6　　　　　　］が増加すると，［5　　　　　　］濃度も増加する．したがって血中の［6　　　　　　］が多くなると換気が促進される．

□□ 末梢化学受容器には［7　　　　　　］と［8　　　　　　］の２種類が存在し，どちらも主に［9　　　　　］を感知している．

□□ 呼吸中枢は，［10　　　　　］と［11　　　　　　］を調節している．

□□ 二酸化炭素分圧（P_{CO_2}）が高くなりすぎると，呼吸が抑制される．このような状態を［12　　　　　　］という．

選択肢　水素イオン（H^+）　二酸化炭素（CO_2）　酸素分圧　呼吸中枢　呼吸の深さ　効果器（呼吸筋）　呼吸数　CO_2ナルコーシス　受容器　延髄　大動脈小体　頸動脈小体

トレーニング

❶正しいものには○を，誤っているものには×を記入しよう．

□□ [1 　　] 鼻呼吸で気管に達した空気は，体温と同じくらいに加温され，ほぼ100 %の湿度となっている．

□□ [2 　　] 気管は食道の後ろを通って縦隔を下降する．

□□ [3 　　] 左主気管支の長さは右主気管支より短く，右に比して分岐角度が小さい．

□□ [4 　　] 主気管支はそれぞれ左右の肺門から肺内に入ってすぐに分岐し，右は3本，左は2本の葉気管支となる．

□□ [5 　　] 吸気のときに呼吸筋は収縮している．

□□ [6 　　] 腹式呼吸とは腹筋による呼吸のことである．

❷酸素が鼻腔から入って肺胞に到達するまでを，通過する順に選択肢から選んで並べよう．

□□ 鼻腔→ [1 　　] → [2 　　] → [3 　　] →
[4 　　] → [5 　　] → [6 　　] →
[7 　　] → [8 　　] → [9 　　] →
[10 　　] →肺胞

選択肢
気管　呼吸細気管支　肺胞管　喉頭　終末細気管支　葉気管支
主気管支　細気管支　区域気管支　咽頭

❸肺胞内の酸素は拡散してヘモグロビンに到達するまでに，呼吸膜・赤血球膜を通過する．それぞれにあてはまるものを選択肢から選ぼう．

□□ 呼吸膜の厚さ [1 　　]

□□ 赤血球の直径 [2 　　]

□□ 赤血球の厚さ [3 　　]

選択肢
約2 μm　約0.2〜0.3 μm　約7.5 μm

❹正しいものには○を，誤っているものには×を記入しよう．

□□ [1] 吸息(きゅうそく)では，横隔膜と肋間筋の収縮により胸腔が広がり，受動的に肺が広がって空気が肺内に流入する．

□□ [2] 肺胞内圧が大気圧と同じになると吸息は終了する．

□□ [3] 吸息では，肺の表面～中心，肺尖部～肺底部で肺は均一に広がる．

□□ [4] 呼吸筋が収縮することで胸腔の容積が減少し呼息(こそく)が起こる．

□□ [5] 胸腔内圧は，常に大気圧よりも低い．

□□ [6] 喘息発作時や肺気腫などで努力性呼気が必要な場合には，内肋間筋が収縮して肋骨を押し下げ，腹筋が収縮して腹腔内の圧を上げて横隔膜を押し上げ，胸腔を狭くすることで肺内の空気を外に押し出す．

□□ [7] 肺活量は，年齢，性別，身長によって異なる．

□□ [8] 拘束性換気障害では，1秒率（FEV_1%）が70%以下に低下している．

□□ [9] 閉塞性換気障害患者の肺活量は，性別・年齢・身長から予測される肺活量の80%未満に低下している．

□□ [10] 検査時に最大限の努力がなされないとFEV_1%の値は正確に得られない．

□□ [11] 閉塞性換気障害と拘束性換気障害が混在するときは，混合性換気障害と呼ぶ．

□□ [12] 拘束性肺疾患では，残気量，肺活量とも低下している．

□□ [13] 閉塞性肺疾患では，残気量，肺活量とも増大している．

□□ [14] 肺気腫では，全肺気量が増加している．

□□ [15] 肺胞と毛細血管内の血液との間でガス交換が行われることを外呼吸と呼ぶ．

□□ [16] 健常人では，血流が肺胞壁の毛細血管を離れる時点で，血中の酸素濃度と二酸化炭素濃度は，肺胞内の空気中の濃度とほぼ同じになる．

□□ [17] 肺線維症では，肺間質の厚さが増すために拡散能は増加する．

□□ [18] 肺胞が破壊される肺気腫では，拡散面積が増えるため拡散能は増加する．

□□ [19] 肺の拡散能は微量の一酸化炭素を用いて測定し，一酸化炭素肺拡散能力（DLco）で表す．

□□ [20] 二酸化炭素の拡散能は，酸素の約1/20である．

□□ [21] 運動時には心拍出量が増えて毛細血管内の流速が増加するため，呼吸膜を介して肺胞内の酸素と血液が接する時間が短くなり，結果として酸素の拡散能が低下する．

□□ [22] 肺拡散能が低下すると，肺胞で排出される二酸化炭素量が減少する．

❺チェーン・ストークス呼吸がみられる病態を２つ選ぼう．

□□ ［1　　　　　　］
□□ ［2　　　　　　］

選択肢　尿毒症　過換気症候群　脳出血　喘息

❻あてはまるものを選択肢から選ぼう．

□□ 静かに呼吸しているとき，肺を出入りする１回当たりの空気量 ［1　　　　　　］
□□ 最大限に息を吸った状態から思いきり息を吐き出したとき，肺外に呼出される空気量 ［2　　　　　　］
□□ 思いきり息を吸ったとき，肺に最大限入っている空気の量 ［3　　　　　　］
□□ 静かに息を吐いたとき，肺に残っている空気の量 ［4　　　　　　］
□□ 息を最大限吸っておいてから思いきり強く速く息を吐き出したとき，最初の１秒間に呼出された空気の量 ［5　　　　　　］
□□ １秒間努力呼気容量の肺活量における割合 ［6　　　　　　］

選択肢　FEV_1　FEV_1%　１回換気量　全肺気量　肺気量　肺活量　努力性肺活量　機能的残気量

❼酸素の運搬について，空欄に適切な数値を記入しよう．

□□ 酸素分圧 1 Torr（mmHg）当たり，血漿 1 dL（＝100mL）に溶解する酸素はわずか 0.003mL である．したがって動脈血ガス分析で血中酸素分圧 Pa_{O_2}Torr（100mmHg）であったとして，1 dL の血漿に溶解して運搬される酸素は［1　　　　］にすぎない．
□□ 一方，ヘモグロビン（Hb）分子は 1 g 当たり酸素 1.39mL と結合できる．酸素飽和度が 100% の場合，Hb 値が 15g/dL であったとして，1 dL の血漿で Hb と結合して運搬される酸素は［2　　　　］である．

❽酸塩基平衡の調節機構について，空欄に適切な語を記入して文を完成させよう．

□□ 代謝により H^+ が増加すると，代謝性［1　　　　　　　　］が生じる．
□□ H^+ が増加すると，$CO_2 + H_2O \rightleftarrows H_2CO_3 \rightleftarrows H^+ + HCO_3^-$ の反応式は左方向に進み，［2　　　　］が生成される．この［2　　　　］を肺から排出することで，代償性の呼吸性［3　　　　　　　　］が生じ，結果的に pH を正常近くに保つことができる．
□□ 呼吸器系の異常により，［4　　　　］の排出が障害されると，反応式は右方向に進み，H^+ が増加して pH は［5　　　　］する．これを呼吸性［6　　　　　　　　］という．

❾図に酸素解離曲線を示す．酸素解離曲線が右に偏位すると，正常のときと比べて P_{O_2} は変わらなくても酸素飽和度が低下する．すなわち，同じ P_{O_2} でも酸素がヘモグロビンから離れやすくなり，より多くの酸素が組織に供給される．酸素解離曲線が左に偏位すると逆のことが起こる．

●酸素解離曲線

酸素飽和度（%）

0 20 40 60 80 100

P_{O_2} (mm Hg)

①酸素解離曲線の右方向への移動は，どのような状況で起こるか．あてはまるものを選択肢から選ぼう．

□□ [1]　□□ [2]

□□ [3]　□□ [4]

②酸素解離曲線の左方向への移動は，どのような状況で起こるか．あてはまるものを選択肢から選ぼう．

□□ [5]　□□ [6]

□□ [7]　□□ [8]

選択肢　pH の低下　pH の上昇　P_{CO_2} の低下　P_{CO_2} の増加　低体温　発熱　赤血球内 2,3-DPG の減少　赤血球内 2,3-DPG の増加

❿二酸化炭素はどのように組織から肺に運搬されるか．多い順に示そう．

□□ [1] ＞ [2] ＞ [3]

a　タンパクと結合したカルバミノ化合物として運搬される．

b　重炭酸イオン（HCO_3^-）として運搬される．

c　血漿中に溶解して溶存炭酸ガスとして運搬される．

⓫二酸化炭素は，血漿中でどのような化学反応によって重炭酸イオンとなるか．空欄に適切な記号を記入しよう．

□□ $CO_2 + H_2O \rightleftarrows$ [1] $\rightleftarrows$ [2] $+ HCO_3^-$

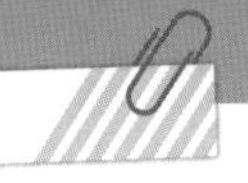

実力アップ

❶呼吸音に異常を認めにくいのはどれか．

［　　］

1. 気管支喘息急性増悪
2. 慢性閉塞性肺疾患
3. 大葉性肺炎
4. 肺塞栓症

❷誤っているのはどれか．

［　　］

1. 咳嗽（がいそう）反射が低下した患者は誤嚥（ごえん）性肺炎を起こしやすい．
2. 自然気胸はやせ型の背の高い男性に起こりやすい．
3. Ⅱ型肺胞上皮細胞が分泌する表面活性物質をサーファクタントという．
4. 肺胞壁が破壊され肺胞が弾性を失って拡大を生じた状態を気胸という．

❸吸息時に収縮する筋はどれか．2つ選べ．

［　　］

1. 腹直筋
2. 大胸筋
3. 横隔膜
4. 外肋間筋
5. 内肋間筋

POINT

❸息を吐く場合は，横隔膜が弛緩して，胸腔が縮小している．

❹肺胞のコンプライアンスが増加する疾患はどれか．

［　　］

1. 肺線維症
2. 新生児呼吸窮迫症候群
3. 肺気腫
4. 気　胸

❺気管で正しいのはどれか．2つ選べ．

［　　］

1. 軟骨は筒状である．
2. 胸骨角の高さで分岐する．
3. 交感神経の働きで収縮する．
4. 吸息相の気管内圧は陰圧である．
5. 頸部では食道の背側に位置する．

〈第109回看護師国家試験〉

6章 呼吸器系

❻次の組合せで誤っているのはどれか．

1. チェーン・ストークス呼吸——睡眠時無呼吸症候群　［　　］
2. 頻呼吸——発熱
3. 徐呼吸——頭蓋内圧亢進
4. クスマウル呼吸——糖尿病性ケトアシドーシス

❼動脈血ガス分析の結果，酸素投与を控えたほうがよいのはどれか．

1. Pa_{O_2} 65Torr，Pc_{O_2} 30 Torr の喘息患者　［　　］
2. Pa_{O_2} 60Torr，Pc_{O_2} 80 Torr の肺気腫患者
3. Pa_{O_2} 60Torr，Pc_{O_2} 35 Torr の肺炎患者
4. Pa_{O_2} 50Torr，Pc_{O_2} 35 Torr の肺血栓塞栓症の患者

❽次のフローボリューム曲線で肺線維症の状態を示すのはどれか．

［　　］

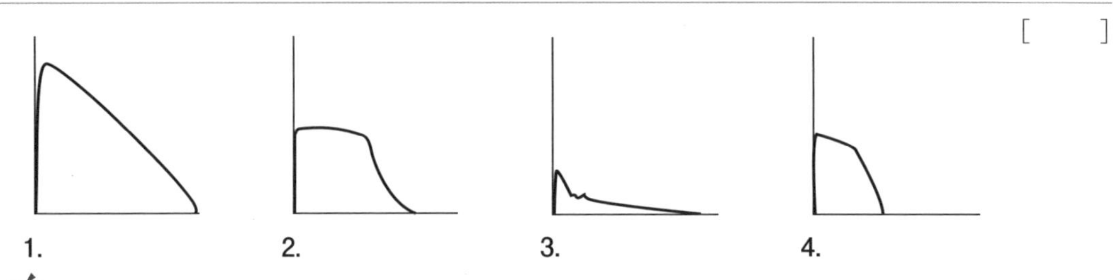

POINT

❽血中二酸化炭素濃度が高すぎると CO_2 ナルコーシスを来す．

❾「安静時呼吸」「深呼吸」「徐々に深くなっていく呼吸」に伴う肺容量の変化を図に示す．肺活量を示すのはどれか．

1. ①　［　　］
2. ②
3. ③
4. ④
5. ⑤

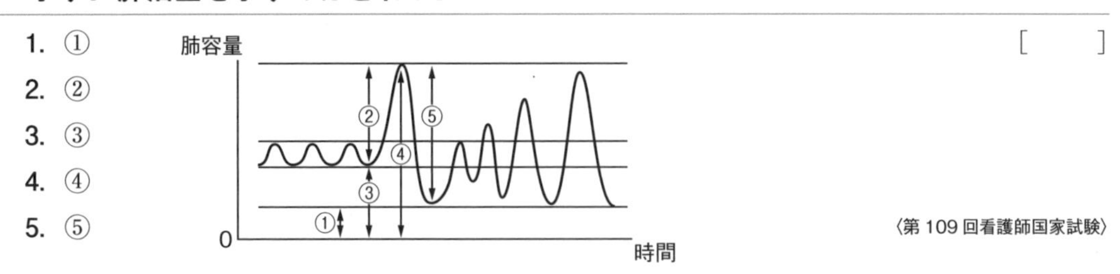

〈第 109 回看護師国家試験〉

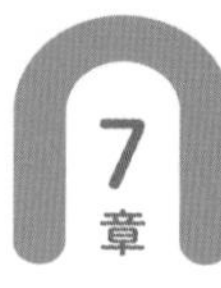

腎泌尿器系 尿を作るしくみ

ビジュアル要点整理

下図の空欄に適切な解剖学用語を記入しよう．

●ヒトの泌尿器系

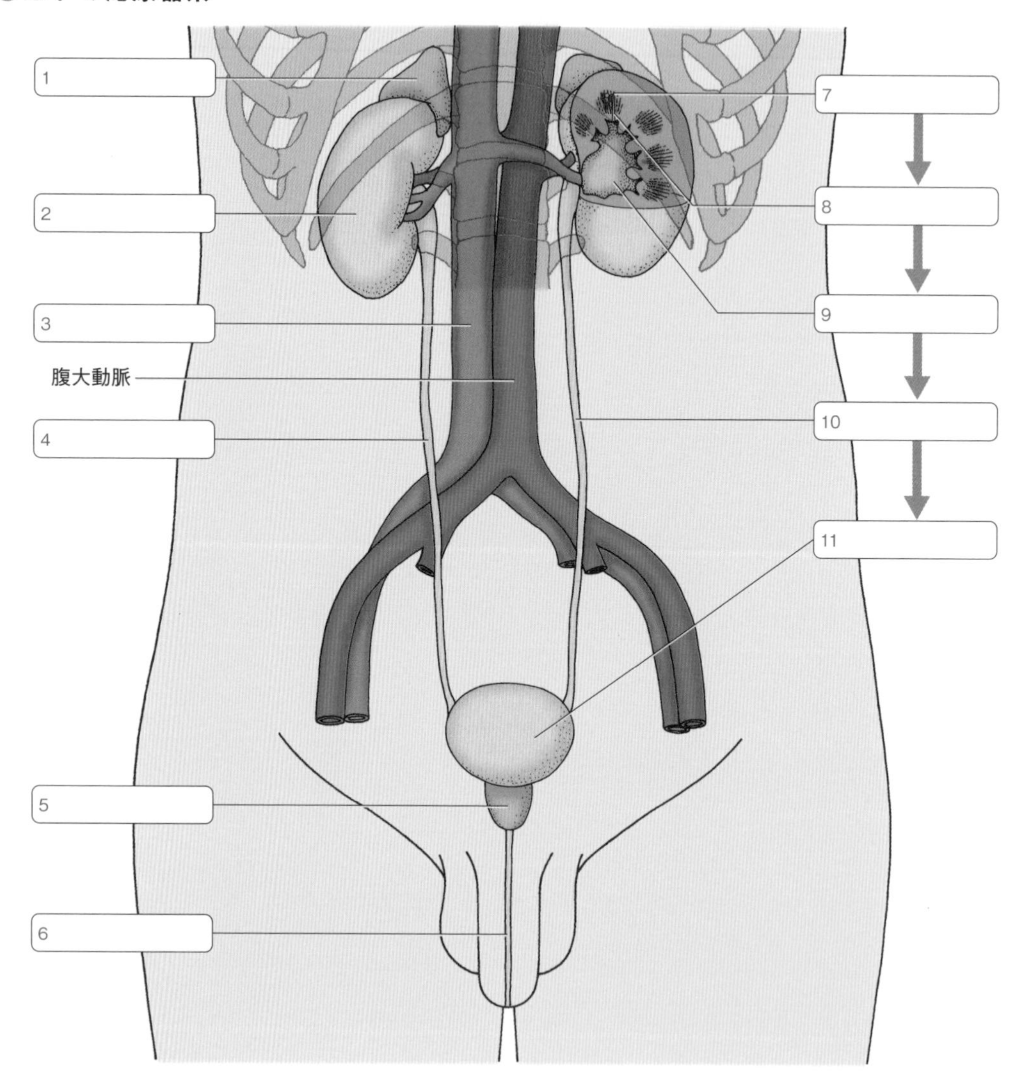

この章の学習ポイント

腎泌尿器で最も重要な腎臓の働きを4つ覚えてください．①体液の恒常性を維持するために尿を作る，②レニンを分泌しアンジオテンシン，アルドステロンを介して血圧を上昇させる，③エリスロポエチンを分泌して赤血球を産生する，④ビタミンDを活性型に変換する．以上の働きを覚えると，腎機能が低下したら何が起こるかが理解できます．

また，膀胱の神経支配と排尿のしくみを知ると，排泄ケアの際にずいぶん役立ちますよ．

次の空欄に入る語句を選択肢から選び，文や図を完成させよう．

❶腎臓の構造

●腎臓の前頭面

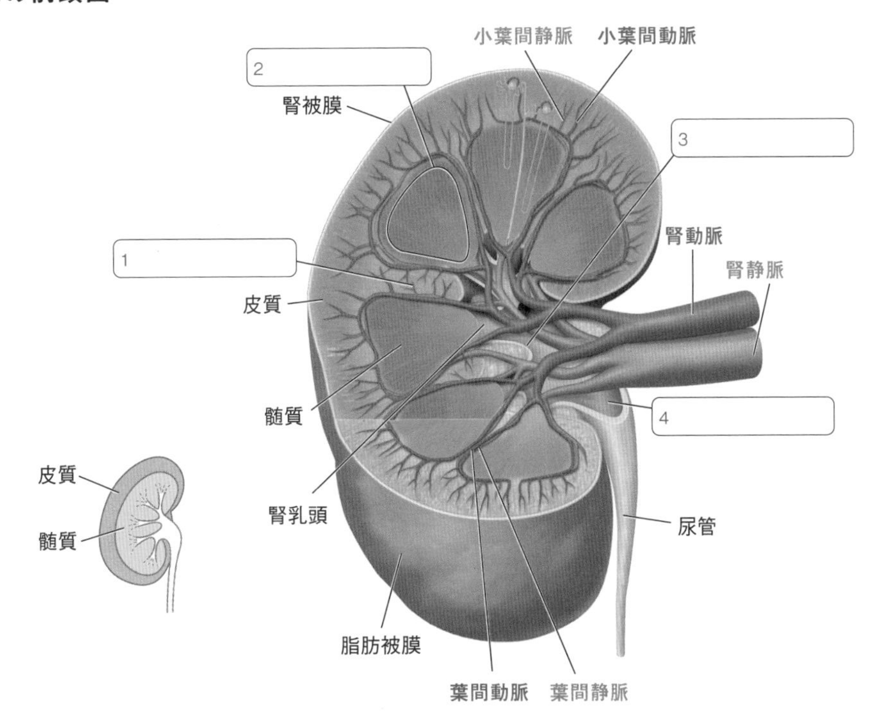

□□ 腎臓の縦断面で，最外側を［5　　　］，その内側を［6　　　］，最内側を［7　　　］という．

□□ 腎臓の内側中央部を［8　　　］といい，［9　　　］，［10　　　］，［11　　　］が出入りする．

□□ ［12　　　］の奥で，腎乳頭と接する部分が［13　　　］である．

選択肢　腎盤（腎盂）　腎動脈　腎静脈　腎門　腎柱　腎錐体　腎杯　皮質　髄質　尿管

※2回以上使う選択肢があります．

●ネフロンのしくみ

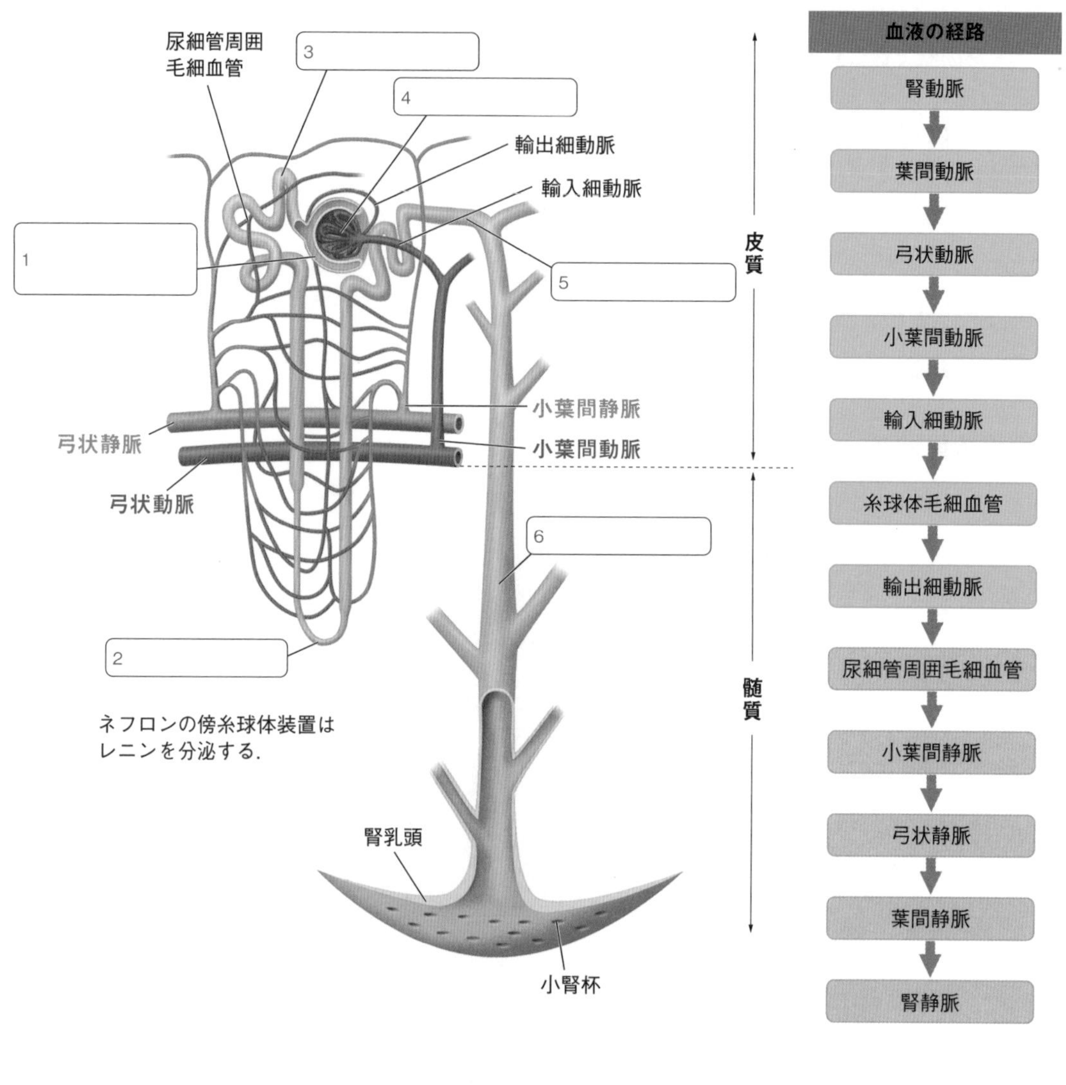

□□ [7] は腎単位ともいい, [8] 個の腎小体と [9] 本の [10] からなる.

□□ 腎小体は [11] と [12] に分かれる.

□□ [12] は尿細管という構造の末端にあり, [13] 尿細管, [14] 係蹄(けいてい)を経て, [15] 尿細管となる.

□□ [15] 尿細管が集合した [16] は腎乳頭に開口し, [17] に達する.

選択肢　1　2　ネフロン　ヘンレ　腎杯　集合管　尿細管　糸球体　ヘンレ係蹄　近位尿細管　遠位尿細管　糸球体囊（ボーマン囊）　近位　遠位

※２回以上使う選択肢があります.

❷腎臓の機能

- □□ 腎臓は尿を生成し[1]の恒常性を維持する.
- □□ 腎臓は[2]を分泌し，血圧を調節する.
- □□ 腎臓は[3]を分泌し，造血を促進する.
- □□ 腎臓は[4]を活性化し，骨代謝に関与する.
- □□ 出血や脱水で血圧が[5]すると，レニンの分泌は[6]する.
- □□ レニンは[7]で生成された[8]に作用し，[9]に変換する.
- □□ [9]は，肺などに存在する[10](ACE)により[11]に変わり，細動脈を収縮させ，血圧が[12]する.
- □□ [11]はまた，副腎皮質に作用して[13]の分泌を促進する.
- □□ [13]は遠位尿細管や[14]に働き，[15]の再吸収を促進する.
- □□ [15]とともに水が再吸収されるので，循環[16]量は増え，[17]は上昇する.
- □□ [18]の働きを阻害する薬や，[19]の作用に拮抗する薬は[20]の治療に使われている.
- □□ [21]は骨髄の[22]を増加させ，赤血球数が[23]する.
- □□ 紫外線の作用により，最初，皮膚で作られたビタミンD前駆体は，腎臓で[24]型に変わる.
- □□ 尿毒症では[25]の不足から[26]が生じる.
- □□ 尿毒症では[27]の不足から[28]が生じる.

選択肢

エリスロポエチン　体液　レニン　低下　上昇　亢進　増加
活性　貧血　肝臓　集合管　アンジオテンシンⅠ変換酵素
アンジオテンシンⅠ　アンジオテンシンⅡ　アンジオテンシノゲン
アルドステロン　血液　血圧　高血圧　幹細胞　ビタミンD
活性型ビタミンD_3　カルシウム代謝障害　ナトリウムイオン(Na^+)

※2回以上使う選択肢があります.

❸尿の生成

□□ 糸球体で血管内の水と溶質が［1 ］されて［2 ］ができる.

□□ 原尿には血液の成分のうち［3 ］や［4 ］は含まれない.

□□ 原尿に含まれる水は［5 ］%が［6 ］で再吸収される.

□□ 原尿に含まれるブドウ糖は［7 ］尿細管で再吸収される.

□□ 遠位尿細管で分泌されるイオンは［8 ］と［9 ］である.

□□ 近位尿細管では［10 ］が分泌されるが,［11 ］は再吸収される.

□□ ［12 ］の分泌は血液の［13 ］の調節に役立つ.

□□ 1日当たりの尿量が［14 ］mL以下の状態を無尿という.

□□ 1日当たりの尿量が400mL以下の状態を［15 ］という.

□□ 膀胱内に尿が溜まっているが,排尿できない状態を［16 ］という.

□□ 体液は［17 ］と細胞外液に大別する.

□□ 細胞外液は［18 ］と間質液に大別する.

□□ 電解質のうち,細胞外液には［19 ］が多く,細胞内液には［20 ］が多い.

□□ 正常な成人男性では,体重の［21 ］%が水である.

□□ 正常な成人女性で体重に占める水の割合は,男性よりも［22 ］い.

□□ 体内の水分が欠乏した状態を［23 ］という.

□□ 尿量が減少して体液量が増えると［24 ］を生じる.

□□ ［25 ］は集合管に働き,［26 ］の再吸収を促進する.

□□ アルドステロンがナトリウムイオン(Na^+)の再吸収を促進すると,代わりに［27 ］の排泄が増える.

□□ 動脈血のpHは［28 ］～［29 ］で,弱［30 ］性である.

□□ この値が［28 ］以下の場合を［31 ］,［29 ］以上の場合を［32 ］という.

□□ 動脈血のpHを一定に保つために最も重要なのは［33 ］イオンである.

□□ 呼吸と腎臓による動脈血pHの調節で,短時間で行われるのは［34 ］による調節である.

□□ 糖尿病や腎不全でみられるのは［35 ］アシドーシスである.

□□ 肺換気障害(肺胞低換気)でみられるのは［36 ］アシドーシスである.

□□ $Paco_2$は［37 ］血中二酸化炭素［38 ］の略号である.

選択肢　脱水　濾過　血球　原尿　タンパク質　尿細管細胞　近位
遠位　水素イオン（H^+）　カリウムイオン（K^+）　乏尿　浮腫
尿閉　細胞内液　血漿　少な　多　抗利尿ホルモン（バソプレシン）　水
酸　アルカリ　アシドーシス　アルカローシス　重炭酸　代謝性　呼吸
呼吸性　動脈　分圧　7.35　7.45　99　100　60　pH
ナトリウムイオン（Na^+）

※2回以上使う選択肢があります．

❹尿管・膀胱・尿道

- □□ 腎杯，［1　　　　］，［2　　　　］と膀胱の内腔は［3　　　　］上皮で覆われる．
- □□ 尿管は［4　　　　］運動により尿を下方に輸送する．
- □□ 尿管には生理的狭窄部位が［5　　　　］カ所ある．

●膀胱と尿道

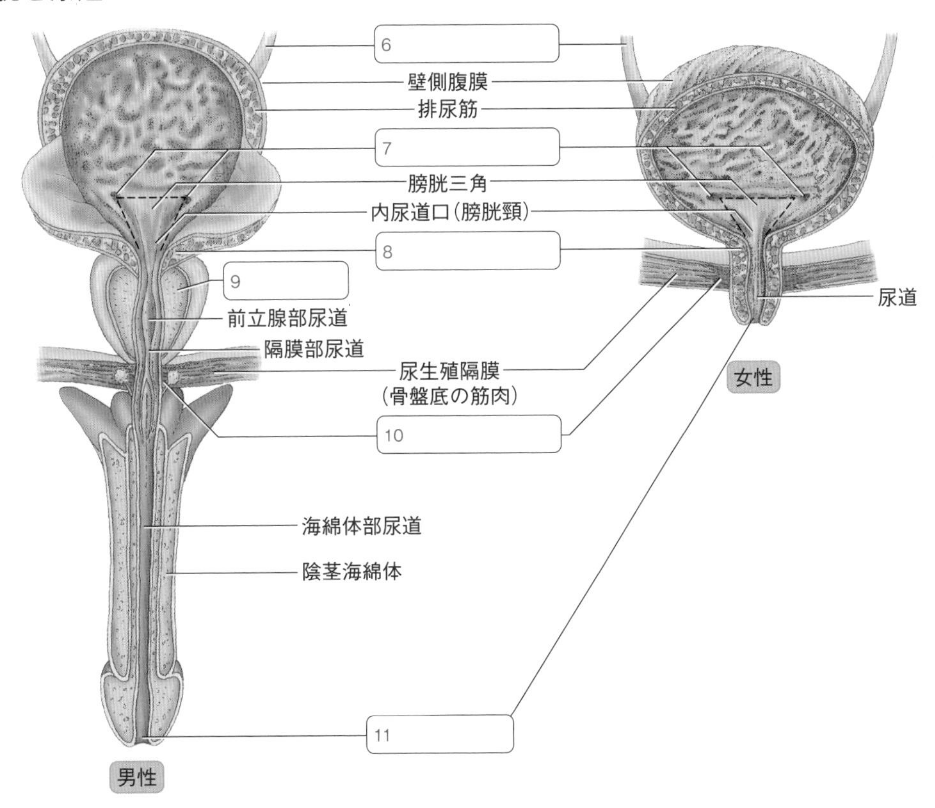

男性に比べ女性の尿道は短く，直線的である．そのため，女性では外尿道口から逆行性に細菌が尿道や膀胱に侵入しやすく，膀胱炎を起こしやすい．

- □□ 尿管が膀胱に開口する部分を［12　　　　］といい，排尿時に閉鎖され，尿は尿管内に［13　　　　］しない．
- □□ 膀胱を構成する3層の筋はすべて［14　　　　］筋である．
- □□ 膀胱の出口，尿道の始まる部分を［15　　　　　　　　］という．

□□ 尿道の出口を［16 ］という．

□□ ［17 ］性の隔膜部尿道は，横紋筋である［18 ］が取り囲む．

□□ 成人女性の尿道の長さは約［19 ］cm である．

□□ 成人男性の尿道の長さは約［20 ］～［21 ］cm である．

選択肢 前立腺　腎盂　移行　蠕動　尿管　平滑　内尿道括約筋　外尿道括約筋　内尿道口（膀胱頸）　外尿道口　尿管口　逆流　女　男　3　10　15　20

※２回以上使う選択肢があります．

❺排尿の生理

□□ 膀胱内に尿が溜まると，膀胱排尿筋（平滑筋）は［1 ］する．

□□ その刺激は［2 ］神経により［3 ］の排尿反射中枢に達する．

□□ ［3 ］に達した刺激は脊髄を上行し［4 ］の橋（きょう）排尿中枢に行く．

□□ ［4 ］の橋排尿中枢は胸腰髄から［5 ］神経へ，仙髄から［6 ］神経へ刺激を送る．

□□ ［5 ］神経により膀胱排尿筋は［7 ］し，［6 ］神経により［8 ］が収縮する．その結果，尿は漏れずに膀胱内に溜まる．

□□ 尿が溜まって膀胱内圧が高まると，刺激が大脳に伝わり［9 ］が生じる．

●蓄尿

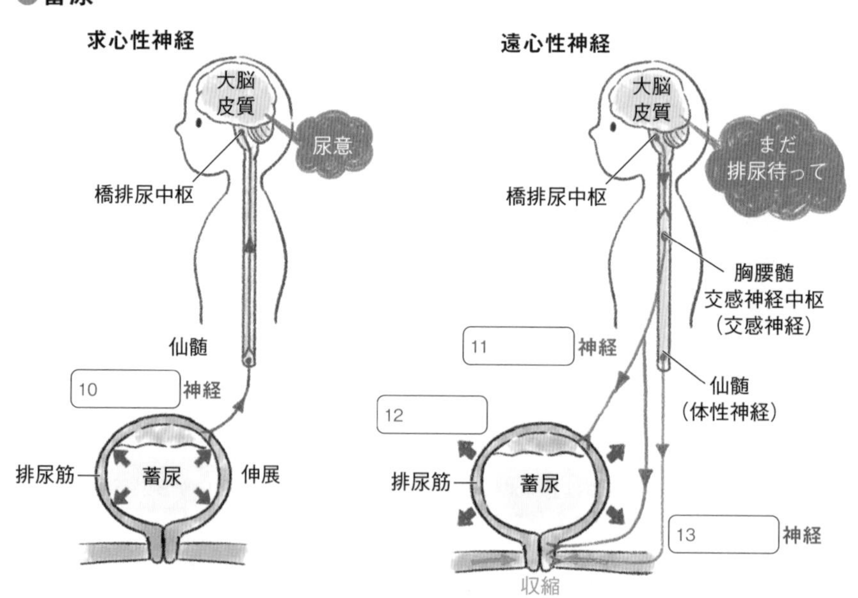

●排尿

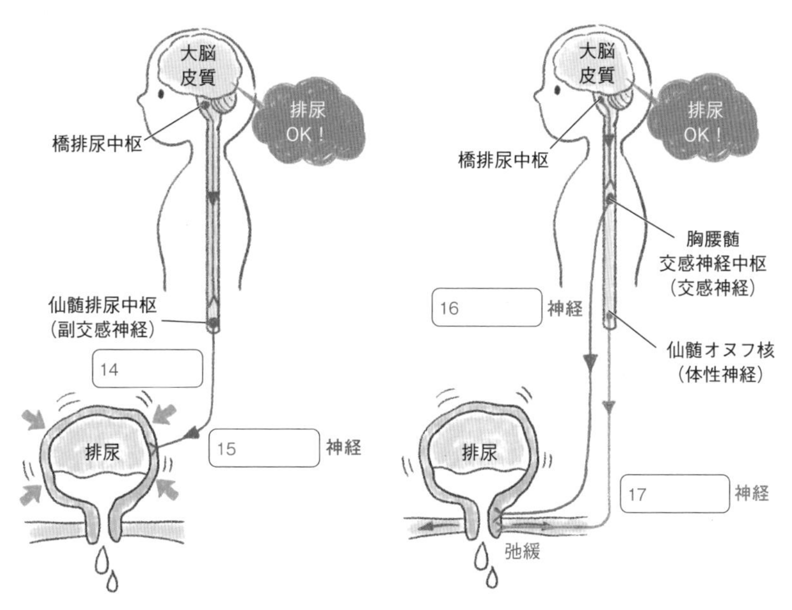

□□ 刺激が［18　　　　］神経を経て膀胱に達し平滑筋が［19　　　　］する．同時に［20　　　　］神経により［21　　　　　　　　］が［22　　　　］するので，排尿が起こる．

□□ 女性では［21　　　　　　　　］以外に［23　　　　　　　　］が尿意をコントロールするのに役立っている．

□□ ［23　　　　　　　　］の収縮力が［24　　　　］，［25　　　　］，体重増加などで低下すると，［26　　　　］性尿失禁が生じる．

選択肢

伸展　収縮　弛緩　脳幹　骨盤　仙髄　下腹　陰部
外尿道括約筋　尿意　加齢　出産　腹圧　骨盤底筋群

※２回以上使う選択肢があります．

トレーニング

❶関係があるものを選択肢から選ぼう．

□□ 尿　管 [1 　　　]
□□ 膀胱三角 [2 　　　]
□□ 膀胱排尿筋 [3 　　　]
□□ 外尿道括約筋 [4 　　　]
□□ 尿　道 [5 　　　]

選択肢
1. 膀胱の底部にある
2. 随意筋である
3. 骨盤神経支配を受ける
4. 女性は男性より短い
5. 蠕動運動をする

❷あてはまる箇所に○印を記入しよう．

	〈膀胱排尿筋〉	〈外尿道括約筋〉
□□ 平滑筋	[　]	[　]
□□ 横紋筋	[　]	[　]
□□ 骨盤神経支配	[　]	[　]
□□ 陰部神経支配	[　]	[　]

❸正しいものには○を，誤っているものには×を記入しよう．

□□ [1 　　] 膀胱排尿筋は随意筋である．
□□ [2 　　] 外尿道括約筋は不随意筋である．
□□ [3 　　] 尿意を感じたとき我慢できるのは，仙髄の排尿中枢を抑制するからである．
□□ [4 　　] 仙髄の排尿中枢の抑制をするのは脳幹である．
□□ [5 　　] 排尿を中断できるのは膀胱排尿筋の作用による．
□□ [6 　　] 膀胱排尿筋は交感神経により弛緩する．
□□ [7 　　] 内尿道括約筋は交感神経により収縮する．
□□ [8 　　] 膀胱排尿筋は副交感神経により収縮する．
□□ [9 　　] 内尿道括約筋は副交感神経により弛緩する．
□□ [10 　　] 外傷で外尿道括約筋が損傷されると尿閉になる．

実力アップ

❶腎臓で正しいのはどれか.

1. 腹腔内にある. [　　]
2. 加齢とともに肥大する.
3. エリスロポエチンを産生する.
4. ビリルビンを産生する.〈第87回看護師国家試験〉

POINT

❶加齢とともに多くの臓器は萎縮する.

❷メサンギウム細胞があるのはどれか.

1. 糸球体 [　　]
2. ボーマン嚢(のう)
3. 近位尿細管
4. 集合管

❸糸球体を構成する血管はどれか.

1. 細動脈 [　　]
2. 毛細血管
3. 細静脈
4. 細動脈と毛細血管

❹ネフロンと同じなのはどれか.

1. 腎小体 [　　]
2. 尿細管
3. 腎単位
4. 集合管

❺糸球体嚢が直接移行するのはどれか.

1. 集合管 [　　]
2. 遠位尿細管
3. ヘンレ係蹄
4. 近位尿細管

❻左右一対あるのはどれか.

1. 肝　臓 [　　]
2. 脾(ひ)　臓(ぞう)
3. 膵(すい)　臓(ぞう)
4. 腎　臓

❼糸球体があるのはどれか.

1. 腎皮質 [　　]
2. 腎髄質
3. 腎錐体(じんすいたい)
4. 腎　柱

❽腎臓で正しいのはどれか.

1. 腹膜の内部にある. [　　]
2. 膵臓の後方にある.
3. 脾臓の前方にある.
4. 副腎の上方にある.

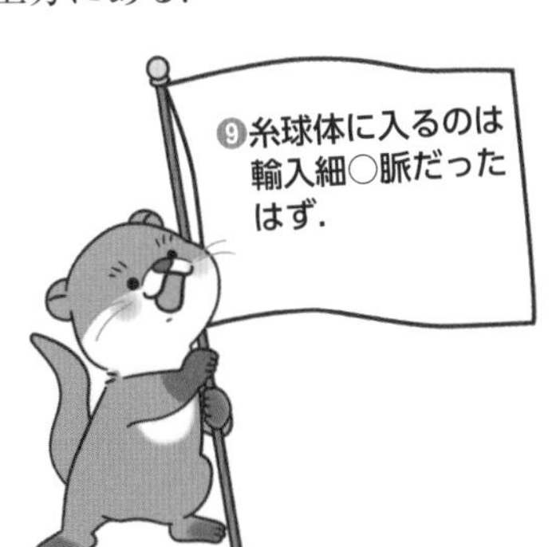

❾糸球体内に含まれる血液と同じなのはどれか.

1. 門脈血 [　　]
2. 肺動脈血
3. 肺静脈血
4. 臍動脈血

❿糸球体で濾過されないのはどれか.

1. アルブミン [　　]
2. ブドウ糖
3. アミノ酸
4. Ca^{2+}

⑪尿素を生成するのはどれか．

1. 膵　臓　[　　]
2. 肝　臓
3. 脾　臓
4. 腎　臓

⑫次の物質のうち泌尿器系の近位尿細管でのみ分泌されるのはどれか．

1. アンモニア　[　　]
2. H^+
3. K^+
4. ペニシリン

⑬成年男子の体重に占める水の割合はどれか．

1. 50%　[　　]
2. 55%
3. 60%
4. 70%

⑭導尿しても尿が得られないのはどれか．

1. 無　尿　[　　]
2. 乏　尿
3. 尿　閉
4. 尿崩症

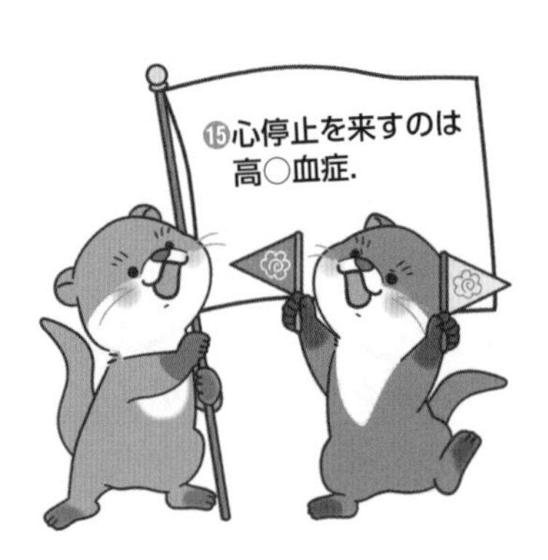

⑮無尿を来している患者の輸液に含まれると生命の危機を生じさせるのはどれか．

1. Na^+　[　　]
2. Ca^{2+}
3. Cl^-
4. K^+

⑯健常人の平均的水分排出量で最も多いのはどれか．

1. 汗　[　　]
2. 尿
3. 不感蒸泄
4. 大　便

⑰浮腫(ふしゅ)が生じやすいのはどれか．

1. 脂肪組織　[　　]
2. 細網組織
3. 密性結合組織
4. 疎性結合組織

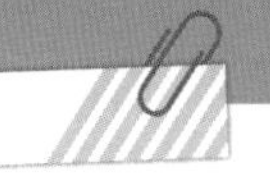

POINT

⑲細胞内液中では少なく，細胞外液中に多いのは何か．

㉑利尿とは尿量を増やすことか，それとも減らすことか．

⑱浮腫とその発生機序との組合せで誤っているのはどれか．

1. 火傷による浮腫 ［　　］
 ――血管壁透過性の亢進
2. 乳癌術後の患側肢の浮腫
 ――リンパ管の閉塞
3. 心不全による浮腫
 ――毛細血管内圧の上昇
4. ネフローゼ症候群による浮腫
 ――血漿膠質浸透圧の上昇

〈第89回看護師国家試験〉

⑲血液中に最も多く含まれる電解質はどれか．

1. K^{+} ［　　］
2. Cl^{-}
3. Na^{+}
4. Ca^{2+}

⑳血液中の電解質の表示で通常用いられる単位はどれか．

1. mg/L ［　　］
2. μg/L
3. mmol/L
4. mEq/L

㉑血圧低下時の尿量減少に関与しないのはどれか．

1. 抗利尿ホルモン ［　　］
2. アルドステロン
3. 心房性ナトリウム利尿ペプチド
4. アンジオテンシンⅡ

㉒炭酸による緩衝系で緩衝するのはどれか．

1. HCO_3^{-} ［　　］
2. H_2O
3. CO_2
4. H^{+}

㉓正常な動脈血のpHはどれか．

1. 7.30 ［　　］
2. 7.40
3. 7.50
4. 7.60

㉔血液のpH調節に関わっているのはどれか．2つ選べ．

1. 胃 ［　　］
2. 肺
3. 心　臓
4. 腎　臓
5. 膵　臓

〈第110回看護師国家試験〉

㉕糸球体で血漿が濾過されるのはどの作用によるのか．

1. 血　圧 ［　　］
2. 神経による調節
3. 能動輸送
4. 拡　散

㉖ネフロンで原尿から再吸収された物質が流入する血管はどれか．

1. 輸入細動脈　［　　］
2. 輸出細動脈
3. 尿細管周囲毛細血管
4. 腎動脈

㉗尿産生に必要な機序はどれか．

［　　］

1. 糸球体濾過＋尿細管再吸収
2. 糸球体濾過＋尿細管再吸収＋尿細管分泌
3. 尿細管濾過＋尿細管再吸収
4. 尿細管再吸収＋尿細管分泌

㉘糸球体血圧がほかの毛細血管よりも高い理由はどれか．

［　　］

1. 腎動脈の直径が腎静脈の直径より細いから．
2. 糸球体が毛細血管の塊であるから．
3. ボーマン嚢が密性結合組織で構成されているから．
4. 輸入細動脈の直径が輸出細動脈の直径より太いから．

㉙膀胱内の尿が排尿時に尿管へ逆流しない理由はどれか．

［　　］

1. 尿管に弁があるため．
2. 尿管が斜めに膀胱壁を貫通するから．
3. 尿管は排尿時も蠕動（ぜんどう）運動をするから．
4. 尿管内圧が膀胱内圧より高いから．

㉚排尿の機序で最初に起こる現象はどれか．

1. 外尿道括約筋の弛緩　［　　］
2. 膀胱壁の伸展
3. 尿管の圧迫
4. 尿意の知覚　〈第 90 回看護師国家試験〉

㉛排尿時に収縮するのはどれか．

1. 尿　管　［　　］
2. 尿　道
3. 膀胱平滑筋
4. 内尿道括約筋
5. 外尿道括約筋　〈第 109 回看護師国家試験〉

㉜尿失禁で正しいのはどれか．

1. 排尿反射が生じない．　［　　］
2. 腎臓が尿を生成できない．
3. 随意的に排尿調節ができない．
4. 膀胱から尿が排出されない．

㉝腹圧性尿失禁の原因はどれか．

1. 膀胱感染　［　　］
2. 骨盤底筋群の筋力低下
3. 脳血管障害
4. 脊髄損傷　〈第 87 回看護師国家試験〉

POINT

●失禁と腹圧性の意味から考えてみよう．

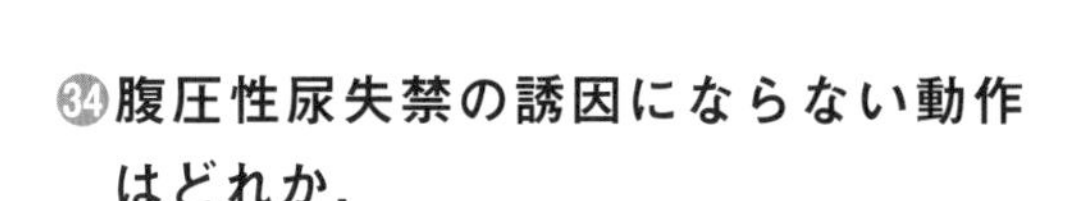

㉞腹圧性尿失禁の誘因にならない動作はどれか.

1. 咳 [ ]
2. くしゃみ
3. 笑う
4. 食べる

㉟抗利尿ホルモン（ADH）の分泌を抑制するのはどれか.

1. 血圧低下 [ ]
2. 循環血漿量減少
3. 血漿浸透圧低下
4. 血中カルシウム値低下〈第97回看護師国家試験〉

㊱腎臓でナトリウムイオンの再吸収を促進するのはどれか.

1. バソプレシン [ ]
2. アルドステロン
3. レニン
4. 心房性ナトリウム利尿ペプチド

〈第 95 回看護師国家試験〉

㊲循環血液量を増加させるのはどれか.

1. プロスタグランジン [ ]
2. ブラジキニン
3. カリクレイン
4. アルドステロン 〈第 94 回看護師国家試験〉

POINT

●血圧低下時，腎臓・副腎・脳下垂体は何を分泌するか.

㊳尿および血清に含まれる物質を表に示した．クレアチニンはどれか.

1. ア [ ]
2. イ
3. ウ
4. エ 〈第 94 回看護師国家試験〉

物質	濃度（mg/dL）	
	尿	血清
ア	350	300
イ	150	20
ウ	75	1
エ	0	100

㊴水・電解質の調節で正しいのはどれか.

[ ]

1. 循環血液量の減少はレニンの分泌を増加させる.
2. 抗利尿ホルモン（ADH）は尿浸透圧を低下させる.
3. 過剰な飲水は血中ナトリウム濃度を上昇させる.
4. アルドステロンは腎からのカリウム排泄を減少させる.

㊵尿細管で再吸収されないのはどれか.

1. 水 [ ]
2. ブドウ糖
3. ナトリウムイオン
4. クレアチニン 〈第 93 回看護師国家試験〉

消化器系 食物を摂取して消化・吸収し排泄するしくみ

ビジュアル要点整理

下図の空欄に適切な解剖学用語を記入しよう.

●消化器系

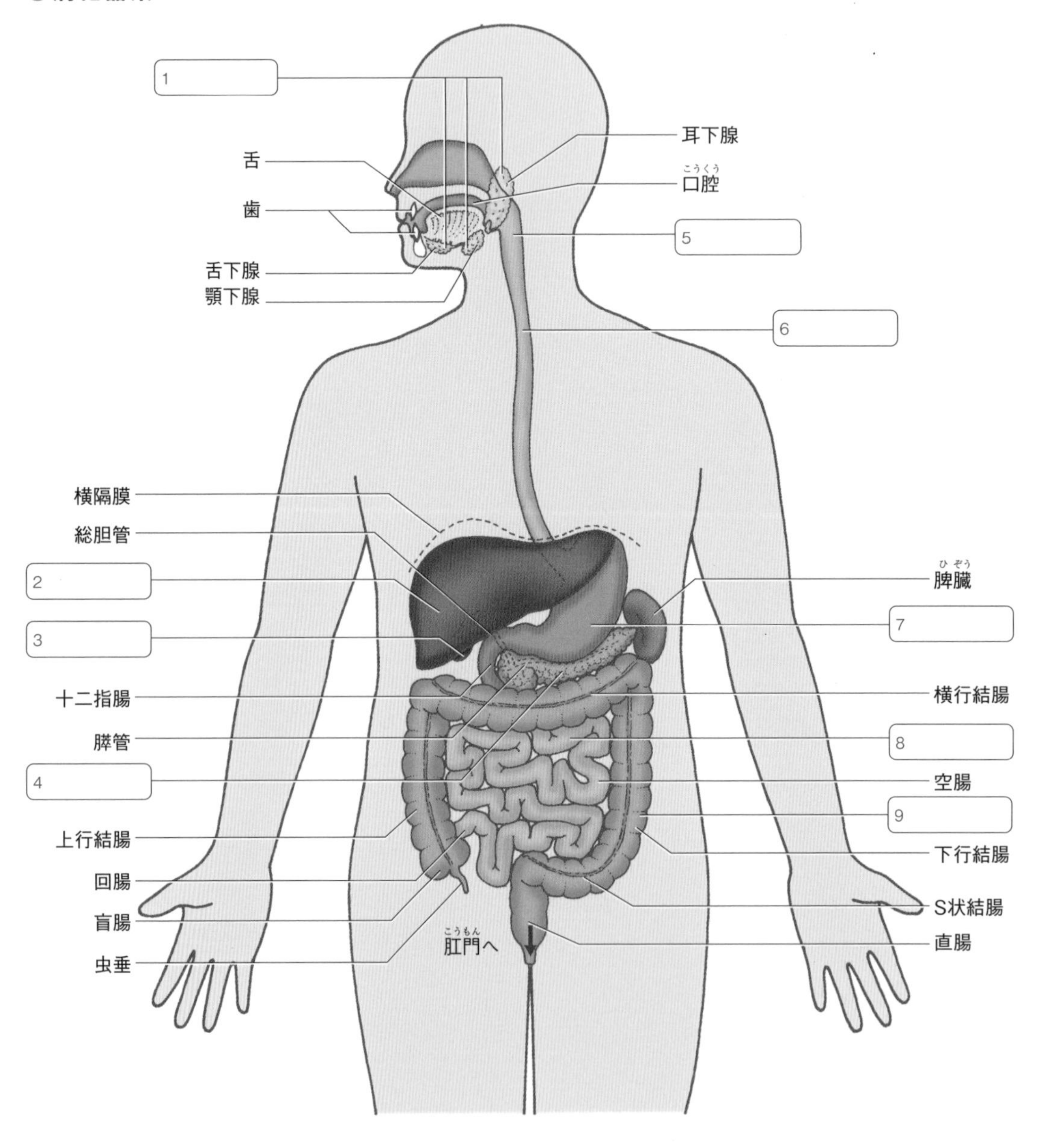

この章の学習ポイント

消化器系は，私たちの生活に身近で大切な機能です．人は，毎日のように食物を摂取し，その消化・吸収，合成・分解を繰り返して，エネルギーの生成や身体の構成に必要な物質の調整，不要物質の排出をしています．

本章では，これを食欲・咀嚼・嚥下・消化・吸収・排泄に区別しています．それぞれの機能について，胃や肝臓などの臓器がどのように関わり，食物はどのように変化していくのか考えてください．自分の身体をイメージしながら理解することがコツです．

●消化・吸収・排泄

空欄にあてはまる消化液を記入しよう．

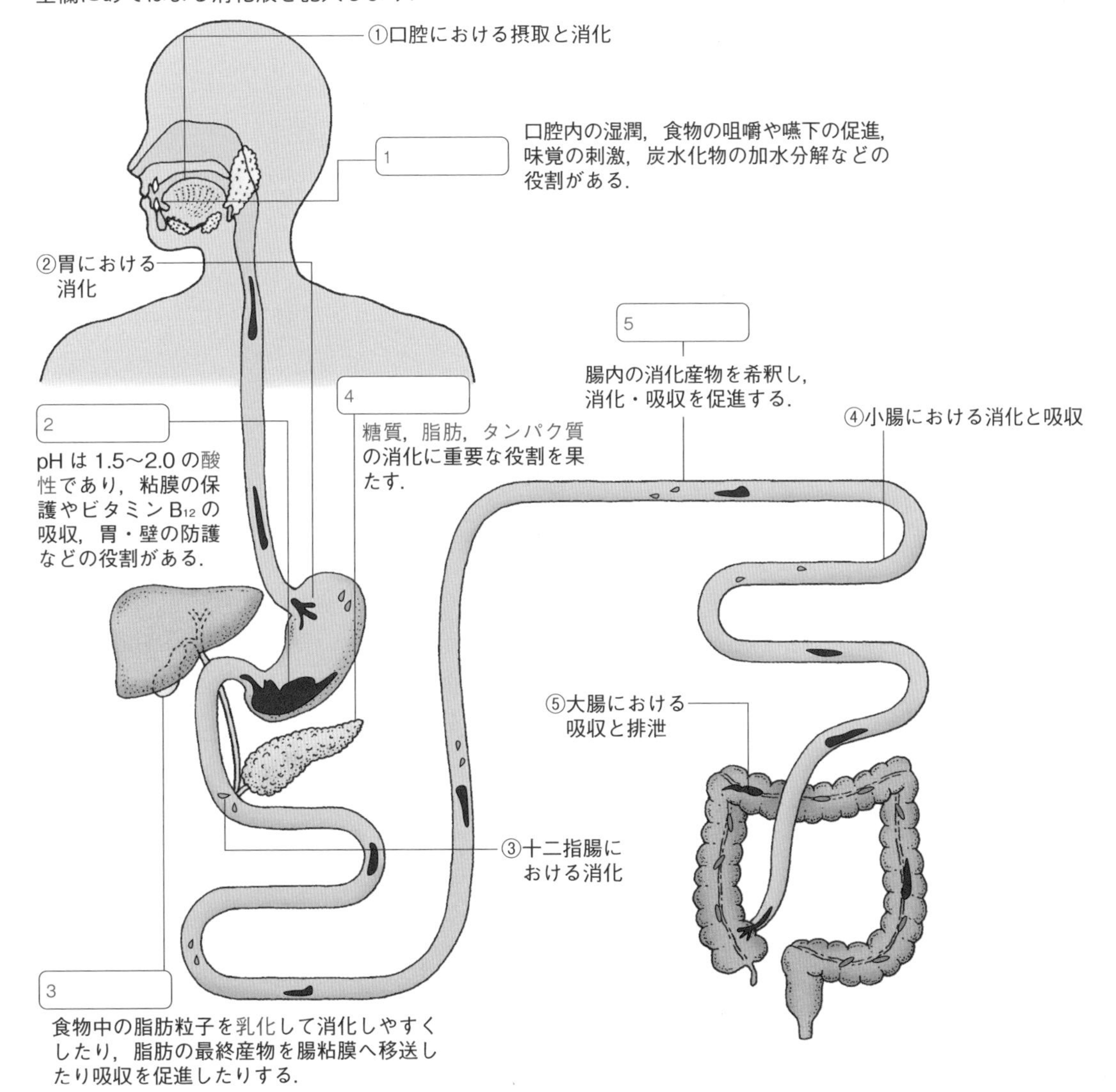

次の空欄に入る語句を選択肢から選び，文や図を完成させよう．

❶食　欲

□□　摂食行動は，視床下部の外側核にある［1　　　　　］と，腹内側核にある［2　　　　　］によってコントロールされている．

□□　血中のブドウ糖やインスリンの濃度が［3　　　　］したり，遊離脂肪酸の濃度が［4　　　　］したりすると，空腹感を感じる．

□□　栄養素やホルモンの［5　　　　］が摂食中枢を刺激して［6　　　　　］を促し，血中の代謝産物の濃度を正常化させる．

選択肢　満腹中枢　摂食中枢　摂食行動　減少　増加　低下　上昇

❷咀　嚼

●唾液腺

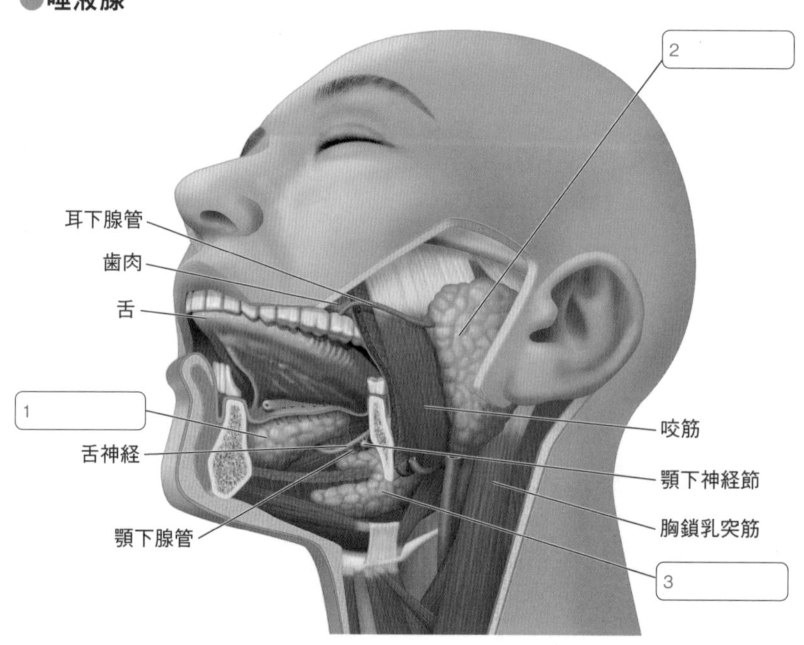

□□　摂取された食物は，口腔内で噛み砕かれ，［4　　　　］と混和され，飲み込みやすい塊（食塊）となる．

□□　口腔内に食物が入ると，口腔粘膜の触覚や温冷覚，味覚などの知覚神経が刺激され，その刺激が［5　　　　］神経と舌咽神経を介して，［6　　　　］の唾液分泌中枢に伝えられる．唾液分泌の信号が［7　　　　　］に伝えられると，唾液の分泌量が増加する．

□□　乳歯は全部で［8　　　］本で，生後［9　　　　］カ月ごろに下顎の［10　　　　　］から生え始める．永久歯は全部で［11　　　］本で，最初に［12　　　　　　］が生える．

□□ 咀嚼（そしゃく）は，[13]，側頭筋，内側翼突筋（よくとつきん），外側翼突筋からなる [14] によって行われ，[15] 神経の支配を受ける．

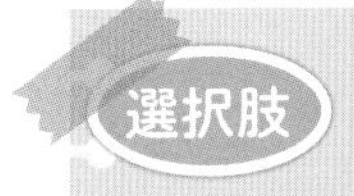

選択肢								
三叉	顔面	切歯	第 1 大臼歯	延髄	唾液腺	耳下腺	舌下腺	
顎下腺	咀嚼筋	咬筋	唾液	3～4	6～8	20	24	32

❸嚥　下

●咽頭と喉頭

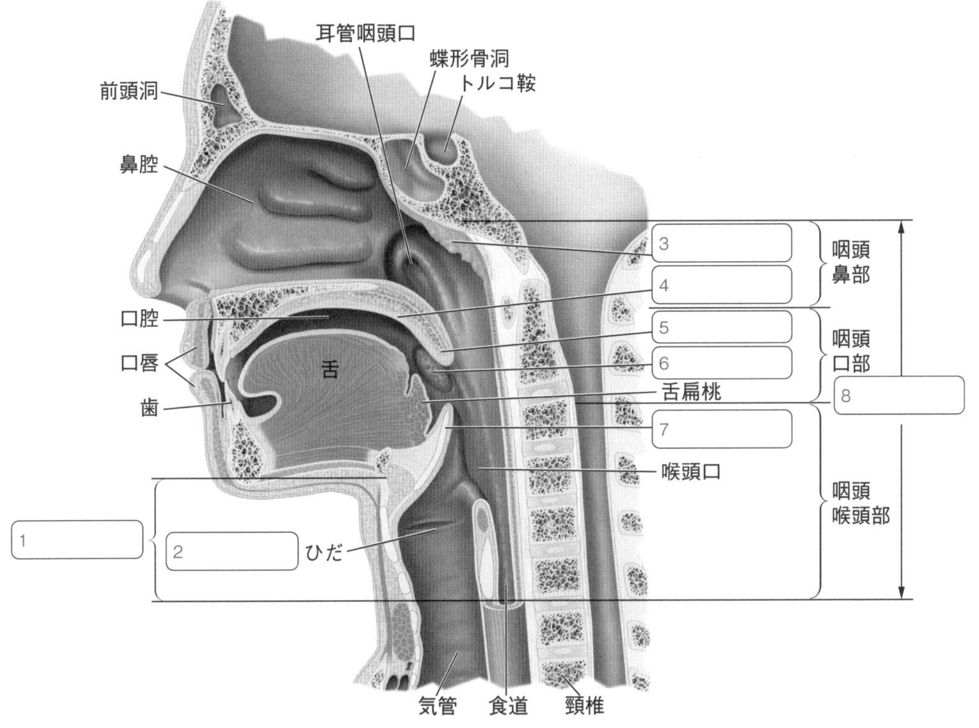

□□ 咀嚼された食物は，食塊となって口腔から咽頭，[9] を通って [10] へ送られる．これを [11] という．

□□ 通常，気道を確保するために [7] は開いており，食塊を飲み込むときは，[4] が鼻腔への逆流を防止し，同時に喉頭蓋が喉頭口をふさぎ，気管への食物の誤嚥（ごえん）を防ぐ．

□□ 嚥下の第 1 相（[12]）は，口腔から [8] への食塊の移送で，[13] 的な運動である．三叉神経，[14] 神経，舌下神経が関与する．

□□ 嚥下の第 2 相（[15]）は，咽頭から [16] までの移送で，[17] 反射による [18] な運動である．

□□ 嚥下の第 3 相（[19]）は不随意な運動であり，食道の一次性 [20] によって食塊が胃に移送され，食塊が食道内に停滞した場合は [21] や迷走神経反射による二次性 [20] が起こる．

□□　人は，嚥下を１日に約［22　　　　　］回行っている．

●嚥下の過程

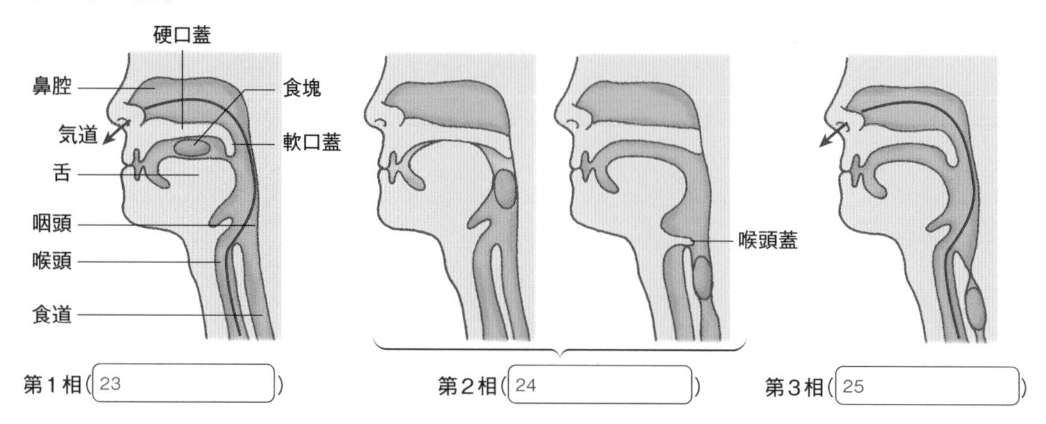

第１相（23　　　　　）　第２相（24　　　　　）　第３相（25　　　　　）

選択肢　喉頭蓋　軟口蓋　咽頭　喉頭　咽頭扁桃　口蓋扁桃　声帯　口蓋垂　嚥下　食道　胃　筋層間神経叢　随意　不随意　顔面　食道口　蠕動運動　食道相　口腔咽頭相　咽頭食道相　600　1,200

※２回以上使う選択肢があります．

❹胃の構造と機能

●胃

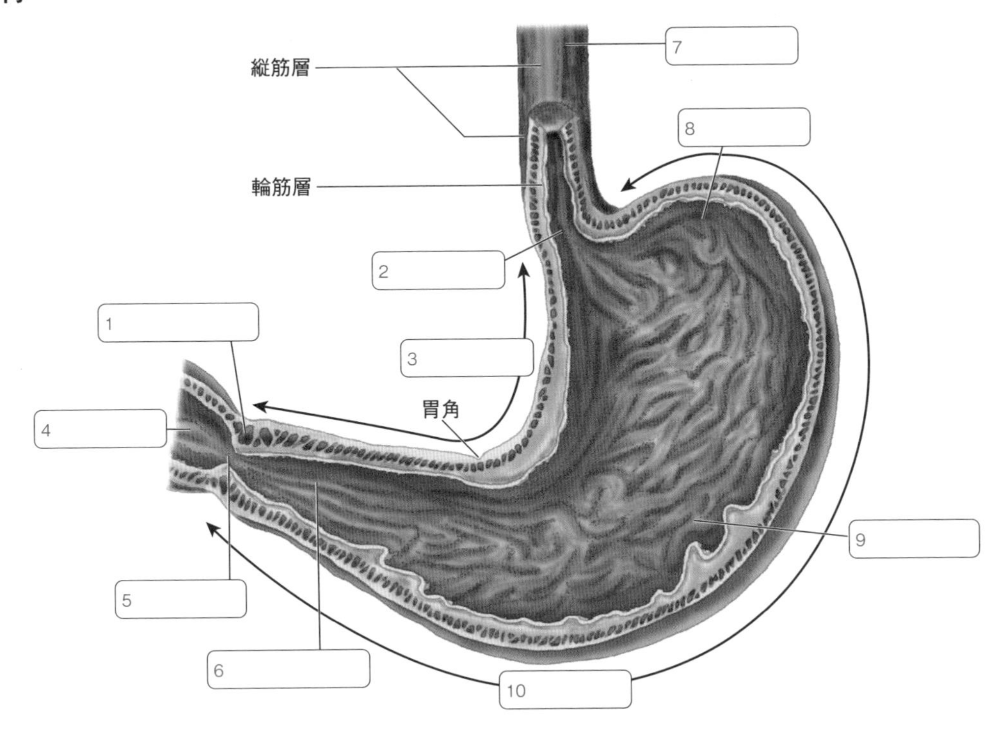

□□ 嚥下された食塊は，胃で粉砕され，[11　　　　] と混和して消化され，糜粥(びじゅく)となって [4　　　　　　] に送られる．

□□ 食物が口に入ると，[12　　　　　　] や舌粘膜に分布している触覚や温冷覚，味覚などが刺激され，その刺激が [13　　　　　　] に伝えられると胃液が分泌される．

□□ 食物が胃に入ると，壁細胞への直接刺激による [14　　　　　　] 反射や胃の拡張に伴う [15　　　　　　] 反射が起こり，胃液が分泌される．

□□ 糜粥が十二指腸に入り，糖質や脂肪，タンパク質の分解産物が十二指腸粘膜に接すると，数種類の腸ホルモンが放出される．その中の [16　　　　　　] は胃液分泌に拮抗し，胃液分泌を抑制する．

□□ 胃液には，[17　　　　] の保護やビタミン B_{12} の吸収，胃壁の防護などの役割がある．

□□ 胃の運動には，弛緩，[18　　　　　　]，蠕動性収縮がある．[18　　　　　　] により，食塊を幽門に向けて運ぶ．

選択肢
食道　噴門　胃底部　胃体部　大弯　小弯　幽門　幽門前庭部
幽門括約筋　口腔粘膜　迷走神経　神経分泌　十二指腸　セクレチン
粘膜　蠕動運動　胃液
※2回以上使う選択肢があります．

❺小腸の構造と機能

●小腸

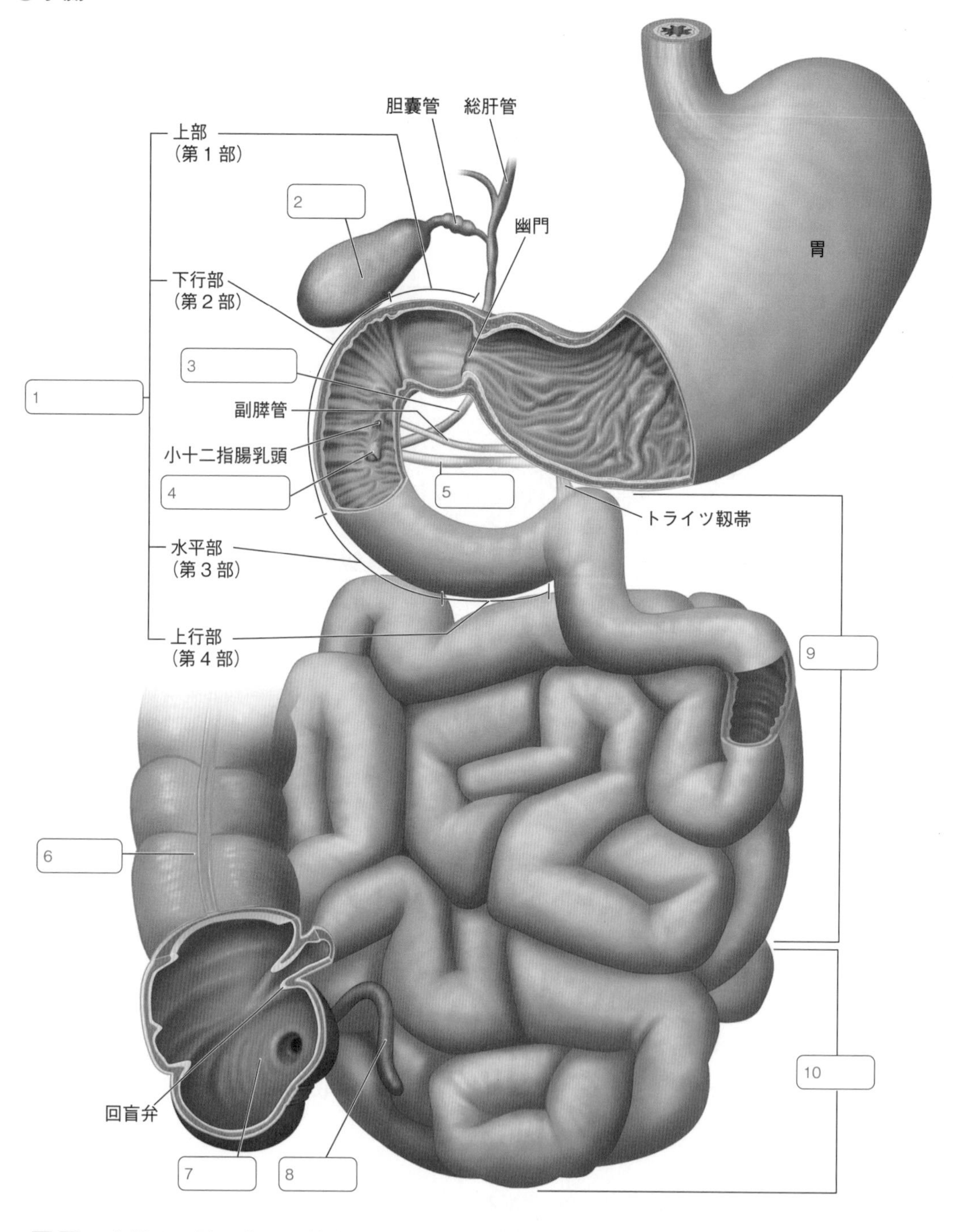

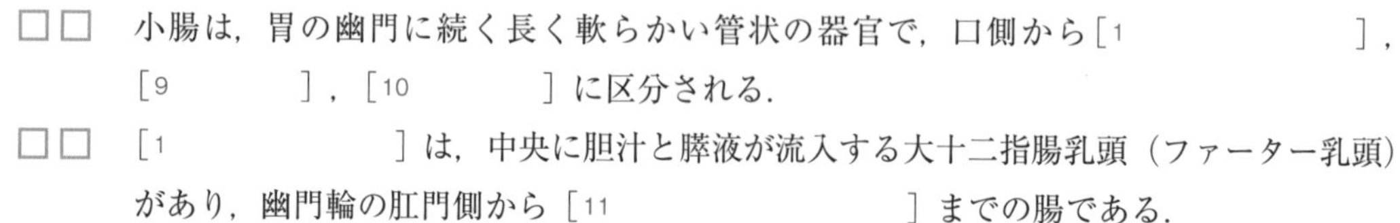

□□　小腸は，胃の幽門に続く長く軟らかい管状の器官で，口側から［1　　　　　　　　］，［9　　　　　］，［10　　　　　］に区分される．

□□　［1　　　　　　　　］は，中央に胆汁と膵液が流入する大十二指腸乳頭（ファーター乳頭）があり，幽門輪の肛門側から［11　　　　　　　　　　］までの腸である．

□□ 大十二指腸乳頭には，［12　　　　　　　　　　　　］という輪状の平滑筋があり，胆汁と［13　　　　　］の流入を調節している．

□□ 摂取した食物は，腸液，［14　　　　　］，膵液の働きによって消化され，［15　　　　　　］で吸収される．

□□ 小腸壁は，内側から［16　　　　　］，粘膜下組織，筋層，［17　　　　　　］で構成されている．

□□ 小腸粘膜は，［18　　　　　　　］をもち，粘膜の表面には一面に［19　　　　　　］がある．

□□ 小腸の分泌液を［20　　　　　］といい，1 日に約［21　　　　　　］mL 分泌される．

選択肢　小腸　大腸　空腸　十二指腸　回腸　盲腸　トライツ靱帯　輪状ひだ　胆膵管膨大部括約筋　胆嚢　虫垂　膵管　総胆管　大十二指腸乳頭　腸液　膵液　胆汁　絨毛　粘膜　漿膜　1,200　2,400

❻肝臓の構造と機能

●肝臓の機能

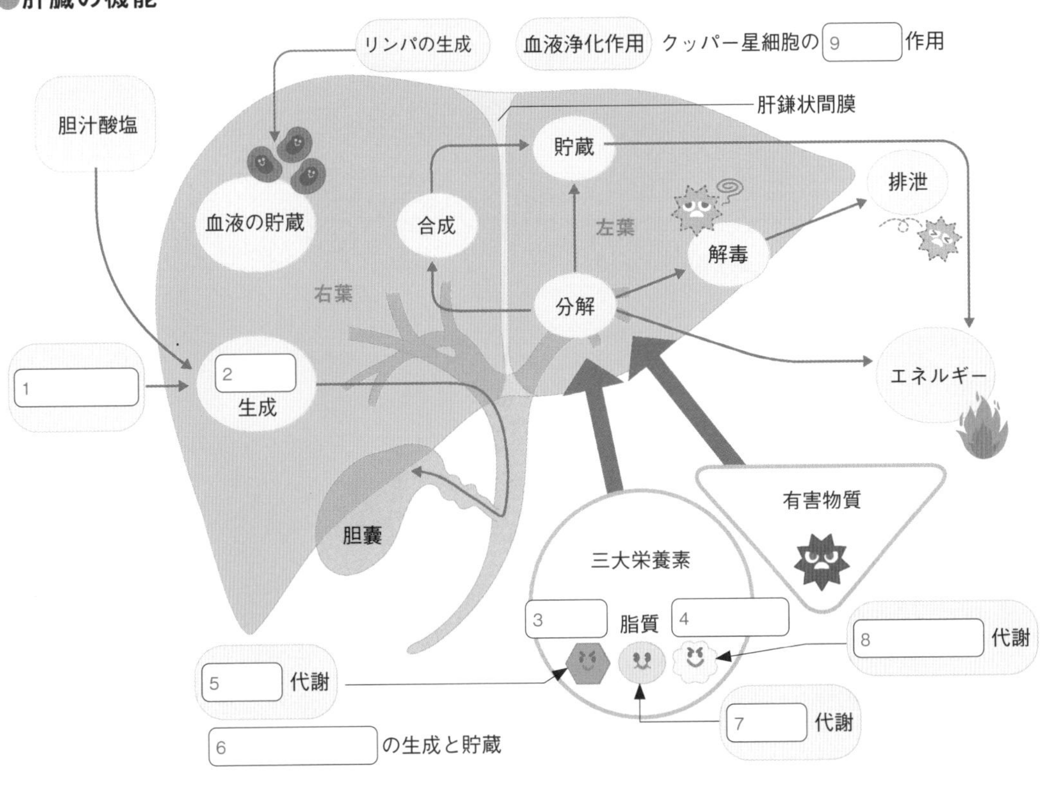

□□ 肝臓は［10　　　　　　　　］によって［11　　　　　］と［12　　　　　］に区分される．

□□ 肝臓の下面には，血管（固有肝動脈と［13　　　　　　］）やリンパ管，総肝管（そうかんかん），神経などが通る［14　　　　　］がある．

□□ 肝臓の主な働きは，［15　　　　　　　　］，［16　　　　　］の生成および胆管への外分泌機能，血液の［17　　　　　］と濾過のための脈管機能である．

□□ 糖質代謝には，[18] の生成と貯蔵，ガラクトースと果糖の [19] への転換，糖不足時の糖新生，糖質代謝の中間物質からの重要な化学物質の合成などがある．

□□ [20] 代謝には，アミノ酸の脱アミノ化，不要なアミノ酸からの尿素の生成（アンモニアの除去），血漿タンパクである [21] やフィブリノゲンの生成，アミノ酸の合成などがある．

□□ 胆汁には，[22]，[23]，コレステロール，電解質などが含まれている．

□□ 胆汁中の胆汁酸塩は，[24] 粒子を [25] して消化や吸収を促進する．また，胆汁酸塩のほとんどは [26] で再吸収されて門脈から [27] に到達し，肝細胞から再分泌される．これを [28] という．

選択肢
貪食　肝鎌状間膜　タンパク　肝臓　小腸　胆汁　右葉　左葉
門脈　肝門　代謝機能　腸肝循環　貯蔵　胆汁酸塩　ビリルビン
グリコーゲン　脂肪　ブドウ糖　アルブミン　糖質　タンパク質　乳化
※２回以上使う選択肢があります．

❼胆嚢の構造と機能

□□ 胆嚢は，[1] によって総肝管につながり，[2] となって膵管と合流して膨大部を形成し，[3] に開口している．

□□ 肝臓から分泌された [4] の一部は総肝管から [5] に向かうが，半分以上は胆嚢管を通って [6] に貯留される．

□□ 胆汁は，１日に [7] mL 排出される．

□□ 胆汁排出は，食物中の脂肪粒子を [8] して消化しやすくしたり，脂肪の最終産物を腸粘膜へ移送したり吸収を促進したりする．

□□ 胆汁は，胆嚢の [9] と [10] の弛緩によって十二指腸に排出される．

選択肢
大十二指腸乳頭　胆膵管膨大部括約筋　胆嚢　胆汁　胆嚢管　乳化
総胆管　収縮　十二指腸　600〜1,200　1,500〜2,000

⑧膵臓の構造と機能

●膵臓

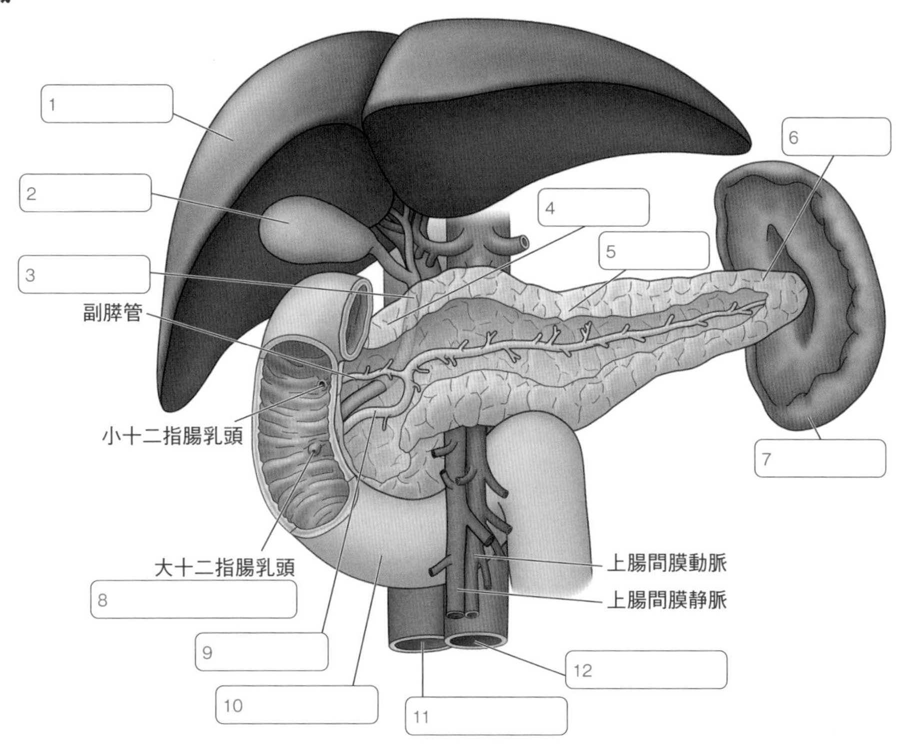

□□ 膵臓には，ホルモンを分泌する［13　　　　　　　　　　］という内分泌腺と，膵液を分泌する［14　　　　　　］がある．

□□ 膵島のA（α）細胞からは［15　　　　　　］，B（β）細胞からは［16　　　　　　］，D（δ）細胞からは［17　　　　　　　　　］が分泌される．

□□ 膵臓の外分泌腺は，［18　　　　　　］が数個集まって房状になった［19　　　　］と，それに続く［20　　　　　　］で囲まれた［21　　　　］で形成される．

□□ 膵管は，［3　　　　］と合流して十二指腸の大十二指腸乳頭に開口する［9　　　　］と，総胆管の前面を走行して小十二指腸乳頭に開口する［22　　　　　　］からなる．

□□ 膵液は，無色透明で，1日に［23　　　　　　　］mL 分泌される．

□□ 膵液は，［24　　　　　］，［25　　　　］，［26　　　　　　　　］の消化に重要な役割を果たす．

選択肢　下大静脈　腹大動脈　ファーター乳頭　肝臓　十二指腸　胆嚢　脾臓　外分泌腺　膵島（ランゲルハンス島）　タンパク質　糖質　腺房　導管細胞　腺房細胞　脂肪　総胆管　導管　主膵管　副膵管　200〜500　700〜1,000　ソマトスタチン　グルカゴン　インスリン　膵頭部　膵尾部　膵体部

⑨糖質の消化と吸収

□□ 食物中の糖質には，砂糖として使われる［1 ］，乳汁中にある［2 ］，穀物に多く含まれる［3 ］の3種類がある．

□□ 腸管粘膜細胞の刷子縁（さっしえん）に存在する担体により，［4 ］の吸収は，［5 ］の能動輸送とともに行われる．

選択肢 デンプン　ナトリウム　ショ糖（スクロース）　乳糖（ラクトース）　グルコース

⑩脂肪の消化と吸収

□□ 食物中の脂肪は，大部分が［1 ］である．

□□ 膵リパーゼは，ほとんどのトリグリセリドを［2 ］と遊離脂肪酸に分解し，一部は［3 ］と遊離脂肪酸に分解する．

□□ 両媒性の［4 ］は，細胞膜を容易に通過し，粘膜細胞から直接［5 ］内に移行する．

□□ 脂溶性の［6 ］と脂肪酸は，［7 ］の働きによって細胞内部に吸収され，［8 ］となり，リンパ管や静脈系を介して肝臓に運ばれる．

選択肢 中性脂肪（トリグリセリド）　キロミクロン　モノグリセリド　グリセロール　ミセル　門脈血

※2回以上使う選択肢があります．

⑪タンパク質の消化と吸収

□□ 食物中のタンパク質は，［1 ］結合によって互いに結合した［2 ］の長い鎖で形成されている．

□□ タンパク質は，腸上皮細胞や微絨毛に存在するエンドペプチダーゼや［3 ］などによって，［4 ］やジペプチド，一部はアミノ酸に分解される．

□□ アミノ酸の吸収は，［5 ］の能動輸送とともに行われる．

選択肢 アミノ酸　ナトリウム　アミノペプチダーゼ　ペプチド　トリペプチド

⑫大腸の構造と機能

●大腸

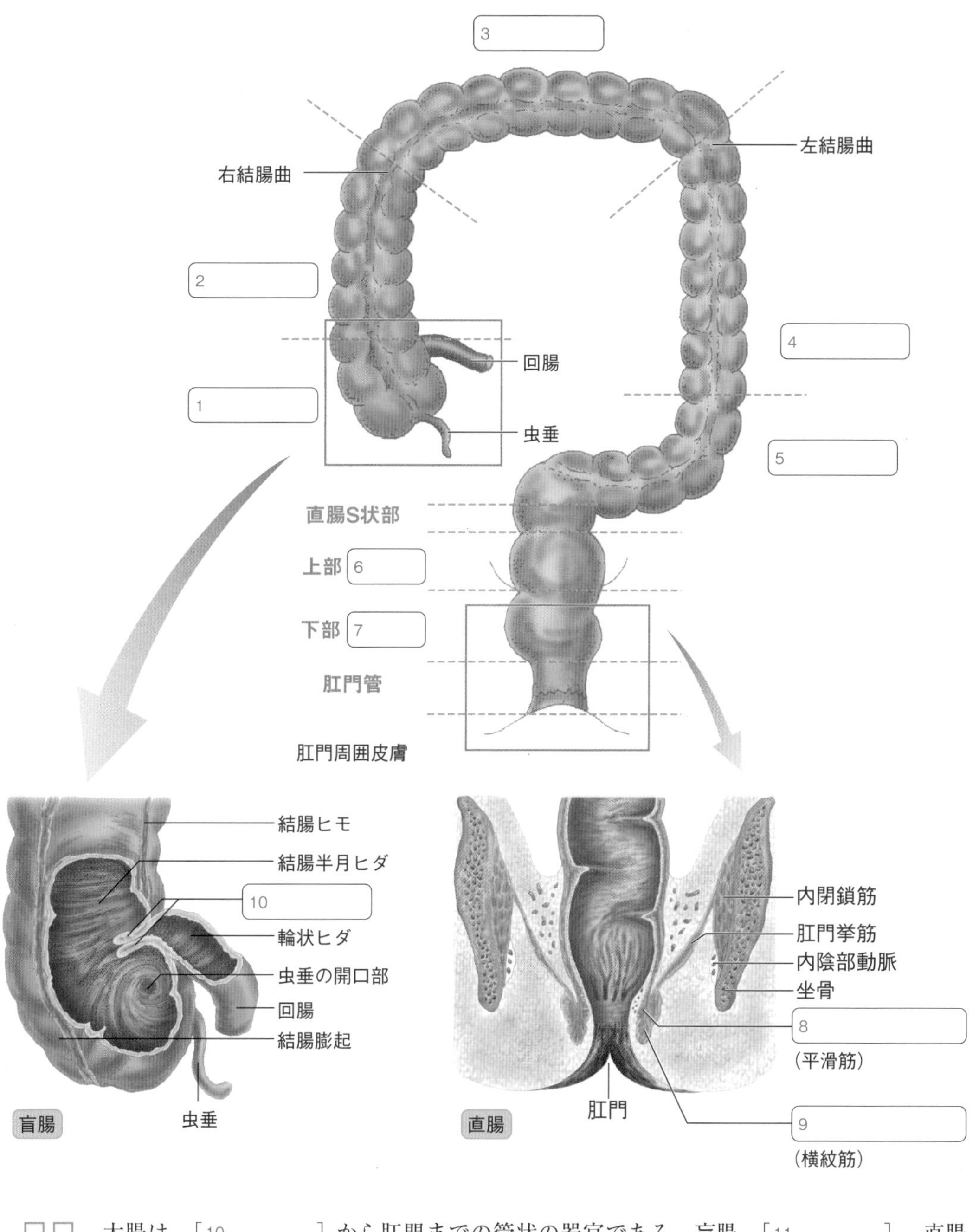

□□ 大腸は，[10　　　　] から肛門までの管状の器官である．盲腸，[11　　　　]，直腸から成り立っている．

□□ 盲腸には，感染防御に関与する [12　　　　] がぶら下がっている．

□□ 結腸は，[2　　　　]，[3　　　　]，[4　　　　]，[5　　　　] に区分される．

□□　肛門管の外側に［8　　　　　　　　］と［9　　　　　　　　］があり，通常これらは，排便時以外は［13　　　　］している．

□□　大腸自体は消化酵素を産生しないが，大腸内の［14　　　　］が［15　　　　］を合成する．

□□　大腸は，［16　　　　］を吸収したり，食物残渣を便に形成して体外へ［17　　　　］したりする働きがある．

選択肢　内肛門括約筋　外肛門括約筋　ビタミン　回盲弁　盲腸　直腸　結腸　S状結腸　虫垂　細菌　上行結腸　排泄　横行結腸　下行結腸　水分　収縮

※2回以上使う選択肢があります．

トレーニング

❶正しいものには○を，誤っているものには×を記入しよう．

□□　［1　　］　摂食行動は，大脳にある摂食中枢と満腹中枢によってコントロールされている．

□□　［2　　］　高齢者は，唾液腺細胞の萎縮や脂肪組織への置換などが原因となり，唾液の分泌量が減少し，味覚を低下させる．

□□　［3　　］　嚥下反射は，嚥下受容体への刺激が三叉神経と舌咽神経を通って延髄に伝えられ，延髄の嚥下中枢によって調整される．

□□　［4　　］　咀嚼は咀嚼筋（咬(こう)筋，側頭筋，内側翼突筋，外側翼突筋）によって行われ，舌下神経の支配を受ける．

□□　［5　　］　嚥下の第1相は口腔咽頭相，第2相は咽頭食道相，第3相は食道相である．

□□　［6　　］　食道の生理的狭窄部は，食道起始部と大動脈弓との圧迫部位，横隔膜貫通部である．

□□　［7　　］　胃の入り口を噴門，十二指腸へ続く胃の出口を幽門という．

□□　［8　　］　胃液のpHは1.5～2.0の酸性であり，粘膜の保護やビタミンDの吸収，胃壁の防護などの役割がある．

□□　［9　　］　ペプシンは，タンパク質を低分子のペプチドに分解する．

□□　［10　　］　糜粥は，腸液，胆汁，膵液の働きによって消化され，ほとんどの栄養物が小腸で吸収される．

□□　［11　　］　肝門は，肝臓の下面の血管（固有肝動脈と門脈）やリンパ管，総肝管，神経が通る出入り口である．

□□　［12　　］　肝臓は脂肪代謝を行うことができない．

□□　［13　　］　肝臓に栄養を送る血管は肝動脈のみである．

□□　［14　　］　胆汁は，胆嚢で生成される．

□□　［15　　］　主膵管と副膵管は，空腸に開口する．

□□　［16　　］　ランゲルハンス島D（δ）細胞から分泌されるソマトスタチンはグルカゴンやインスリンの分泌を亢進させる．

□□ [17　　] 口から摂取した食物は，約4時間で盲腸に達する．

□□ [18　　] 内肛門括約筋は随意筋である．

□□ [19　　] 排便反射の際，意識的に外肛門括約筋が収縮すると排便が行われる．

❷次の空欄に入る語句を選択肢から選び，文を完成させよう．

□□ 食欲中枢の刺激物質のうち，脂肪細胞から分泌される [1　　　　] は満腹中枢を刺激して摂食行動を [2　　　　] させる．胃から分泌される [3　　　　] は摂食行動を [4　　　　] させる．

□□ 唾液の働きは，[5　　　　] の加水分解である．

□□ 最も大きな唾液腺は [6　　　　] で，外耳の前方から下方にかけての頬の皮下に広がる．

□□ 唾液分泌の調整には，主に [7　　　　] の支配を受けて反射的に行われる．

□□ 食道壁は，内側から [8　　　　]，[9　　　　]，[10　　　　]，外膜で構成されている．

□□ 胃壁は，内側から [11　　　　]，[12　　　　]，[13　　　　]，[14　　　　] で構成されている．

□□ 胃底腺には，[15　　　　] と内因子を分泌する [16　　　　]（傍細胞），大量の [17　　　　] を分泌する [18　　　　]，粘液と少量のペプシノゲンを分泌する副細胞（頸部粘液細胞）が存在する．幽門前庭部には，[19　　　　] と呼ばれる内分泌細胞が散在する．

□□ [20　　　　] は，胃酸によって活性化された [21　　　　] によってポリペプチドに分解される．ほとんどの [20　　　　] は，[22　　　　] 中のトリプシン，キモトリプシン，カルボキシペプチダーゼによって消化される．

□□ ヘモグロビン分解の最終産物であるビリルビン（[23　　　　] 型ビリルビン）は肝臓に運ばれ，肝細胞内でグルクロン酸抱合によって [24　　　　] 型ビリルビンに変換される．

□□ 黄疸は [25　　　　] が増加・蓄積し，皮膚や粘膜にその色素が沈着して黄色く見える状態である．

□□ 門脈とは，腹腔内の消化器官，脾臓，膵臓からの [26　　　　] 血をすべて集めて肝臓に運ぶ血管である．

□□ 膵臓の右側は十二指腸下行部に密着している．後面を走行する上腸間膜静脈までを [27　　　　]，上腸間膜静脈より左側は [28　　　　]，その先のほうは [29　　　　] と呼ばれ，徐々に細くなって [30　　　　] に隣接する．

□□ 糖質は，最初に，[31　　　　] に含まれるアミラーゼによって，[32　　　　] が [33　　　　] やデキストリンに加水分解される．小腸では，上皮細胞のラクターゼ，スクラーゼ，マルターゼによって，ラクトースが [34　　　　] と [35　　　　] に，スクロースが [36　　　　] と [37　　　　] に，マルトースが [38　　　　] に，それぞれ分解される．これら糖質の最終産物はすべて [39　　　　] であり，[40　　　　] から速やかに吸収される．

選択肢　抑制　亢進　粘膜　粘膜下組織　筋層　漿膜　間接　直接
塩酸　壁細胞　耳下腺　顎下腺　唾液　胃液　腸管粘膜細胞
膵液　交感神経　副交感神経　動脈　静脈　ペプシン　レプチン
グレリン　ペプシノゲン　主細胞　ガストリン細胞　ビリルビン　アンモニア
膵頭部　膵体部　膵尾部　脾臓　肝臓　炭水化物　タンパク質　デンプン
マルトース　ガラクトース　グルコース　フルクトース　単糖類　多糖類

※２回以上使う選択肢があります.

❸関係のあるものを選択肢から選ぼう.

□□	胃　液	[1　　　　　　]
□□	膵　液	[2　　　　　　]
□□	小腸腸線	[3　　　　　　]
□□	膵島のＡ（α）細胞ランゲルハンス島	[4　　　　　　]
□□	膵島のＢ（β）細胞ランゲルハンス島	[5　　　　　　]
□□	胆汁生成	[6　　　　　　]
□□	絨　毛	[7　　　　　　]
□□	胃酸分泌促進	[8　　　　　　]

選択肢　動脈血　静脈血　酸性　アルカリ性　インスリン　ペプシン
グルカゴン　ガストリン　セクレチン　コレシストキニン　胆嚢
小腸　大腸　十二指腸　肝細胞

※２回以上使う選択肢があります.

実力アップ

❶膵臓から分泌されるのはどれか．

1. ガストリン [ ]
2. カルシトニン
3. アルドステロン
4. ソマトスタチン 〈第105回看護師国家試験〉

❷大腸で吸収されるのはどれか．

1. 脂 質 [ ]
2. 水 分
3. 糖 質
4. タンパク質 〈第109回看護師国家試験〉

POINT

❸食欲と摂食行動の関係性，食欲の調整機能，食欲と摂食行動の影響要因を理解しよう．
❹歯の構造と成分，乳歯と永久歯の違いを把握しておこう．

❸食欲について正しいのはどれか．

[ ]

1. 摂食中枢は視床下部腹内側核にある．
2. レプチンは摂食行動を抑制する．
3. グレリンは摂食行動を亢進する．
4. インスリン濃度低下は満腹感を引き起こす．

❹歯について正しいのはどれか．

[ ]

1. 永久歯は合計28本である．
2. 永久歯は12～13歳ごろまでに生える．
3. 乳歯は生後2カ月ごろから生える．
4. 乳歯は合計28本である．

❺唾液の説明について正しいのはどれか．

[ ]

1. 炭水化物の加水分解を行う．
2. 1日に100～150mL分泌される．
3. 耳下腺から分泌される．
4. 水分は含まれない．

❻咀嚼筋について正しいのはどれか．2つ選べ．

1. 胸鎖乳突筋 [ ]
2. 咬 筋
3. 大頬骨筋
4. 側頭筋
5. 頬 筋

❼成人の咽頭について正しいのはどれか．

1. 約20cmである． [ ]
2. 前面には気道がある．
3. 食道との境界は第3頸椎の高さである．
4. 上咽頭部には口蓋扁桃がある．

❽食道について正しいのはどれか．

1. 成人では，長さ約60cmある． [ ]
2. 漿膜で覆われている．
3. 食物の味や温度を知覚できる．
4. 生理的狭窄部では食塊の停滞が起こりやすい．

POINT

⑨嚥下の第１相，第２相，第３相にそれぞれどのような機能があるのか整理しよう．
⑪胃液の成分，分泌部位，その働き，分泌調整部位について理解しよう．

⑨嚥下の第１相（口腔咽頭相）について正しいのはどれか．

[　　]

1. 蠕動運動が起こる．
2. 嚥下反射が起こる．
3. 三叉神経，顔面神経，舌下神経が関与している．
4. 不随意的な運動である．

⑩胃について正しいのはどれか．

[　　]

1. 十二指腸へ続く胃の出口を噴門という．
2. 成人の平均容積は 5L である．
3. 主細胞からトリプシンを分泌する．
4. 胃腺は，粘膜下神経叢（マイスネル神経叢）に支配される．

⑪胃液について正しいのはどれか．

[　　]

1. 成人では胃液は１日に約 500mL 分泌される．
2. 胃液の pH は 1.5～2.0 である．
3. ビタミン B_{12} の吸収を阻害する．
4. 消化酵素を含まない．

⑫胃液の分泌を抑制するのはどれか．

[　　]

1. ヒスタミン
2. セクレチン
3. アセチルコリン
4. ガストリン

⑬小腸について正しいのはどれか．

[　　]

1. 絨毛がある．
2. 漿膜で覆われていない．
3. 水分を吸収する．
4. １日に約 200mL の腸液を分泌する．

⑭肝臓について正しいのはどれか．

[　　]

1. 基本機能単位は肝細胞である．
2. 中心には門脈から下大静脈につながる中心静脈がある．
3. 横隔膜のすぐ下に位置し，左上腹部のほとんどを占める．
4. 肝小葉の間には小葉間胆管がある．

POINT

⑮肝臓の機能は多様であるため，一つひとつ整理しよう．

⑮肝臓の機能について正しいのはどれか．

[　　]

1. 赤血球の生成
2. 鉄の分解
3. 血液凝固因子の生成
4. 胆汁の貯蔵

⑯胆嚢について正しいのはどれか．

[　　]

1. 容量は 30～50mL である．
2. 横紋筋層でできている．
3. 総肝管と直接つながっている．
4. 肝臓の上面に位置する．

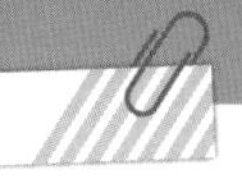

⑰胆汁について正しいのはどれか．

[　　]

1. 胆汁は，ほとんどが水分である．
2. 胆嚢で生成される．
3. 胆汁色素の主な成分はコレステロールである．
4. 間接型ビリルビンは尿中や糞便中に排泄される．

⑱膵臓について正しいのはどれか．

[　　]

1. 第5腰椎の高さに位置する．
2. 大十二指腸乳頭に開口する膵管は，副膵管である．
3. 外分泌腺は膵液を分泌する．
4. 消化酵素は導管でつくられる．

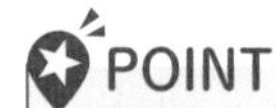

POINT

⑰胆汁の生成過程や成分，生成部位，循環経路について理解しよう．

⑲膵液の成分や働きのほかに，生成部位や分泌部位，調整機能についても理解しよう．

⑲膵液について正しいのはどれか．

[　　]

1. 弱酸性である．
2. 重炭酸イオンを含まない．
3. タンパク質分解酵素を含まない．
4. ガストリンによって分泌量が増加する．

⑳大腸について正しいのはどれか．

[　　]

1. 無菌状態である．
2. 絨毛がある．
3. 摂取した食物は，約24～72時間後に便として排泄される．
4. 消化酵素を産生する．

㉑随意筋の括約筋はどれか．

[　　]

1. 幽門括約筋
2. 内肛門括約筋
3. 外肛門括約筋
4. 上部食道括約筋

㉒排便について正しいのはどれか．

[　　]

1. 内肛門括約筋が収縮することで排便する．
2. 外肛門括約筋が収縮することで排便する．
3. 横行結腸へ便が移動すると，排便反射が起こる．
4. 脊髄排便反射は仙髄と骨盤神経が関与している．

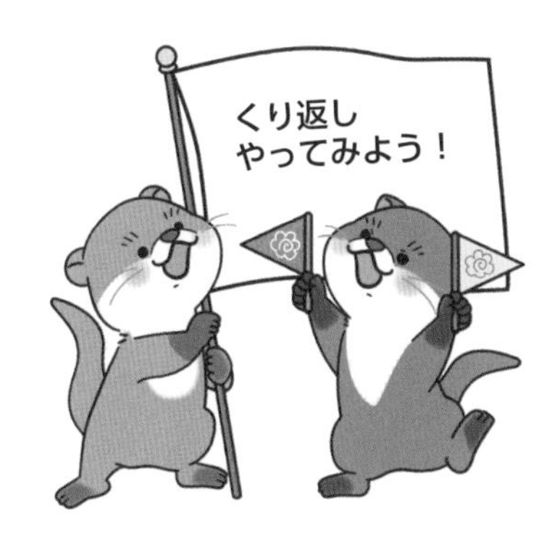

9章 神経系 情報を収集して判断し，伝達するしくみ

ビジュアル要点整理

下図の空欄に適切な解剖学用語を記入しよう.

●中枢神経系と末梢神経系

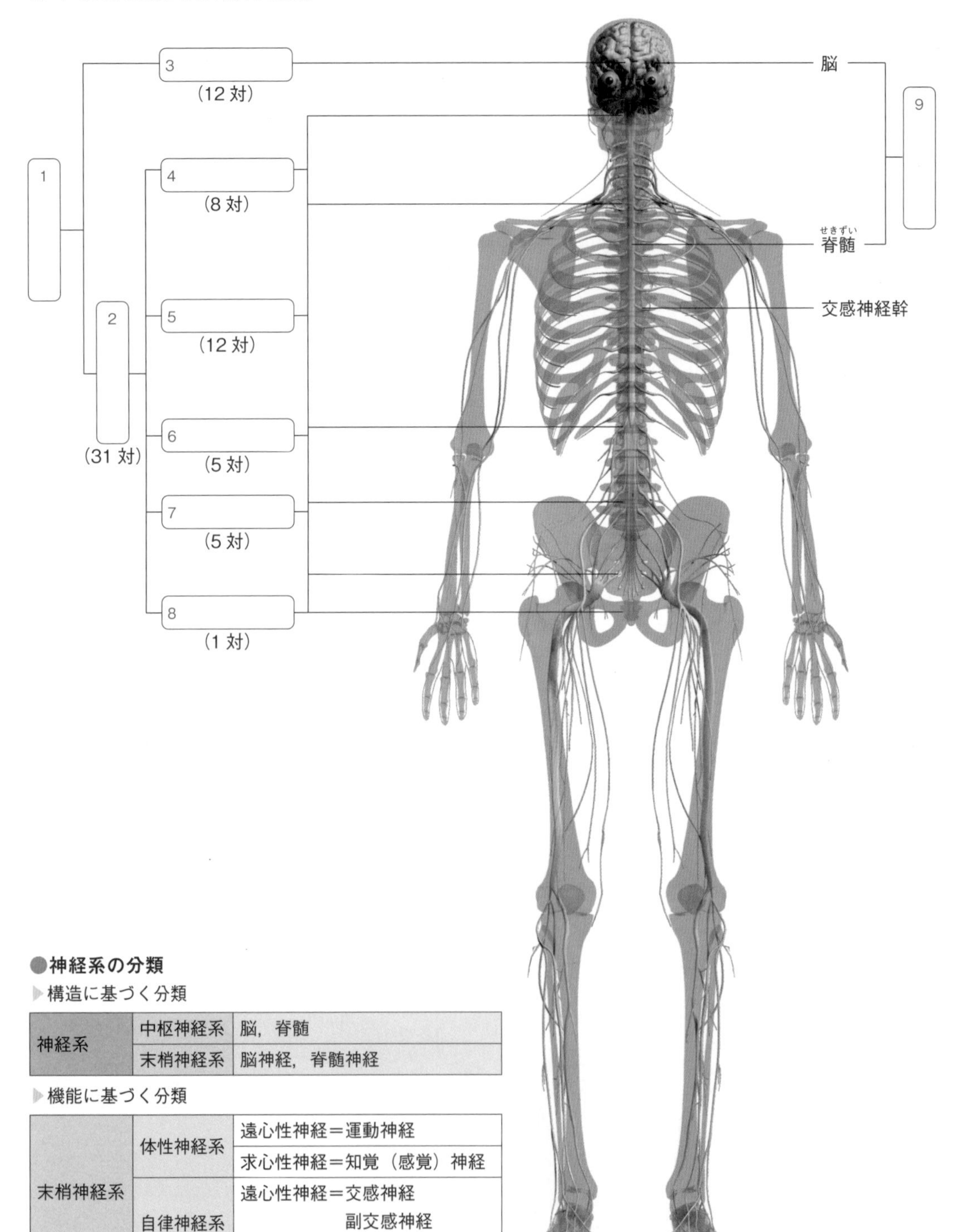

●神経系の分類

▶構造に基づく分類

神経系	中枢神経系	脳，脊髄
	末梢神経系	脳神経，脊髄神経

▶機能に基づく分類

末梢神経系	体性神経系	遠心性神経＝運動神経
		求心性神経＝知覚（感覚）神経
	自律神経系	遠心性神経＝交感神経 副交感神経
		求心性神経＝内臓の感覚神経

この章の学習ポイント

神経系は身体の各器官系を調節し，生体の恒常性を維持する役割を担っています．神経系の各領域の場所と名称，それぞれの領域がどのような働きを担っているのか確実に理解しましょう．また，異常が起こった場合どのような症状や徴候が現れるか，関連して考えることもポイントです．

次の空欄に入る語句を選択肢から選び，文を完成させよう．

❶神経系ならびに神経細胞の構造

●ニューロンの基本構造

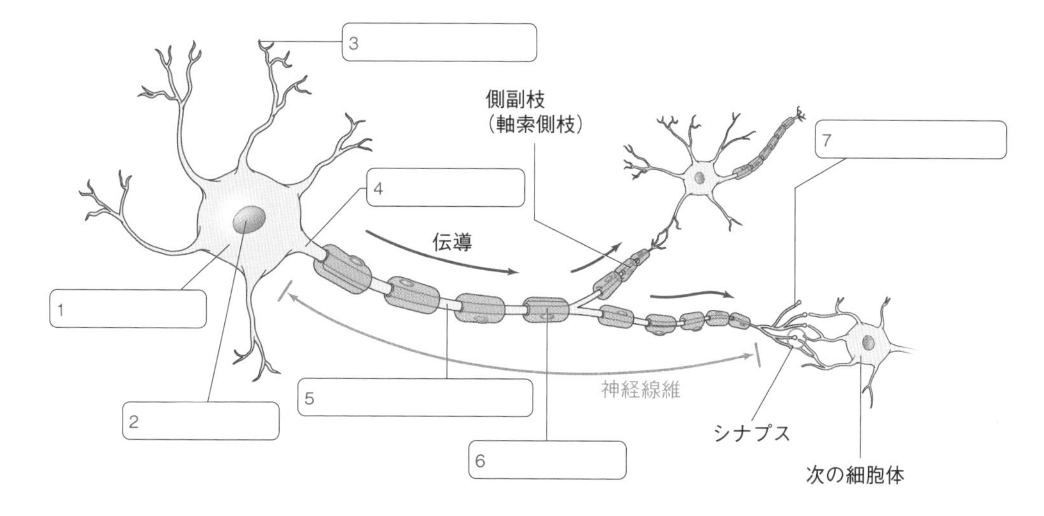

□□ 神経系はその構造から［8 ］系と［9 ］系に分けることができる．さらに［8 ］系は脳と［10 ］に，［9 ］系は脳神経と［11 ］神経に分けられる．

□□ 神経組織には情報を伝える［12 ］と，情報は伝えないが［12 ］を支持・保護する働きの［13 ］細胞がある．

□□ ［14 ］をもっている軸索が有髄神経で，ないのが［15 ］神経である．

選択肢　核　軸索　軸索終末部　細胞体　樹状突起　ランヴィエの絞輪　脊髄　髄鞘　無髄　中枢神経　末梢神経　グリア（神経膠）　ニューロン（神経細胞）

※２回以上使う選択肢があります．

❷神経細胞の興奮・伝導・伝達

□□ 細胞外液に多い陽イオンは［1 ］で，細胞内液に多い陽イオンは［2 ］である．

□□ 興奮していないニューロンの細胞内の電位は［3 ］になっており，この状態を［4 ］という．

□□ 細胞が興奮するとき，まず［5 ］が細胞内に流入する．これによって細胞内の電位が0mV方向に向かう．この過程を［6 ］という．

□□ 細胞内の電位が0mVを超えてプラス（＋）になった状態を［7 ］という．

□□ 次に細胞内の［8 ］が細胞外に流出し，細胞内の電位は元に戻ろうとする．この過程を［9 ］という．

□□ 細胞内外での電解質の移動による，上記の一連の電気的変化を［10 ］という．

□□ ［10 ］を起こすために必要な最小の刺激は［11 ］と呼ばれている．

□□ ［10 ］終了後，逆転した細胞内外の電解質は，エネルギー（ATP）を使った［12 ］によって元に戻る．

□□ ニューロン間またはニューロン－効果器間の接合部を［13 ］という．

□□ ［13 ］で情報を伝える化学物質を［14 ］という．

□□ ［14 ］を受け取るのは，次のニューロンあるいは効果器の細胞膜上にある［15 ］である．

選択肢 カリウムイオン（K^+）　ナトリウムイオン（Na^+）　神経伝達物質　ナトリウム－カリウムポンプ　オーバーシュート　陰性（マイナスに帯電）　活動電位　静止電位　脱分極　再分極　閾刺激　受容体　シナプス

※２回以上使う選択肢があります．

❸反　射

□□ 反射を構成する５つの要素は，興奮する順番に［1 ］，［2 ］，［3 ］，［4 ］，［5 ］である．

選択肢 効果器　受容器　反射中枢　遠心性（運動）神経　求心性（感覚）神経

❹中枢神経系の構造

□□ 脳を保護する組織には骨，［1 ］と呼ばれる結合組織，そして［2 ］がある．

□□ 髄膜は３層からなり，外側から［3 ］，［4 ］，［5 ］で構成される.

□□ 脳組織は主として神経細胞からなる［6　　　　　　］と，有髄神経線維の集まりである［7　　　　］から構成される.

□□ 大脳において脳溝(のうこう)によって分けられた，盛り上がっている部分を［8　　　　］という.

□□ 大脳の表面は灰白質(かいはくしつ)で構成され，［9　　　　　］と呼ばれている.

□□ ［9　　　　　］の下にある灰白質領域を［10　　　　　　］という.

●脳の内部（矢状面(しじょう)）

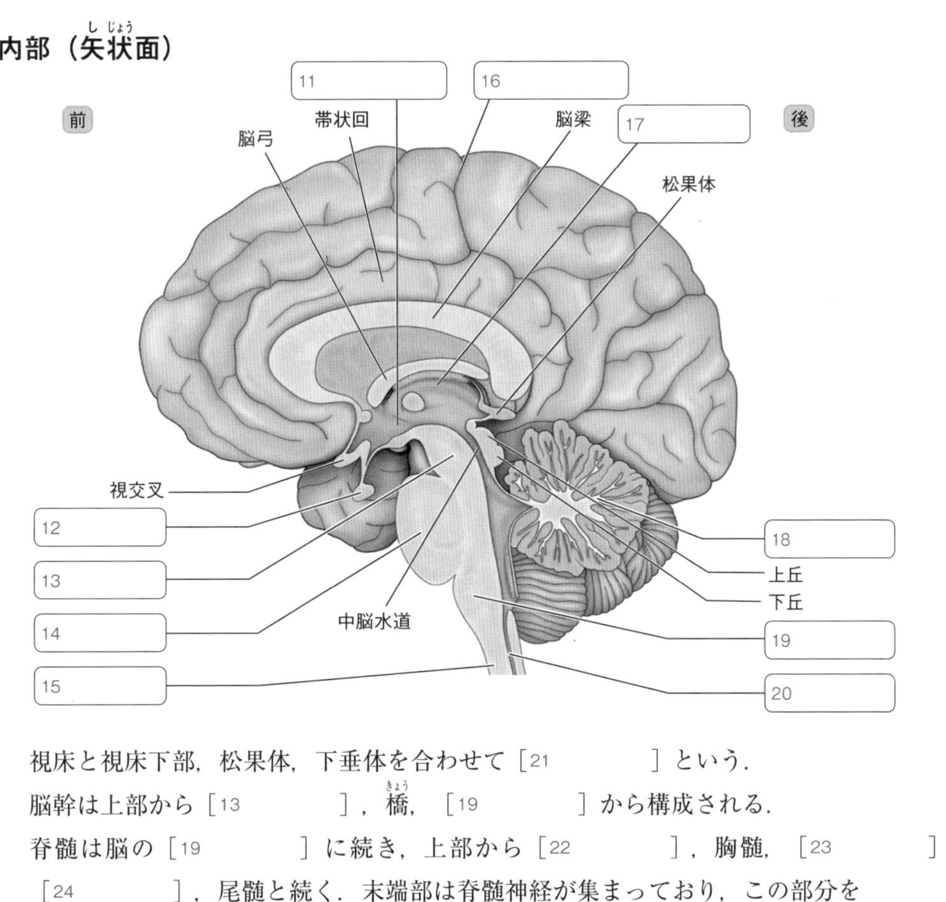

□□ 視床と視床下部，松果体，下垂体を合わせて［21　　　　］という.

□□ 脳幹は上部から［13　　　　］，橋(きょう)，［19　　　　］から構成される.

□□ 脊髄は脳の［19　　　　］に続き，上部から［22　　　　］，胸髄，［23　　　　］，［24　　　　］，尾髄と続く．末端部は脊髄神経が集まっており，この部分を［25　　　　］という.

□□ 脊髄には膨大部が2カ所あり，それぞれ［26　　　　］と［27　　　　］と呼ばれている.

□□ 脊髄は［28　　　　］の分節に分けることができる.

□□ 脳内の空間を［29　　　　］といい，最も大きいのは大脳半球にある［30　　　　　］である.

選択肢
くも膜　髄膜　硬膜　軟膜　脳脊髄液　白質　灰白質　側脳室
大脳基底核　大脳皮質　間脳　視床　視床下部　下垂体　橋
中心溝　脊髄　中心管　小脳　中脳　脳回　頸髄　仙髄　腰髄　延髄
脳室　馬尾　頸膨大　腰膨大　21　31

❺中枢神経系の機能

□□ [1] は錐体外路を構成し，黒質から線条体に向かう神経の神経伝達物質 [2] が不足するとパーキンソン病になる．

□□ 嗅覚以外のさまざまな感覚情報が中継される部位は [3] で，ここには意識の保持と関連がある [4] も存在する．

□□ 自律神経に指令を出し，内臓機能を調節しているのは [5] である．

□□ 概日リズムの形成に関わっている松果体からは [6] が分泌されている．

□□ 生物の本能行動と最も関連の深い部位は [7] である．

□□ 大脳皮質後頭葉の下に位置する脳組織は [8] で，運動が円滑に行えるよう働いている．この部位が障害されると [9] といって，物を取ろうと手を伸ばしても，その距離を間違えてしまう障害が起こる．

□□ 循環中枢が存在するのは [10] である．

□□ 眼の対光反射や遠近調節に関わっている脳組織は [11] である．

□□ 体温調節中枢として働いているのは [12] である．

□□ 摂食調節中枢として食欲に関わっている脳組織は [13] である．

□□ 呼吸中枢が存在する脳組織は [14] と延髄である．

□□ 脊髄の後角には [15] ニューロンの軸索終末が，側角・前角には [16] ニューロンの細胞体や介在ニューロンが多く存在している．

□□ 腰椎穿刺は第 [17] または [18] 腰椎間の [19] 下腔に中腔針を刺入する．

□□ 髄膜が刺激されると [20] やケルニッヒ徴候などの特徴的な症状が出現する．

□□ 脳室は [21] で満たされている．これは特殊な毛細血管網の [22] の血液が濾過されて産生される透明な液体である．

□□ 血液から中枢神経系内に入る物質を選択する役割を担っているのが [23] である．

□□ 下行路の代表が [24] で，延髄の錐体で大部分の神経線維が交叉することから [25] とも呼ばれている．これ以外の下行路は [26] という．

□□ 脊髄の上行路のうち，触圧覚や振動感覚を伝えるのは [27]，痛覚や温度感覚を伝えるのは [28] である．

選択肢

ドパミン　メラトニン　視床下部　視床　上行性網様体賦活系
大脳基底核　大脳辺縁系　推尺異常　項部硬直　中脳　小脳
脳幹　橋　運動　感覚　くも膜　脈絡叢　脳脊髄液　血液脳関門　錐体路
錐体外路　皮質脊髄路　後索－内側毛帯路　脊髄視床路　2－3　3－4　4－5

※２回以上使う選択肢があります．

❻生体のリズム

□□ 約24時間の周期を示す生理現象を［1　　　　　　　　］という.

□□ 意識レベルと関わっているのは，脳内の［2　　　　　　　　］である.

□□ 意識レベルや睡眠の過程は［3　　　　］を測定するとわかる.

□□ 意識障害の指標として，［4　　　　　　　　　　　　］や［5　　　　　　　　　　　　］などがある.

□□ 覚醒時，脳波では［6　　　　］波がみられる.

□□ 脳波でリラックスしているときに出現するのは［7　　　　］波である.

□□ 睡眠のうち脳が休んでいる時期が［8　　　　］睡眠，急速眼球運動が起こる時期が［9　　　　］睡眠である.

選択肢　脳波　上行性網様体賦活系　サーカディアンリズム　α　β　レム　ノンレム　ジャパン・コーマ・スケール（JCS）　グラスゴー・コーマ・スケール（GCS）

❼末梢神経の構造と機能

□□ 末梢神経系は機能面から，［1　　　　］神経系と［2　　　　］神経系に分けることができる.

□□ 神経線維1本1本を覆っているのが［3　　　　　　］，末梢神経を覆っている結合組織が［4　　　　　　］である.

□□ 情報を伝える速度が速いのが［5　　　　］線維，遅いのが［6　　　　］線維である.

選択肢　有髄　無髄　体性　自律　神経上膜　神経内膜

❽脳神経の構造と機能

□□ 第Ⅰ脳神経は［1　　　　］の情報を伝える感覚神経である.

□□ 第Ⅱ脳神経は［2　　　　］の情報を伝える感覚神経である.

□□ 第Ⅲ脳神経は眼の［3　　　　　　］の厚さを変えることによって焦点調節をしている.

□□ 第Ⅳ脳神経は［4　　　　］運動に関わっている.

□□ 第Ⅴ脳神経は［5　　　　］の皮膚感覚を脳に伝える働きがある.

□□ 第Ⅵ脳神経は［6　　　　］運動に関わっている.

□□ 第Ⅶ脳神経は顔面の［7　　　　］筋を支配しており，障害されると［8　　　　　　］麻痺が起こる.

□□ 第Ⅷ脳神経は［9　　　　］と［10　　　　　　］の2つの感覚情報を脳に伝える働きがある.

□□ 第Ⅸ脳神経は［11　　　］運動や［12　　　］の分泌に関わっている.

□□ 第Ⅹ脳神経は感覚，運動，［13　　　］機能の3つを有した神経である.

□□ 第Ⅺ脳神経は［14　　　］の運動に関わっている.

□□ 第Ⅻ脳神経は［15　　　］の運動に関わっている.

□□ 眼球運動に関わっているのは［16　　　］神経，［17　　　］神経，［18　　　］神経の3つである.

□□ 味覚に関わっているのは［19　　　］神経と［20　　　］神経である.

□□ 胸腹部の内臓を広く支配しているのは［21　　　］神経である.

□□ ［22　　　］神経が障害されると瞳孔反射が消失するなど，視覚機能に影響が生じる.

選択肢　視覚　嗅覚　水晶体　眼球　動眼　表情　平衡感覚
ベル（顔面神経）　聴覚　舌　嚥下　唾液　自律（副交感）　迷走
顔面　頸部　滑車　外転　舌咽　※2回以上使う選択肢があります.

❾脊髄神経の構造と機能

□□ 脊髄神経が脊髄を出た後，ひとかたまりに集まるところを［1　　　］といい，大きなものが4つある.

□□ 神経叢のうち，頸神経叢から出ていく神経には［2　　　］神経があり，呼吸運動に関わっている.

□□ 腕神経叢からは腋窩神経，［3　　　］神経や［4　　　］神経，［5　　　］神経など，上肢を支配する神経が出ている.

□□ 胸部領域で神経叢を介さないのは［6　　　］神経で，12対ある.

□□ 仙骨神経叢からは人体内で最大の［7　　　］神経が出ている.

□□ 橈骨神経の上腕部が麻痺すると［8　　　］になってしまう.

□□ 尺骨神経が麻痺すると［9　　　］変形になってしまう.

□□ 膝関節の伸展や股関節の屈曲に関わっているのは［10　　　］神経である.

□□ ［11　　　］神経が麻痺すると下垂足になってしまう.

□□ 引きずり足歩行は［12　　　］神経麻痺によって起こる.

□□ ［13　　　］神経麻痺や橈骨神経麻痺は，松葉杖の誤った使用によって起こることがある.

□□ 脊髄神経の感覚神経による皮膚の支配領域の分布を［14　　　］という.

□□ 脊髄反射の代表的なものに［15　　　］反射がある.

選択肢　皮膚分節　横隔　肋間　橈骨　尺骨　大腿　神経叢　膝蓋腱
正中　坐骨　鷲手　総腓骨　脛骨　下垂手　腋窩

⑩自律神経系の構造と機能

□□ 自律神経系はエネルギーを消費する反応を起こす［1　　　］神経系と，逆にエネルギーを保存するような働きの［2　　　］神経系からなる．

□□ 自律神経系は［3　　　］を支配している．

□□ 自律神経系は必ず［4　　　］を1つ介する．［4　　　］の前の神経を［5　　　］線維，後ろの神経を［6　　　］線維という．

□□ 交感神経系の節前線維は脊髄の［7　　　］と［8　　　］から起始している．

□□ 交感神経系の節前線維の神経伝達物質は［9　　　］で，節後線維の神経伝達物質は［10　　　］である．節後線維からの神経伝達物質を受け取る効果器上の受容体には［11　　　］受容体と［12　　　］受容体がある．

□□ 副交感神経系の節前線維は［13　　　］と脊髄の［14　　　］から起始している．

□□ 副交感神経系の節前線維および節後線維の神経伝達物質は，いずれも［15　　　］である．

□□ 副交感神経系の節後線維から放出される，神経伝達物質を受け取る効果器上の受容体は［16　　　］受容体である．

□□ 自律神経系の節後ニューロンにある受容体は［17　　　］受容体である．

□□ 汗腺を支配しているのは［18　　　］神経のみである．

□□ 副腎髄質を支配しているのは［19　　　］神経である．

□□ 全身の血管を支配しているのは［20　　　］神経系で，骨格筋の血管には［21　　　］受容体が，骨格筋以外の血管には［22　　　］受容体が多く存在している．

□□ 眼球の瞳孔括約筋に働いて縮瞳を起こすのは［23　　　］神経である．

選択肢　シナプス　ニコチン　ムスカリン　アセチルコリン　ノルアドレナリン　α　β　脳　交感　副交感　内臓　仙髄　胸髄　腰髄　節前　節後

※2回以上使う選択肢があります．

トレーニング

❶正しいものには○を，誤っているものには×を記入しよう．

□□ [1] 脳神経は中枢神経系の一部である．
□□ [2] 求心性神経は運動神経である．
□□ [3] 運動神経は体性神経系に属する．
□□ [4] 神経系の働きの１つに統合機能がある．
□□ [5] 内部環境の感覚情報は，体性神経の中の感覚神経によって脳に伝えられる．
□□ [6] 神経細胞は生後も分裂を続ける．
□□ [7] 細胞内にはナトリウムイオン（Na^+）が多い．
□□ [8] 神経インパルスを伝導するのは神経膠(しんけいこう)細胞である．
□□ [9] ニューロンが興奮するときに起こる一連の電気的変化を再分極という．
□□ [10] 有髄神経は無髄神経よりも伝導速度が速い．
□□ [11] 絶対不応期でも強い刺激がくると，神経細胞は興奮する．
□□ [12] ニューロンから次のニューロンへ情報を伝えるのはカリウムイオン（K^+）である．
□□ [13] 反射において，感覚系から運動系へ切り替える場所を反射弓という．
□□ [14] 神経伝達物質は軸索終末部から放出される．
□□ [15] 細胞内が静止状態よりさらに陰性になると，神経細胞は興奮しやすくなる．
□□ [16] 自律神経系は中枢神経系に含まれる．
□□ [17] 興奮していない細胞内は陰性である．
□□ [18] 有髄神経には髄鞘がある．
□□ [19] ニューロンがほかのニューロンから情報を受け取る部位は細胞体である．
□□ [20] 活動電位を起こすために必要な最小の刺激を最適刺激という．
□□ [21] シナプスを介した興奮伝達は両方向性に伝えられる．

❷関係があるものを選択肢から選ぼう．

□□ 情報を次の神経細胞に伝える場所 [1]
□□ 神経細胞が興奮する一連の過程 [2]
□□ 血液脳関門を形成するなどの機能をもつ細胞 [3]
□□ 刺激がきたときに真っ先に移動する電解質 [4]
□□ 神経細胞の別名 [5]
□□ 軸索に髄鞘がある神経 [6]
□□ 神経細胞が情報を受け取る部位 [7]
□□ 末梢神経においてニューロンを支持・保護する組織 [8]
□□ 反射弓において効果器に情報を伝える組織 [9]

選択肢　神経膠細胞　運動神経　活動電位　樹状突起　シナプス
ナトリウムイオン（Na^+）　ニューロン　シュワン細胞　有髄神経
カリウムイオン（K^+）

❸空欄に入る語句を選択肢から選び，図や文を完成させよう．

●大脳皮質の機能局在

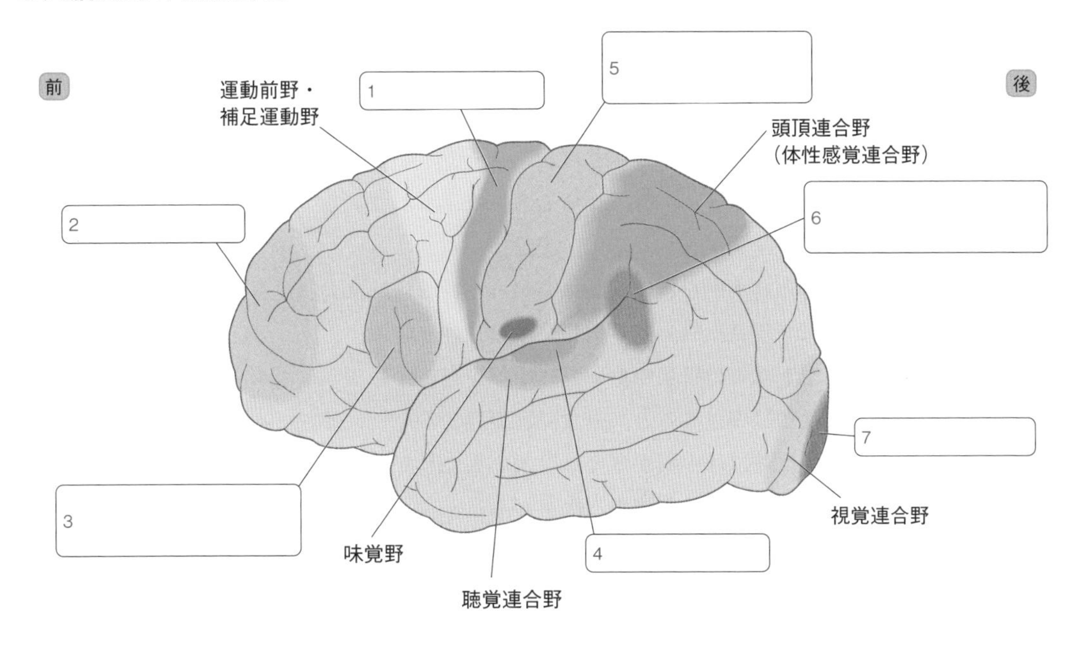

□□ 図の１を出た神経線維は交叉して身体の反対側を支配し，［8　　　　　　　］を調節している．

□□ 図の３が障害されると［9　　　　　　　］となる．

□□ 図の５は［10　　　　］や骨格筋からの感覚入力を受け取っている．

□□ 図の６が障害されると［11　　　　　　　］となる．

□□ 図の７は，眼の［12　　　　］から情報を受け取っている．

□□ 以前の経験や学習に基づいて分析・統合する働きがあるのは［13　　　　　　］である．

選択肢　視覚野　聴覚野　連合野　一次運動野　前頭前野
運動性言語中枢（ブローカ野）　感覚性言語中枢（ウェルニッケ野）
体性感覚野（一次感覚野）　随意運動　感覚性失語　運動性失語　皮膚　網膜

❹正しいものには○を，誤っているものには×を記入しよう．

□□ [1] 灰白質は有髄神経の集まりである．
□□ [2] 細胞体が集まったところを神経核・神経節という．
□□ [3] 大脳は1つの球からなっている．
□□ [4] 大脳皮質は大きく2つの領域（葉）に分けることができる．
□□ [5] 視覚野は頭頂葉に存在する．
□□ [6] ウェルニッケ野が障害されると，相手の話す言葉は理解できるが，話すことができなくなる．
□□ [7] 一次運動野は同側の随意運動を起こす．
□□ [8] 情報を分析・統合する部位が連合野である．
□□ [9] パーキンソン病は大脳基底核のアセチルコリンが不足したために起こる．
□□ [10] 血漿（けっしょう）浸透圧の変化を感知するのは視床下部である．
□□ [11] 視床下部が障害されると，呼吸停止が起こる．
□□ [12] 生物の基本的な本能行動に関わっている領域は大脳皮質である．
□□ [13] 視床で嗅覚以外の感覚情報が中継されている．
□□ [14] 視床下部には排尿中枢や嘔吐中枢が存在する．
□□ [15] 延髄が障害されると，摂食障害が起こる．
□□ [16] 姿勢反射には中脳が重要な役割を果たしている．
□□ [17] 小脳には呼吸を調節する働きがある．
□□ [18] 脊髄の後角には感覚ニューロン軸索の終末が存在する．
□□ [19] 脊髄には頸膨大と腰膨大がある．
□□ [20] 髄膜の中で脳組織と接しているのは，くも膜である．
□□ [21] 頭蓋骨が硬化する前の幼児期に，脳脊髄液が貯留した状態がハンチントン病である．
□□ [22] 各脳組織から集まってくる静脈血が血液脳関門を構成する．
□□ [23] 脳脊髄液が過剰になると，頭蓋内圧は低下する．
□□ [24] 脊髄に入った感覚情報は灰白質を上行する．
□□ [25] 錐体路は大脳皮質から延髄までの下行路をいう．
□□ [26] 錐体路が障害されると，バビンスキー反射が消失する．
□□ [27] 錐体外路には視床や大脳基底核が含まれる．
□□ [28] 錐体路の中で出血や梗塞を起こしやすい部位は延髄錐体である．
□□ [29] 脊髄の頸部上部で切断されると，四肢の麻痺が起こる．
□□ [30] 松果体から分泌されるホルモンはノルアドレナリンである．

❺関係があるものを選択肢から選ぼう．

□□ 運動性失語 [1]
□□ 読字不能症 [2]
□□ 感覚性失語 [3]
□□ パーキンソン病 [4]
□□ 体温調節中枢 [5]
□□ 本能行動 [6]
□□ 反対側の随意運動 [7]
□□ ハンチントン病 [8]
□□ サーカディアンリズム [9]
□□ 水分調節中枢 [10]
□□ 推尺異常 [11]
□□ 腰椎穿刺 [12]
□□ 呼吸中枢 [13]
□□ 意識レベル [14]
□□ 血液中の毒性物質を通さない [15]
□□ 皮質脊髄路 [16]
□□ バビンスキー反射の出現 [17]
□□ 項部硬直 [18]
□□ 循環中枢 [19]
□□ 対光反射 [20]

選択肢
脊髄　橋　中脳　視床　視床下部　大脳基底核　大脳辺縁系
小脳　大脳皮質　前頭葉　頭頂葉　側頭葉　一次運動野
視覚連合野　脳幹　ウェルニッケ野　ブローカ野　メラトニン　GABA
血液脳関門　水頭症　髄膜炎　脊髄切断　錐体路　錐体外路　脊髄視床路
脳室　脳脊髄液
※２回以上使う選択肢があります．

❻正しいものには○を，誤っているものには×を記入しよう．

□□ [1] 脳神経は８対からなる．
□□ [2] 運動神経は内臓の筋肉を支配している．
□□ [3] 皮膚からの知覚（感覚）神経は自律神経系に含まれる．
□□ [4] 運動神経はシナプスを介して骨格筋に情報を伝える．
□□ [5] １本の末梢神経を覆っているのは神経周膜である．
□□ [6] 有髄神経のほうが無髄神経よりも情報の伝導は速い．
□□ [7] 嗅神経は嗅覚を脳に伝える感覚神経である．

□□ [8] 迷走神経は全身の血管を支配している．
□□ [9] 視神経は眼の焦点調節に関わっている神経である．
□□ [10] 頬部の感覚を脳に伝えるのは顔面神経である．
□□ [11] 動眼神経は眼球運動に関わっている神経である．
□□ [12] 歯の痛覚情報は顔面神経が脳に伝える．
□□ [13] 外転神経は頸部の運動に関わる運動神経である．
□□ [14] 内耳神経は聴覚の情報を脳に伝える感覚神経である．
□□ [15] 味覚情報を脳に伝えるのは舌下神経である．
□□ [16] 滑車神経は平衡感覚を脳に伝える感覚神経である．
□□ [17] 舌の運動をつかさどっているのは舌咽神経である．
□□ [18] 内臓機能を調節しているのは副神経である．
□□ [19] ベル麻痺が起こるのは，三叉神経が障害されたときである．
□□ [20] 動眼神経の活動が高まると，水晶体が厚くなる．
□□ [21] 唾液の分泌に関わっているのは顔面神経である．
□□ [22] 顔の表情は顔面神経によって支配されている．
□□ [23] 脊髄神経は 12 対からなる．
□□ [24] 松葉杖の使用によって麻痺が起こりやすいのは腋窩神経である．
□□ [25] 橈骨神経が障害されると鷲手変形になる．
□□ [26] 尺骨神経が障害されると下垂手になる．
□□ [27] 総腓骨神経が障害されると，引きずり足歩行が起こる．
□□ [28] 脛骨神経が障害されると下垂足になる．
□□ [29] 膝の屈曲に関わっているのは坐骨神経である．
□□ [30] 横隔神経は胸髄から出て横隔膜に向かう．
□□ [31] 脊髄神経の前根は運動情報を運ぶ．
□□ [32] 副交感神経の節前線維からはアセチルコリンが分泌される．
□□ [33] 交感神経の節前線維からはアドレナリンが分泌される．
□□ [34] 運動神経の末端部からはセロトニンが分泌される．
□□ [35] 効果器上にあるアセチルコリン受容体はムスカリン受容体である．
□□ [36] 効果器上にあるアドレナリン受容体はニコチン受容体である．
□□ [37] 骨格筋上にある受容体はニコチン受容体である．
□□ [38] 交感神経系の一部は脳幹部から起始する．
□□ [39] 副交感神経系の一部は仙髄から起始する．
□□ [40] 交感神経系が興奮すると，心拍数は増加する．
□□ [41] 副交感神経系の活動が高まると，瞳孔が縮小する．
□□ [42] 交感神経系の活動が高まると，血管が収縮する．
□□ [43] 副交感神経系の活動が高まると，消化管運動は抑制される．
□□ [44] 交感神経系の活動が高まると，膵臓からのインスリン分泌が増加する．
□□ [45] 外尿道括約筋は副交感神経系の活動亢進によって収縮する．

□□ [46] 副交感神経系の活動が高まると，副腎髄質ホルモンの分泌が高まる．
□□ [47] 交感神経系の活動が高まると，血糖値は低下する．
□□ [48] 汗腺は交感神経系によって調節されている．
□□ [49] 副交感神経系の活動が高まると，気管支の平滑筋は収縮する．

❼関係があるものを選択肢から選ぼう．

□□ 自律神経節前線維の神経伝達物質 [1]
□□ 体性運動神経から放出される神経伝達物質 [2]
□□ 胸腹部の内臓器官を調節する副交感神経 [3]
□□ 顔面の表情筋を支配している神経 [4]
□□ 顔面の皮膚感覚を脳に伝える神経 [5]
□□ 眼球運動に関わっている神経（3つ） [6] [7] [8]
□□ 味覚情報を脳に伝える神経（2つ） [9] [10]
□□ 内耳神経が脳に伝える感覚（2つ） [11] [12]
□□ 散瞳（瞳孔の散大）を起こす神経 [13]
□□ 視覚の遠近調節に関わる神経 [14]
□□ 気管支平滑筋を弛緩させる神経 [15]
□□ 肝臓でのグリコーゲン分解を促進する神経 [16]
□□ 脊髄神経の感覚神経のそれぞれが支配している皮膚領域 [17]

選択肢
交感神経　動眼神経　外転神経　顔面神経　迷走神経　三叉神経
舌咽神経　滑車神経　皮膚分節　アセチルコリン　平衡感覚　聴覚
※２回以上使う選択肢があります．

❽正しいものには○を，誤っているものには×を記入しよう．

□□ [1] 血中副腎皮質ホルモンは夕方に最高値となる．
□□ [2] 心拍数は覚醒時に上昇する．
□□ [3] 夢をみるのはノンレム睡眠のときである．
□□ [4] 加齢に伴い，深い睡眠が減少する．
□□ [5] ジャパン・コーマ・スケール（JCS）で，刺激を与えても覚醒しない状態はⅡである．

実力アップ

❶情報を伝える細胞はどれか．

1. 星状膠細胞　［　　］
2. 上衣細胞
3. 神経細胞
4. 腺細胞

❷神経伝達物質でないのはどれか．

1. βエンドルフィン　［　　］
2. アドレナリン
3. アセチルコリン
4. グルカゴン

❸錐体路で正しいのはどれか．

1. 大脳の運動皮質に始まる．　［　　］
2. 大脳の基底核を経由する．
3. 脊髄の感覚神経に連絡する．
4. 大多数は脊髄で交叉する．

❹中枢神経系を保護する組織で正しいのはどれか．

［　　］

1. 髄膜は外側から，硬膜，軟膜，くも膜である．
2. 脳脊髄液は脈絡叢でつくられる．
3. 脳脊髄液はリンパ管で吸収される．
4. 軟膜の下に脳脊髄液が充満している．

❺中枢神経系の脳組織とその主な働きとの組合せで正しいのはどれか．

1. 小　脳――循環調節　［　　］
2. 中　脳――呼吸調節
3. 視　床――水分調節
4. 頭頂葉――感覚機能

❻姿勢の保持に関与するのはどれか．

1. 橋　［　　］
2. 小　脳
3. 後頭葉
4. 視床下部
5. 海　馬

POINT

●神経系の構造，脳の各部位の名称とそれぞれの働きを確実に覚えよう．

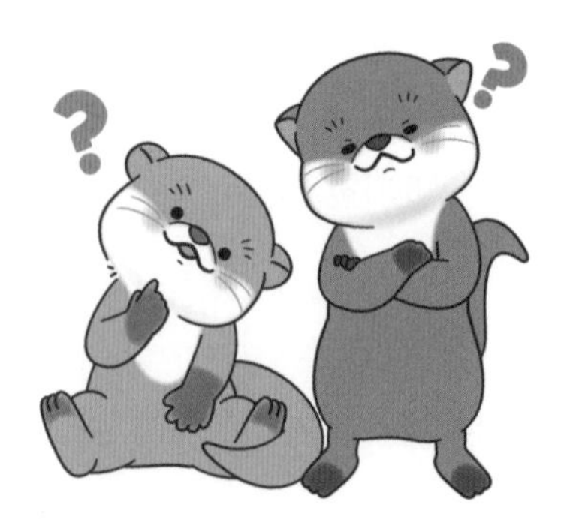

❼髄鞘（ずいしょう）がある部位はどれか.

1. ア ［　　］
2. イ
3. ウ
4. エ

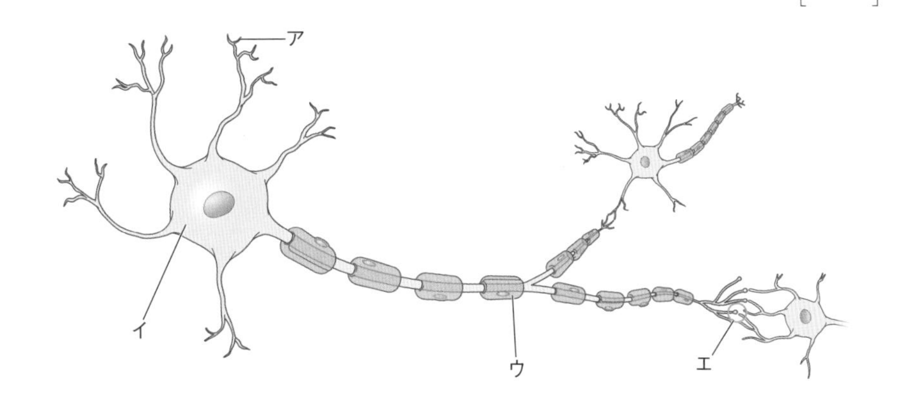

❽図は神経細胞の活動電位の時間経過を表している. 主として細胞内から細胞外へK^+が流出することによって起こる現象はどの時点か.

1. ア ［　　］
2. イ
3. ウ
4. エ

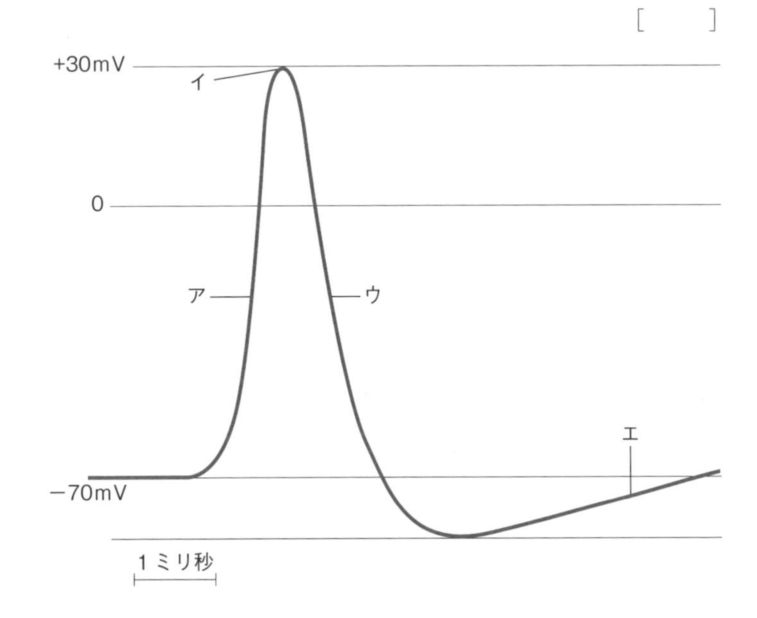

❾閉眼に関与する神経はどれか.

1. 視神経 ［　　］
2. 三叉神経
3. 動眼神経
4. 顔面神経

❿咀嚼運動に関わる脳神経はどれか.

1. 嗅神経 ［　　］
2. 滑車神経
3. 三叉神経
4. 動眼神経
5. 内耳神経

〈第111回看護師国家試験〉

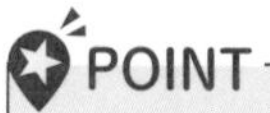

POINT

●中枢神経系が障害されたとき，どうなるか考えよう．

⑪大脳皮質の各部位と，障害されたときの症状との組合せで正しいのはどれか．

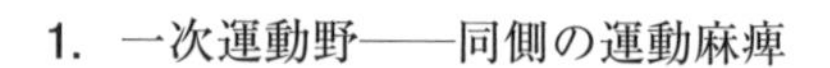

［　　］

1. 一次運動野――同側の運動麻痺
2. 体性感覚野――同側の感覚麻痺
3. ブローカ野――運動性失語
4. 聴覚野――――読字不能症

⑫交通事故によって横隔膜の麻痺による呼吸障害が起こった．脊髄のどのレベルが損傷していると考えられるか．

［　　］

1. C_3 − C_5
2. T_1 − T_3
3. T_5 − T_7
4. T_{10} − T_{12}

⑬意識レベルが低下している人に痛み刺激を与えると，払いのけるような動作をした．JCS の分類はどれか．

［　　］

1. Ⅱ − 20
2. Ⅱ − 30
3. Ⅲ − 100
4. Ⅲ − 300

⑭重症筋無力症の障害部位はどれか．

［　　］

1. ア
2. イ
3. ウ
4. エ

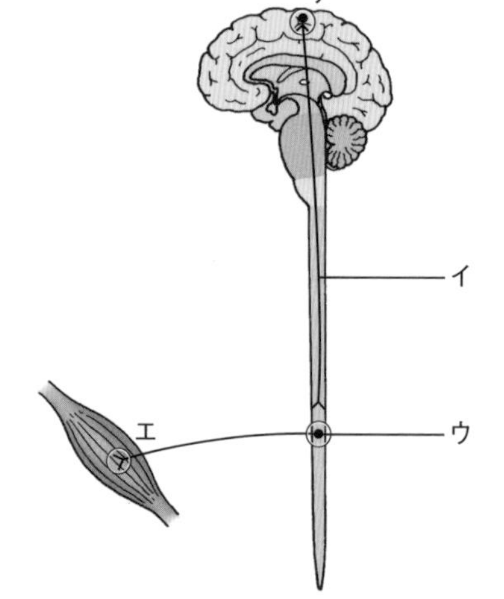

POINT

●末梢神経系の種類と名称，働きを確実に覚えよう．

⑮図でノルアドレナリンが神経伝達物質である部位はどれか.

1. ア　［　　］
2. イ
3. ウ
4. エ

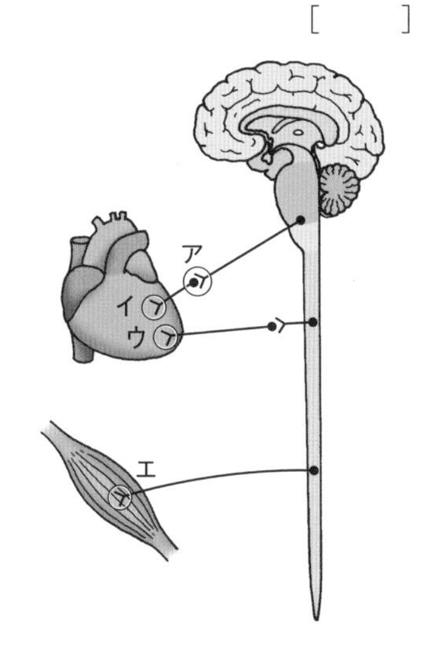

⑯「両眼を強く閉じて下さい」と言うと，図のような表情になった．異常のある神経はどれか.

1. 動眼神経　［　　］
2. 三叉神経
3. 外転神経
4. 顔面神経

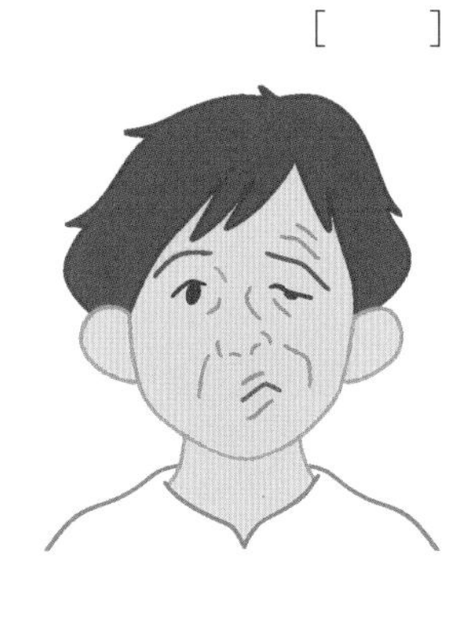

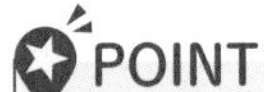
POINT

●それぞれの末梢神経が障害されたらどうなるか考えよう.

⑰ペンライトで右眼を照らした際，左眼は縮瞳がみられたが右眼は変わらなかった．どこが障害されていると考えられるか.

1. 右の視神経　［　　］
2. 中　脳
3. 右の動眼神経
4. 右眼球を支配する交感神経

⑱図のような手になった．異常のある神経はどれか.

1. 腋窩神経　［　　］
2. 正中神経
3. 尺骨神経
4. 橈骨神経

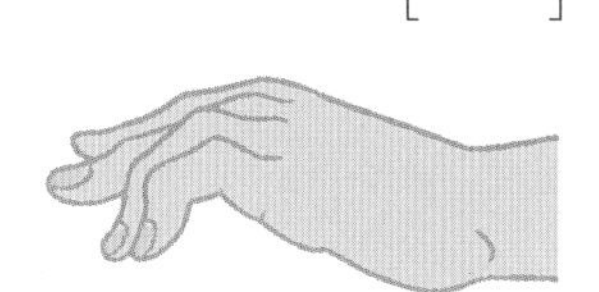

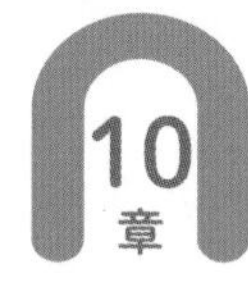

感覚器系 外部から情報を取り入れるしくみ

ビジュアル要点整理 次の空欄に入る語句を選択肢から選び，文や図表を完成させよう．

❶感覚の特徴

□□ ある感覚に特化した受容器で受け取る感覚を［1　　　　　　　］という．

□□ 感覚細胞はそれぞれの受容器に対応する［2　　　　　］により，神経インパルスを生じる．

□□ 痛覚以外の感覚は，同じ強さの刺激が持続すると，意識にのぼる感覚が次第に弱まる．これを感覚の［3　　　　］という．

選択肢　体性感覚　特殊感覚　適刺激　侵害刺激　受容　順応

●感覚の種類

	感覚の種類	適刺激	受容器		感覚の質
特殊感覚	視覚	光	光受容器	視細胞	明るさ，色
	聴覚	1	機械受容器	有毛細胞（蝸牛）	音
	平衡覚	傾き・加速度	機械受容器	有毛細胞（前庭・半規管）	身体の傾き，体位，加速度
	嗅覚	揮発性の化学物質	化学受容器	嗅細胞（嗅粘膜）	におい（花の香りなど）
	味覚	水溶性の 2	化学受容器	味細胞（味蕾）	味（甘味，塩味など）
体性感覚	触覚・圧覚	圧	機械受容器	皮膚の受容器（マイスネル小体など）	触覚
	温覚・冷覚	3	温度受容器	自由神経終末	温度
	痛覚	痛み刺激	侵害受容器	4	痛み
	深部感覚	動き	機械受容器	筋紡錘，腱紡錘	身体の動き，姿勢
内臓感覚	臓器感覚	胃腸・膀胱の充満度などの物理的情報，内容物の電解質などの濃度	機械受容器 化学受容器		満腹感，空腹感，口渇感，悪心，便秘，尿意など
	内臓痛覚	過度の伸展や収縮，炎症など，内臓の病的状態	侵害受容器		痛み，関連痛

選択肢　自由神経終末　音　温度　化学物質

この章の学習ポイント

感覚器は，身体の内外の変化を感知して，その情報を中枢に伝えます．眼，耳，鼻などの感覚受容器の全体的な構造とともに，感覚細胞でどのような刺激を感知するのかを学習しましょう．感知した情報は神経を介して中枢に伝わるため，その伝導路を理解することも大切です．

❷視　覚

- □□ 眼球外膜は前方に角膜があり，後方は［1　　　　］からなる．
- □□ 眼球中膜は前方に［2　　　　］があり，後方は脈絡膜（みゃくらくまく）からなる．
- □□ 眼房水（がんぼうすい）は脈絡膜で産生され，［3　　　　　　　　　　　　］から吸収される．
- □□ 副交感神経支配である［4　　　　　　　］は，瞳孔を縮小する．
- □□ 眼球に入る光の量は，［5　　　　　　　］により反射的に瞳孔の大きさを調節することで制御される．
- □□ 毛様体（もうようたい）は毛様体小帯により［6　　　　　　　］に付着し，遠近調節に関与する．
- □□ 瞳孔から入った光は，［7　　　　］の視細胞によって神経インパルスに変換される．
- □□ 杆体（かんたい）には［8　　　　　　　］と呼ばれる視物質が含まれ，明暗覚（明るさ）を感知する．
- □□ 視覚情報は視神経として眼球を出た後，［9　　　　　　］で鼻側半分の神経線維が交叉する．
- □□ 眼の空間的な分解能を示す指標は［10　　　　　］であり，ランドルト環の検査で計測される．

選択肢　視力　瞳孔括約筋　視交叉　対光反射　虹彩　強膜　水晶体　網膜　シュレム管（強膜静脈洞）　ロドプシン

10章　感覚器系

●眼球の構造

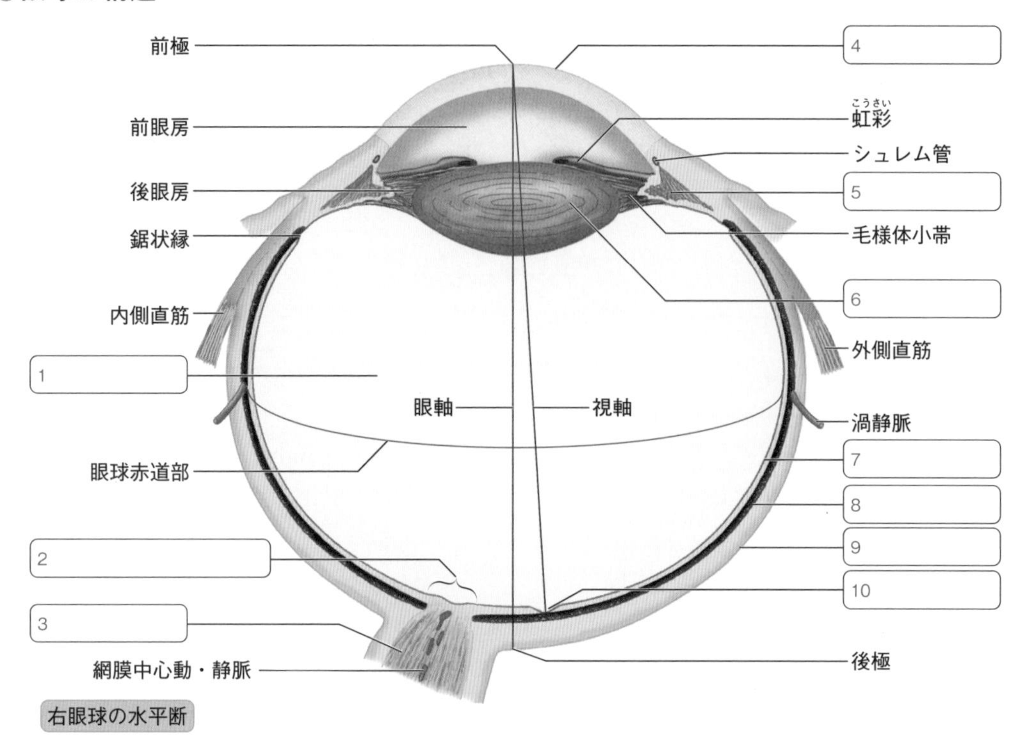

右眼球の水平断

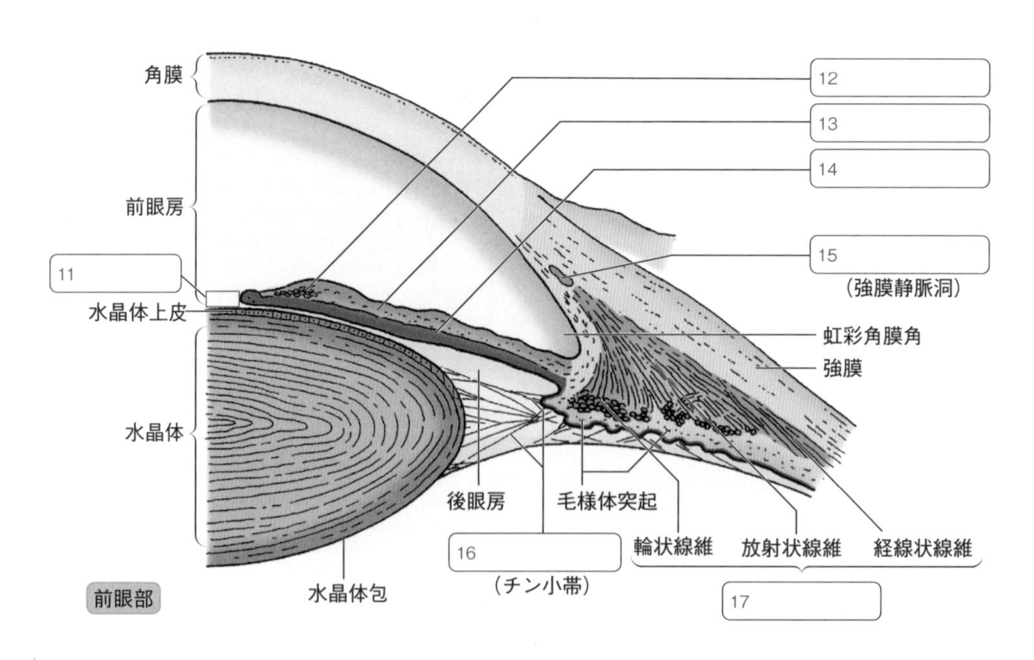

前眼部

選択肢 水晶体　硝子体　視神経　視神経円板（乳頭）　虹彩　強膜　瞳孔　網膜　角膜　シュレム管　毛様体　毛様体筋　毛様体小帯　脈絡膜　中心窩　瞳孔括約筋　瞳孔散大筋

③聴覚と平衡覚

□□ 内耳には，聴覚を受け取る［1　　　　］と，平衡覚を受け取る前庭と半規管がある．
□□ 内耳は側頭骨の中にあり，骨迷路の中に［2　　　　　］が収まっている．
□□ 蝸牛の膜迷路である蝸牛管は［3　　　　　］で満たされている．
□□ 聴覚は蝸牛の［4　　　　　］において感知され，蝸牛神経を介して伝達される．
□□ 音の伝導には，外耳道から伝わる空気伝導（気導）と頭蓋骨から伝わる［5　　　　　］がある．
□□ 音の高低や強弱について聞き分ける能力は［6　　　　］である．
□□ 前庭の膜迷路には，頭の傾きなどを感知する［7　　　　　］がある．
□□ 半規管の膜迷路には，回転方向の加速・減速を感知する［8　　　　　］がある．

選択肢　内リンパ　膜迷路　膨大部稜　骨伝導（骨導）　聴力　コルチ器　平衡斑　蝸牛

●耳の構造

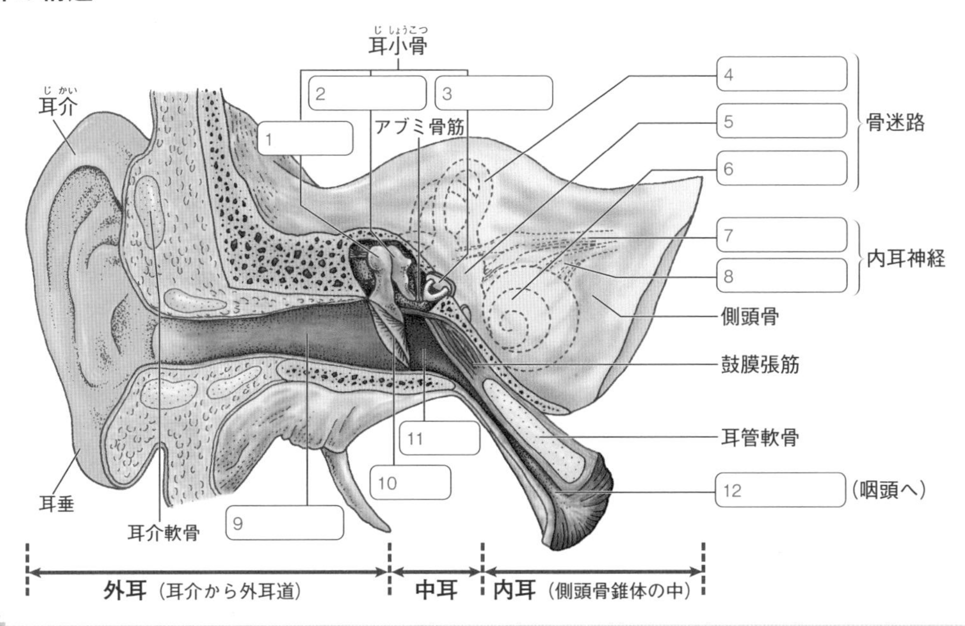

選択肢　鼓室　耳管　鼓膜　蝸牛　前庭　キヌタ骨　半規管　外耳道　ツチ骨　前庭神経　蝸牛神経　アブミ骨

❹化学的感覚（嗅覚・味覚）

□□　嗅覚受容器は，鼻腔上部の［1　　　　　　　　］に分布する．
□□　におい物質は［2　　　　　　　］に受容され，神経インパルスが生じる．
□□　嗅覚情報は頭蓋骨の一部である篩板（しばん）を貫き，［3　　　　　　］に伝達される．
□□　嗅覚情報は側頭葉内側面にある大脳皮質の［4　　　　　　　　　　］に達する．
□□　味物質は唾液に溶け，味覚受容器である［5　　　　　　］で受容される．
□□　舌の前部約 2/3 の味覚情報は［6　　　　　　　　　］を介して伝達される．

選択肢　嗅細胞　顔面神経　嗅球　嗅上皮　一次嗅覚野　味蕾

●嗅上皮の構造

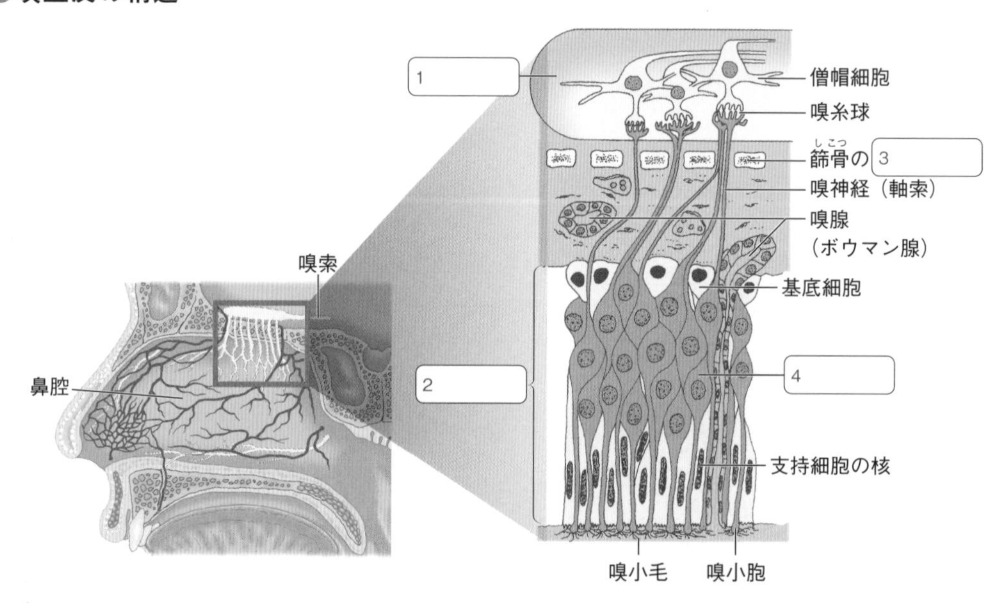

選択肢　嗅上皮　嗅細胞　篩板　嗅球

●舌の構造

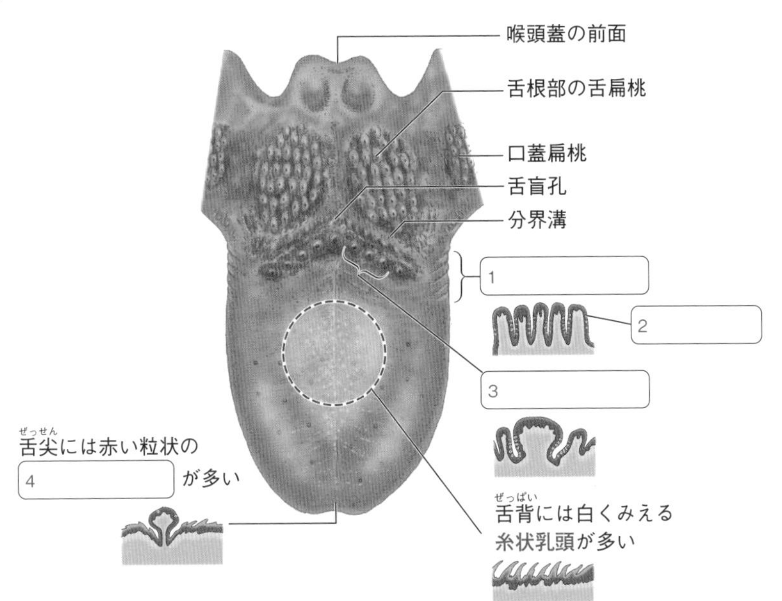

選択肢　味蕾　葉状乳頭　茸状乳頭　有郭乳頭

❺体性感覚と内臓感覚

□□ 体性感覚には，受容器が皮膚に分布する［1　　　　　　］と，筋や腱に分布する深部感覚がある．

□□ 真皮乳頭層の触覚，圧覚の受容器には，［2　　　　　　］やメルケル盤がある．

□□ 温覚，冷覚，痛覚の受容器は［3　　　　　　］である．

□□ 筋には骨格筋の長さの変化を感受する［4　　　　　　］がある．

□□ 筋への過度な張力がかかると，腱に分布する［5　　　　　　］が興奮する．

□□ 体性感覚受容器からの情報は，上行性伝導路を介して［6　　　　　　］に伝えられる．

□□ 内臓感覚には臓器感覚と［7　　　　　　］がある．

選択肢　マイスネル小体　腱紡錘　筋紡錘　体性感覚野　表在感覚　内臓痛覚　自由神経終末

トレーニング

❶感覚の特徴について，正しいものには○を，誤っているものには×を記入しよう．

□□ [1] 神経インパルスが生じる最大の刺激の強さを閾値(いきち)という．
□□ [2] 組織を傷害するものは温度刺激でも痛みとなる．
□□ [3] 同じ強さの刺激が持続すると，感覚の順応が起こる．
□□ [4] ある感覚に特化した受容器で受け取る感覚は体性感覚である．
□□ [5] 内臓の充満度を伝えるのは内臓痛覚である．

❷それぞれの感覚の適刺激を選択肢から選ぼう．

□□ 平衡覚 [1]
□□ 味　覚 [2]
□□ 視　覚 [3]
□□ 聴　覚 [4]
□□ 痛　覚 [5]

選択肢　傾き・加速度　圧　光　温度　揮発性の化学物質　水溶性の化学物質　痛み刺激　音

❸視覚について，正しいものには○を，誤っているものには×を記入しよう．

□□ [1] 眼球外膜は後方に角膜がある．
□□ [2] 角膜の外表面は，血管により養われる．
□□ [3] 瞳孔散大筋は交感神経支配であり，瞳孔に対して放射状に走る．
□□ [4] 毛様体は毛様体小帯で水晶体に付着し，水晶体の厚さを変化させる．
□□ [5] 錐体(すいたい)には視物質ロドプシンが含まれる．
□□ [6] 視神経円板（乳頭）には視細胞が分布しないため視力がない．
□□ [7] 眼房水は毛様体から分泌される．
□□ [8] 硝子体は前眼房に含まれる．
□□ [9] 眼球に入る光の屈折は，角膜と水晶体で生じる．
□□ [10] 眼瞼(がんけん)には眼瞼腺（マイボーム腺）が並び，涙の蒸散を防ぐ．
□□ [11] 眼球表面は眼瞼結膜で覆われる．
□□ [12] 毛様体筋は外転神経により支配される．
□□ [13] 近視は眼軸が短い，もしくは屈折力が弱いため，網膜の後ろで結像する．
□□ [14] 対光反射は，光を当てていない眼の瞳孔でもみられる．
□□ [15] 角膜への異物の刺激で角膜反射を生じる．
□□ [16] 加齢などにより水晶体が濁ると緑内障となる．
□□ [17] 中心窩には錐体が集まり，物体を注視した際にはここに像をつくる．
□□ [18] 外眼筋の１つである上斜筋は動眼神経支配である．
□□ [19] 視交叉(しこうさ)では耳側半分の線維が交叉する．
□□ [20] 錐体は赤錐体，緑錐体，青錐体があり，色覚に関与する．

❹眼球の構造で，適切なものを選択肢から選ぼう．

- □□ 眼球前方に位置する眼球中膜の構造 [1]
- □□ 物体を注視した際に結像する眼球内膜の構造 [2]
- □□ 視細胞の分布がみられない眼球内膜の構造 [3]
- □□ 明暗覚に関与する視細胞 [4]
- □□ 色覚に関与する視細胞 [5]
- □□ 網膜に分布する動脈 [6]
- □□ 視細胞に含まれ，光によって構造が変化する物質 [7]
- □□ 眼球への異物の侵入を防ぐ構造 [8]
- □□ 開眼の際に収縮する筋 [9]
- □□ 涙点と鼻腔をつなぐ構造 [10]

選択肢 眼瞼　中心窩　脈絡膜　虹彩　錐体　杆体　視神経円板　眼動脈　視物質　眼球結膜　角膜　上眼瞼挙筋　瞳孔散大筋　鼻涙管　マイボーム腺　網膜中心動脈

❺眼の反射について，適切なものを選択肢から選ぼう．

- □□ 網膜に入る光の量をもとに，瞳孔の大きさを調節する反射 [1]
- □□ 近づく物体を注視する場合に，両眼球の内転が起こる反射 [2]
- □□ 目の前に急に物が接近するなど，角膜が刺激されると眼瞼を閉じる反射 [3]

選択肢 対光反射　角膜反射　伸張反射　輻輳反射　屈筋反射

❻聴覚，平衡覚について，正しいものには○を，誤っているものには×を記入しよう．

- □□ [1] 内耳は側頭骨の中にあり，蝸牛，前庭，耳小骨からなる．
- □□ [2] 膜迷路の中には外リンパが満たされている．
- □□ [3] 音の高低は振動数（Hz），音の強弱はデシベル（dB）で表される．
- □□ [4] 伝音難聴の場合，骨導は正常である．
- □□ [5] 音の情報はコルチ器の有毛細胞を刺激することで，神経インパルスを生じさせる．
- □□ [6] 半規管からの平衡覚の情報は，蝸牛神経を介して中枢に伝達される．

❼聴覚器の構造で，適切なものを選択肢から選ぼう．

□□ 前庭窓に付着する耳小骨 [1]
□□ 鼓室と咽頭（いんとう）をつなぐ構造 [2]
□□ 前庭階と鼓室階に挟まれる構造 [3]
□□ 内耳において音の情報を感じ取る構造 [4]
□□ 聴覚情報を伝える神経 [5]
□□ 外耳道を伝わる音の伝導 [6]
□□ 感音難聴で機能低下がみられる耳の構造 [7]

選択肢
骨伝導（骨導）　空気伝導（気導）　外耳　中耳　内耳　アブミ骨
ツチ骨　耳管　蝸牛管　コルチ器　平衡斑　蝸牛神経　前庭神経

❽化学的感覚について，正しいものには○を，誤っているものには×を記入しよう．

□□ [1] 味覚受容器は鼻中隔の粘膜に分布する．
□□ [2] におい物質は線毛細胞を刺激して神経インパルスを生じる．
□□ [3] 新しい嗅（きゅう）細胞は味蕾（みらい）の基底細胞からつくられて2カ月で置き換わる．
□□ [4] 嗅覚情報は頭頂葉の感覚野に達する．
□□ [5] 舌乳頭のうち有郭乳頭には味蕾がみられない．
□□ [6] 味物質は味蕾の味（み）細胞に受容され，神経インパルスが生じる．
□□ [7] 舌の後部約1/3の味覚情報は舌咽（ぜついん）神経を介して伝達される．

❾嗅覚受容器・味覚受容器の構造で，適切なものを選択肢から選ぼう．

□□ におい情報を伝達する脳神経 [1]
□□ 嗅上皮の上部に位置する骨格 [2]
□□ 嗅上皮にあるにおい情報を受け取る構造 [3]
□□ 味蕾が最も多く分布する舌乳頭 [4]
□□ 咽頭や喉頭蓋の味覚を伝える神経 [5]

選択肢
嗅球　嗅覚野　舌咽神経　迷走神経　篩板　鼻中隔　有郭乳頭
糸状乳頭　嗅小毛　杯細胞　線毛

⑩体性感覚，内臓感覚について，正しいものには○を，誤っているものには×を記入しよう．

□□ [1] 表在感覚の受容器は筋に分布する．
□□ [2] 痛覚の受容器には自由神経終末がある．
□□ [3] 温覚の受容器にはマイスネル小体がある．
□□ [4] 筋紡錘(きんぼうすい)は，筋の長さの変化を感受する．
□□ [5] 内臓の痛みが皮膚の痛みとして感じられることを内臓痛という．

⑪体性感覚，内臓感覚について，適切なものを選択肢から選ぼう．

□□ 触覚，圧覚の受容器 [1]
□□ 温覚，冷覚の受容器 [2]
□□ 筋紡錘が引き伸ばされることで生じる反射 [3]
□□ 各脊髄神経によって支配される皮膚の領域を表したもの [4]
□□ 内臓の過度な伸展や収縮などにより侵害受容器が活性化される感覚 [5]

選択肢
自由神経終末　腱紡錘　伸張反射　パチニ小体　デルマトーム
内臓感覚　内臓痛覚　感覚野

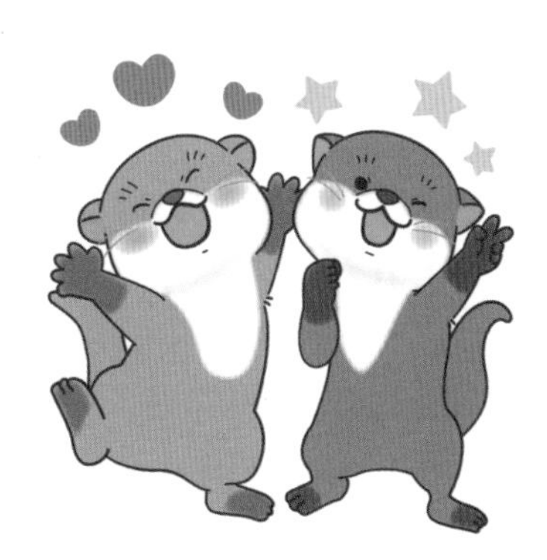

実力アップ

❶表在感覚の受容器はどれか．

[　　]

1. コルチ器
2. マイスネル小体
3. 腱紡錘（けんぼうすい）
4. 味　蕾

❷感覚と適刺激の組合せで正しいのはどれか．

[　　]

1. 視　覚――音
2. 平衡覚――光
3. 痛　覚――温　度
4. 味　覚――化学物質

POINT

●痛みは生きていく上で必要不可欠なものであり順応が少ないなどの特徴がある．伝導路とともに理解しよう．

❸痛覚について誤りはどれか．

[　　]

1. 熱刺激や機械刺激で生じることはない．
2. 自由神経終末で受容される．
3. 痛覚の情報は大脳辺縁系にも伝達される．
4. 全身で受容体の分布差はない．

❹最も順応しにくいのはどれか．

[　　]

1. 触　覚
2. 視　覚
3. 聴　覚
4. 痛　覚

❺光を屈折する眼の構造はどれか．

[　　]

1. 結　膜
2. 網　膜
3. 強　膜
4. 角　膜

POINT

●光が眼球内に入る際に通過する構造を理解しよう．

❻眼の構造と機能の組合せで正しいのはどれか．

[　　]

1. 角　膜――眼房水産生
2. 視細胞――光の屈折
3. 水晶体――遠近調節
4. 網　膜――輻輳（ふくそう）反射

❼眼球の後壁を構成する構造はどれか．

[　　]

1. 角　膜
2. 毛様体
3. 網　膜
4. 虹　彩

❽対光反射に関与する構造はどれか．

[　　]

1. 脈絡膜
2. 視交叉
3. 嗅　球
4. 眼瞼結膜

❾対光反射で正しいのはどれか．

[　　]

1. 動眼神経核が関与する．
2. 毛様体筋が収縮する．
3. 光を当てると散瞳する．
4. 角膜の刺激により生じる．

⑩錐体の視物質はどれか．

1. イオドプシン ［　　］
2. ロドプシン
3. トリプシン
4. ケラチン

⑪動眼神経が支配する構造はどれか．

1. 眼輪筋 ［　　］
2. 瞳孔散大筋
3. 瞳孔括約筋（どうこうかつやくきん）
4. 上斜筋

⑫物体を注視した際に結像するのはどれか．

1. 脈絡膜 ［　　］
2. 視神経円板
3. 瞳　孔
4. 中心窩

⑬両耳側半盲がみられるときに障害されるのはどこか．

1. 視交叉 ［　　］
2. 視神経
3. 視　索
4. 視放線

⑭視覚野の場所はどれか．

1. 前頭葉 ［　　］
2. 側頭葉
3. 頭頂葉
4. 後頭葉

POINT

●光の情報が伝わる経路（視覚の伝導路）を理解しよう．視交叉の解剖学的な特徴や伝導路としての役割も確認しよう．

⑮近くを見ているときにみられる変化はどれか．

1. 散　瞳 ［　　］
2. 眼球の外転
3. 水晶体の肥厚
4. 毛様体筋の弛緩

⑯視覚伝導路について正しいのはどれか．

［　　］

1. 視覚情報は視索として眼球を出る．
2. 視交叉は下垂体の腹側に位置する．
3. 前頭葉の外側膝状体を通る．
4. 視交叉の損傷で両鼻側半盲となる．

⑰眼球付属器について正しいのはどれか．

［　　］

1. マイボーム腺は涙液を産生する．
2. 眼球結膜は眼球を覆う．
3. 涙液は鼻涙管で口腔へ流れる．
4. 上眼瞼挙筋は閉眼の際に働く．

⑱内耳について正しいのはどれか．

1. 鼓室内にある． ［　　］
2. 耳小骨がある．
3. 膜迷路がある．
4. 耳道腺が開口する．

⑲コルチ器について誤っているのはどれか.

[　　]

1. 外リンパ液の中に存在する.
2. 有毛細胞を含む構造である.
3. 聴覚の受容器である.
4. 蝸牛神経に情報を伝達する.

⑳音の伝導について正しいのはどれか.

[　　]

1. 外耳，内耳，中耳の順に伝達される.
2. 音波は鼓膜の振動となる.
3. 前庭神経によって伝達される.
4. 大脳皮質の感覚野に伝達される.

㉑難聴について正しいのはどれか.

[　　]

1. 蝸牛神経の損傷で伝音難聴となる.
2. 鼓膜の損傷で感音難聴となる.
3. 内耳の損傷で伝音難聴となる.
4. 加齢により高音域が難聴となることが多い.

㉒耳の感覚受容器と刺激との組合せで正しいのはどれか.

[　　]

1. 蝸牛管――頭部の回転
2. 球形嚢――頭部の傾き
3. 半規管――鼓膜の振動
4. 卵形嚢――骨の振動

㉓平衡覚を感知するのはどれか.

[　　]

1. 半規管
2. 蝸　牛
3. 鼓　室
4. 鼓　膜

POINT

●聴覚と平衡覚は，内耳の異なる領域で感知される．感知のしくみとともに理解しよう.

㉔膨大部稜(ぼうだいぶりょう)について正しいのはどれか.

[　　]

1. 外リンパ液の中に存在する.
2. 頭の回転により有毛細胞が刺激される.
3. 蝸牛神経を介して伝達される.
4. 鼓室に存在する.

㉕平衡斑について誤っているのはどれか.

[　　]

1. 耳小骨が付着する.
2. 耳石がのった構造である.
3. 頭部の傾きが有毛細胞を刺激する.
4. 前庭反射に関与する.

㉖平衡覚を伝える神経はどれか.

[　　]

1. 蝸牛神経
2. 迷走神経
3. 前庭神経
4. 舌咽神経

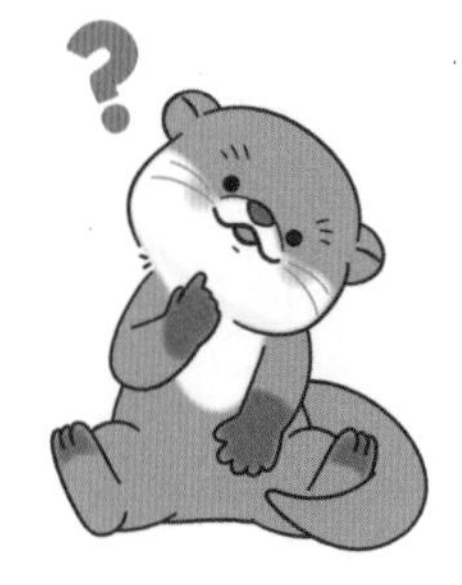

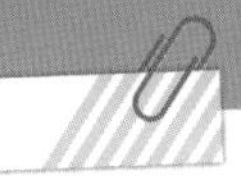

POINT

●嗅覚と味覚は化学物質の情報を感知する．その受容器と伝導路を理解しよう．

㉗嗅覚の受容器はどれか．

1. 嗅　球　[　　]
2. 嗅細胞
3. 表皮角化細胞
4. 杯細胞

㉘嗅上皮について正しいのはどれか．

1. 鼻腔の側面に位置する．　[　　]
2. におい物質は嗅神経を刺激する．
3. 支持細胞は新しい嗅細胞を供給する．
4. 嗅腺は粘液を分泌する．

㉙嗅覚情報の伝達で正しいのはどれか．

1. 視床を経由する．　[　　]
2. 嗅覚の情報は舌咽神経を介して伝達される．
3. 嗅神経は篩板を通り抜ける．
4. 嗅覚の情報は感覚野に伝達される．

㉚味覚の受容器はどれか．

1. 味　蕾　[　　]
2. 扁　桃
3. 耳下腺
4. 嗅　球

㉛味覚情報の伝達に関連しないのはどれか．

1. 迷走神経　[　　]
2. 舌咽神経
3. 顔面神経
4. 舌下神経

㉜温度受容器はどれか．

1. 自由神経終末　[　　]
2. 毛包受容器
3. マイスネル小体
4. パチニ小体

㉝表在感覚の受容器があるのはどれか．

1. 腱　[　　]
2. 骨　膜
3. 皮　膚
4. 関　節

㉞体性感覚の伝導路でないのはどれか．

1. 後　根　[　　]
2. 脊髄後角
3. 視　床
4. 内　包

㉟内臓感覚によるものでないのはどれか．

1. 尿　意　[　　]
2. 悪　心
3. 口　渇
4. 姿　勢

㊱内臓痛を生じるのはどれか．

1. 臓器の切開　[　　]
2. 管腔臓器の受動的な過伸展
3. 細胞内カリウムイオン濃度の上昇
4. 細胞外ナトリウムイオン濃度の上昇

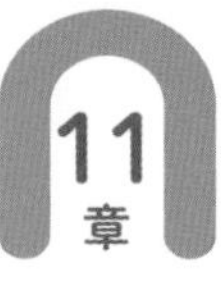

皮膚と膜・体温調節 生体を守るしくみ

ビジュアル要点整理

●膜の種類

膜の種類
- 結合組織性の膜
  - 滑膜
  - 髄膜など
- 上皮性の膜
  - 皮膚
  - 粘膜
  - 漿膜

表を参照して空欄に適切な解剖学用語を記入しよう.

体の膜は，上皮性の膜（[1　　　]・[2　　　]・[3　　　]）と，結合組織性の膜（[4　　　]・[5　　　] など）の2種類に分類される.

●[6　　　]：結合組織から形成され，上皮細胞はない．関節腔の内面を覆って関節内面を平滑にし，粘稠な滑液を関節腔に分泌し，関節が潤滑に動くように機能している.

●[7　　　]：脳と脊髄からなる中枢神経系を包む膜で，外側から硬膜・くも膜・軟膜によって構成されている.

次の空欄に入る語句を選択肢から選び，文や図を完成させよう.

❶漿　膜

□□ 漿膜は，[1　　　]・[2　　　]・[3　　　] の内面や，その中の臓器の表面を覆っている.

□□ 漿膜の付着部では，血管・リンパ管・神経などを漿膜が包み，[4　　　] や [5　　　] を形成している.

□□ [6　　　] は，胃や横行結腸の [7　　　] が，前掛けのようなひだを作っているものである.

□□ 漿膜は，漿膜腔に [8　　　] を分泌して漿膜の表面を潤滑にしている.

□□ 漿膜腔に貯留した液体は，[9　　　]・[10　　　]・[11　　　] と呼ばれる.

□□ 漿膜と漿液は，腹腔の [12　　　]，胸腔の [13　　　]，心嚢の [14　　　] などの動きに際して，ほかの臓器や体壁内面と [15　　　] たり [16　　　] したりするのを防ぐ機能をもっている.

□□ 漿液のうち分子量の [17　　　] 成分は，極めて薄い漿膜を介して血管内の血液成分と容易に移行する.

選択肢　腹腔　門　胸腔　心嚢　大網　間膜　腹水　癒着　胸水　心嚢液　漿液　消化管蠕動　心拍動　呼吸運動　こすれ　大きい　小さい

※2回以上使う選択肢があります.

この章の学習ポイント

身体の膜は，上皮性の膜である皮膚・粘膜・漿膜(しょうまく)と，結合組織性の膜である滑膜(かつまく)・髄膜(ずいまく)などの2種類に分類されます．漿膜は，体内の腔である腹腔(ふくくう)・胸腔(きょうくう)・心嚢(しんのう)の内面や，その中の臓器の表面を覆い，粘膜は眼・中耳・呼吸器・消化器・泌尿生殖器の内面を覆っています．皮膚は，表皮・真皮(しんぴ)の2層で構成され，その下には皮下組織と呼ばれる結合組織があります．皮膚には，爪・毛・脂腺(しせん)・汗腺(かんせん)などの付属器があり，さまざまな機能を果たしています．また，体温は体熱の産生と放散のバランスにより一定に保たれています．

❷粘　膜

□□ 粘膜は，[1　　　　]・[2　　　　]・[3　　　　]・[4　　　　]・[5　　　　]・[6　　　　]の内面を覆う潤滑な膜である．

●粘膜のある部位

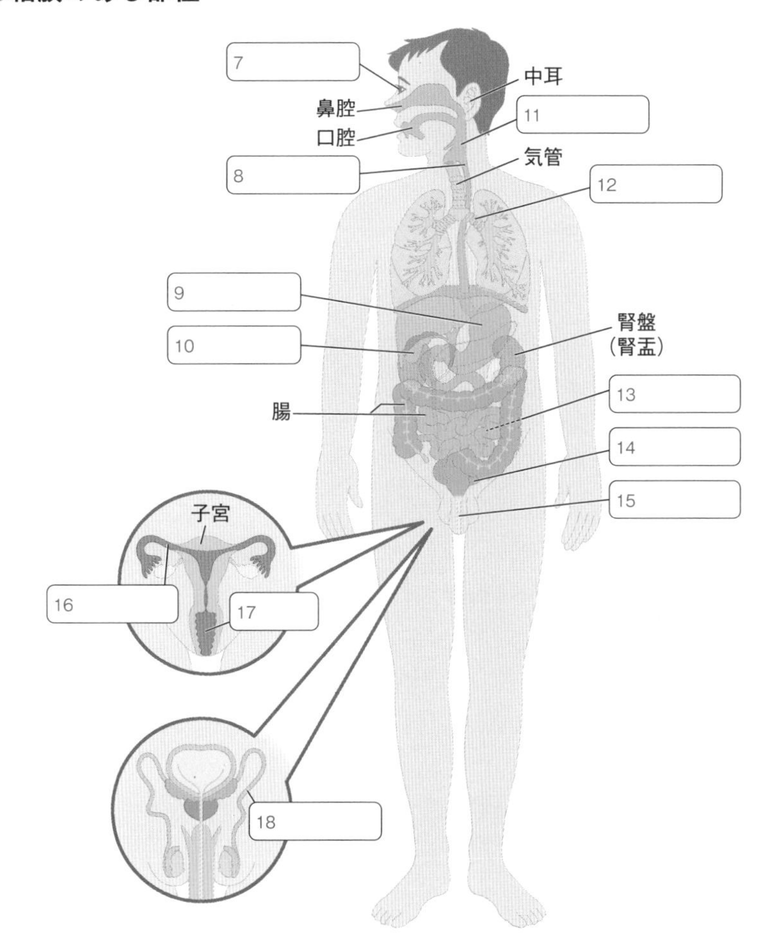

□□ 眼の結膜と鼻腔粘膜は[19　　　　　]で連続し，中耳の粘膜と咽頭粘膜は[20　　　　]で連続している．

□□ 呼吸器と消化器は［21　　　　］を共有している．

□□ 消化器では，肝臓や胆嚢（たんのう）からの肝管・胆管・総胆管からなる［22　　　　］と，膵臓（すいぞう）の膵管が［23　　　　］に開口している．

□□ 体表の皮膚が途切れて体内の粘膜に移行している部位には，［24　　　　］・［25　　　　］・［26　　　　］・［27　　　　］・［28　　　　］がある．

●粘膜の構造

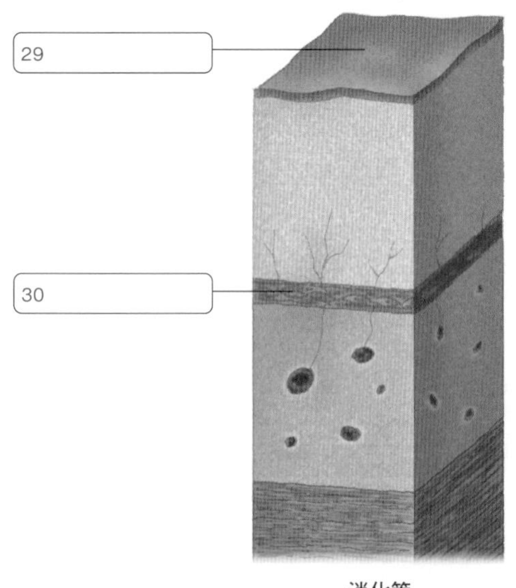

消化管

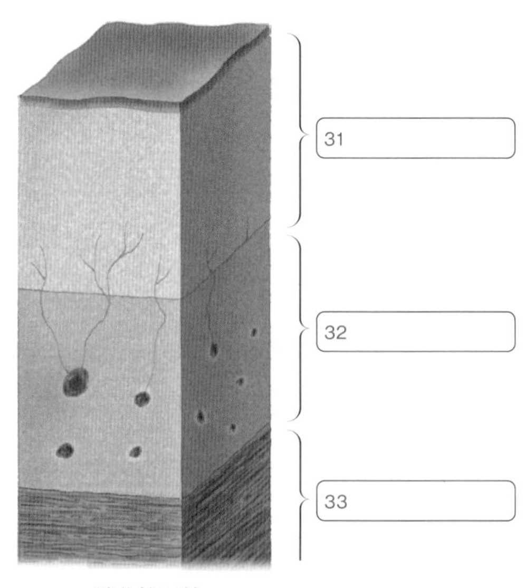

消化管以外

□□ 粘膜上皮は，口腔や食道では［34　　　　］上皮，胃や腸では［35　　　　］上皮が主である．

□□ 気道や消化管の粘膜は，粘膜上皮から分泌された［36　　　　］で表面が覆われている．

□□ 粘膜を上皮側から観察すると，粘膜固有層や粘膜下組織の［37　　　　］が透けて見え，［38　　　　］色を呈している．

□□ 口腔，咽頭，食道などの粘膜は，［39　　　　］であるために粘膜下の［40　　　　］が透けて見えにくく，［41　　　　］色に見える．

□□ 胃や腸の粘膜は単層上皮で，［42　　　　］が透けて見えやすいために［43　　　　］色が強い．

□□ 眼では，［44　　　　］上皮は透明で，光の透過性が極めて良い．

□□ 球結膜（眼球表面のいわゆる白目の部分）に，黄色が観察されないかどうかで，［45　　　　］を確認するのに利用される．

□□ 瞼（けん）結膜（眼瞼の裏側）の血管を見ることで［46　　　　］かどうかの観察に利用される．

□□ 炎症，潰瘍（かいよう），外傷などで粘膜に欠損が生じると，その下の［47　　　　］が露出して増殖し，［48　　　　］を形成する．

□□ 粘膜と皮膚の移行部分では，上皮細胞が［49　　　　］に連続している．

□□ 粘膜の機能は［50　　　　］や［51　　　　］に支配されている．

選択肢　中耳　消化器　泌尿器　食道　口　眼　胃　肛門　胆道　呼吸器　気管支　尿道　尿管　膀胱　生殖器　腟　精管　耳管　卵管　鼻涙管　咽頭　十二指腸　鼻孔　尿道や腟　円柱　粘液　扁平　血管　重層扁平上皮　白っぽい　赤　ピンク　結膜　角膜　黄疸　肉芽　貧血　自律神経系　内分泌系　結合組織　滑らか　筋層　粘膜固有層　粘膜上皮　粘膜下組織　粘膜筋板

※２回以上使う選択肢があります.

❸結合組織性の膜

- □□ 滑膜は，［1　　　　　　］の内面を覆っている.
- □□ 滑膜は，結合組織から形成されており［2　　　　］細胞はない.
- □□ 滑膜は，粘稠な［3　　　　］を関節腔に分泌し，関節が潤滑に動くように機能している.
- □□ 滑液包は，腱とその腱が付着する骨の間にある扁平な嚢状構造物で，中に［4　　　　］を入れている.
- □□ ［5　　　　　　］は，腱が骨に沿って潤滑に動くように機能している.
- □□ 髄膜は，外側から［6　　　　］・［7　　　　　］・［8　　　　］によって構成されている.

選択肢　上皮　関節腔　滑液鞘　くも膜　硬膜　軟膜　滑液

※２回以上使う選択肢があります.

❹皮　膚

●皮膚の構造

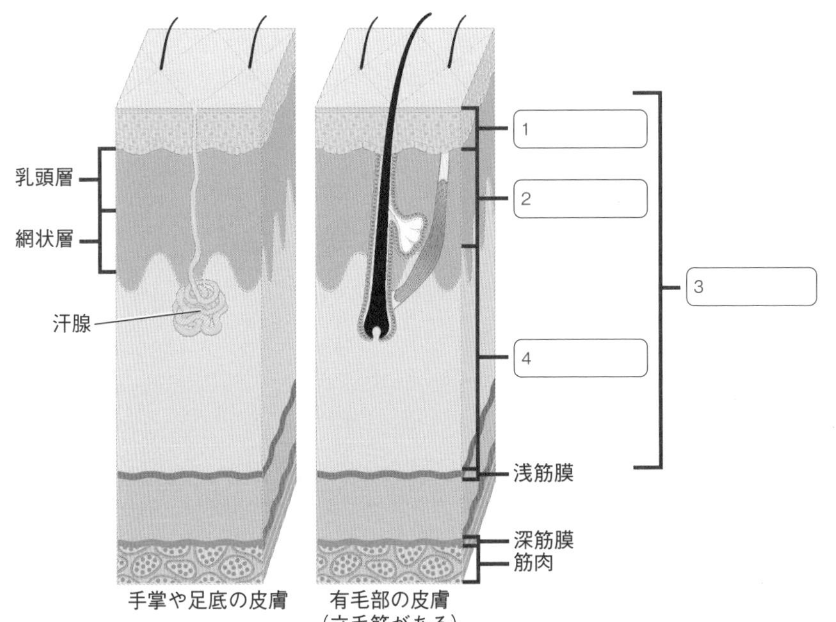

□□ 皮膚は，［5　　　　］，［6　　　　］の2層で構成されている．

□□ 表皮は［7　　　　］からなり，最表面には硬く丈夫な［8　　　　］が形成されている．

□□ 真皮は［9　　　　］からなり，［10　　　　］が通っている．

□□ 皮膚の下には，［11　　　　］と呼ばれる結合組織があり，その下の筋膜で筋や骨などほかの組織と連続している．

□□ 表皮は，［12　　　　］上皮と呼ばれる数層に重なり合った表皮細胞から構成されている．

●手掌の表皮

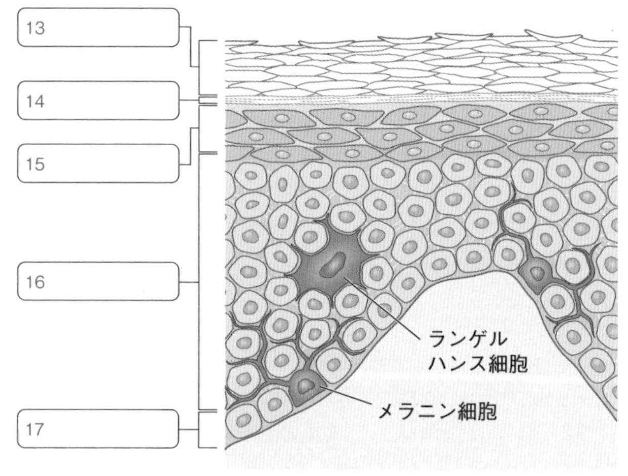

□□ 表皮の［18　　　　］では，表皮細胞が分裂を繰り返している．

□□ 最も外層の［19　　　　］は，透明白色で10～30層の扁平な細胞からなり，ケラチンに満たされている．

□□ 手掌（しゅしょう）や足底以外の部位の表皮は，［20　　　　］が薄く，［21　　　　］がなく，［22　　　　］や［23　　　　］がある．

□□ ［24　　　　］は，皮膚の最外層を覆っており，外部の刺激からその下の細胞や身体の内部を保護し，水分が失われるのを防いでいる．

□□ 表皮細胞が基底層で分裂し，徐々に表皮の浅層に移行し，［25　　　　］として剝離（はくり）して失われるまで，約［26　　　　］日かかる．

□□ 真皮は，丈夫な線維性結合組織で，［27　　　　］と［28　　　　］からなる．

□□ ［29　　　　］は，真皮の浅層で，表皮と互いに入り組み合い［30　　　　］を形成している．

□□ ［31　　　　］は，真皮の深層で，血管，汗腺，脂腺，毛根，立毛筋（りつもうきん），圧受容体などもこの層にある．

□□ ［32　　　　］は，疎性結合組織や脂肪組織から構成され，［33　　　　］や［34　　　　］が陥入（かんにゅう）している．

□□ ［35　　　　］は，［36　　　　］と呼ばれる線維性結合組織によって，筋膜の下の筋肉や骨などの内部構造と隔てられている．

□□ ［37　　　　］や［38　　　　］には，表情をつくる横紋筋が真皮の裏側に付着している部分がある．

□□ 皮膚の色素は，主に［39　　　　　　　　］であり，表皮の基底層にある［40　　　　　］で産生される．日光や紫外線を受けると，［41　　　　　　］の産生が［42　　　　］し，皮膚の色が濃くなる．

□□ みかんやにんじんなどで［43　　　　　　　］を大量に摂取すると，皮膚の黄色が強くなることがある．

□□ 肝障害などでみられる［44　　　　］では，血液や組織の［45　　　　　　　　］が増加し，皮膚の黄色が強くなる．

□□ 真皮の局所に毛細血管拡張が起こると，［46　　　　］として観察される．

□□ 真皮や皮下組織に貯留した出血が皮膚表面から透けて見えると，［47　　　　］として観察される．

□□ ［48　　　　］は圧迫すると退色し，［49　　　　］は圧迫しても退色しないことから区別される．

□□ 血流が減少したり，貧血になったりすると，皮膚は［50　　　　］に見える．

□□ 赤血球ヘモグロビンの酸素飽和度が低下すると，口唇や指先が紫色になり，［51　　　　　］と呼ばれる状態になる．

選択肢

表皮細胞　表皮　血管　皮下組織　真皮　外皮　線維性結合組織
角化重層扁平　基底層　角質層　顆粒層　有棘層　淡明層　網状層
乳頭層　毛　毛根　汗腺　脂腺　垢　10～20　30～40　真皮乳頭
顔面　筋膜　頸部　ケラチン　ビリルビン色素　メラニン色素　カロテン色素
メラニン細胞　チアノーゼ　亢進　蒼白　黄疸　紫斑　紅斑

※２回以上使う選択肢があります．

❺皮膚の機能

□□ 皮膚は，外力や温度変化などの［1 ］，紫外線や酸・アルカリなどの［2 ］，細菌などの［3 ］から身体を保護している．

□□ 角質層の表面は，脂腺や汗腺からの分泌液で［4 ］環境に維持されている．

□□ 表皮の［5 ］は，紫外線から細胞を保護する働きがある．

□□ メラノーマ（悪性黒色腫）は，［6 ］細胞に由来したがんである．

□□ 表皮の［7 ］や，真皮や皮下組織の［8 ］などが刺激を受けると，サイトカインなどの液性因子を通じて免疫系に情報が伝えられる．

□□ 身体の内部構造は，真皮の［9 ］によって外に飛び出したり，垂れ下がったりしないように支えられている．

□□ 体液は，表皮の［10 ］によって体外へ漏れ出したり，蒸発したりしないように保護されている．

□□ 皮膚の［11 ］や［12 ］の程度は，自律神経系にコントロールされている．

□□ 皮膚が圧迫されて局所の血流が減少すると，皮膚の細胞はやがて［13 ］に陥り（おちい），［14 ］が生じる．

□□ 褥瘡（じょくそう）は，体位変換や寝返りができない患者で，骨の下の皮膚が圧迫され血流が［15 ］して起こる．

□□ 表皮のみの熱傷であるⅠ度熱傷では，［16 ］や［17 ］が観察され，［18 ］で治ることが多い．

□□ Ⅱ度熱傷は，真皮までの熱傷で，［19 ］や［20 ］を呈し，治るまでには浅達性では［21 ］，深達性では［22 ］かかり，基底層や毛包の表皮細胞が増殖して上皮化する．

□□ Ⅲ度熱傷では，熱の影響が皮下組織まで達し，表皮や真皮は［23 ］に陥り，熱傷創の［24 ］や［25 ］を要する．

選択肢
化学的刺激　物理的刺激　マクロファージ　病原微生物　線維性結合組織
弱酸性　メラニン　メラニン色素　ランゲルハンス細胞　皮膚潰瘍
角質層　発汗　壊死　減少　水疱　植皮手術　発赤　血流　紅斑
びらん　切除　数日　1～2 週間　3～4 週間　※２回以上使う選択肢があります．

❻皮膚の付属器〈毛〉

□□ 毛は，［1 ］細胞が角化しつつ，長く伸びたものである．

□□ ［2 ］は，表皮が真皮や皮下組織まで入り込んだ構造をしている．

□□ ［3 ］の中の毛の部分は［4 ］と呼ばれ，皮膚から外に出ている毛の部分は［5 ］と呼ばれる．

□□ 毛が伸びる速さは1日当たり約 [6　　　] mmで，毛包(もうほう)下部の [7　　　] で [8　　　] 細胞が細胞分裂して角化し，毛包から押し出されるように成長する．

●毛の縦断面

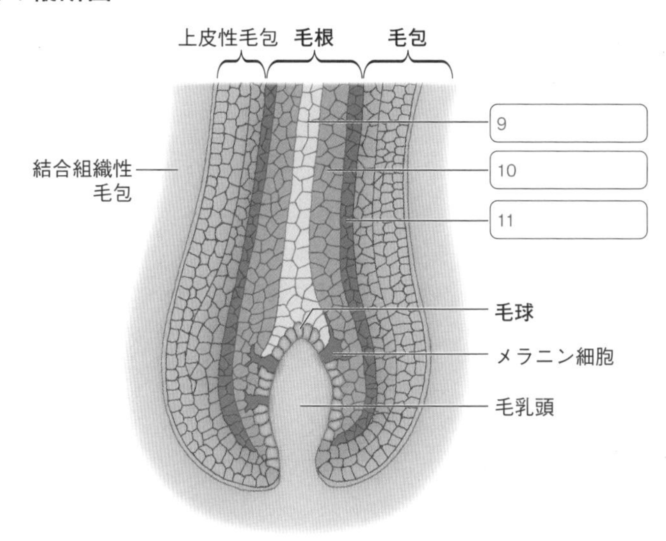

□□ 毛の色素は，毛球にあるメラニン細胞で産生された [12　　　] 色素である．

□□ 毛は，[13　　　]・[14　　　]・[15　　　] 以外の皮膚にある．

□□ 頭髪，眉毛(びもう)，睫毛(しょうもう)，鼻毛，ひげ，胸毛，腋毛(えきもう)，陰毛，脛毛(けいもう)などは有色で太く硬く，[16　　　] と呼ばれる．

□□ 毛のうち [17　　　] は頭を保護し，[18　　　] は眼を保護する機能がある．

□□ 毛には，[19　　　]，[20　　　]，[21　　　] が付属している．

□□ [22　　　] は，[23　　　] を分泌して毛や表皮の表面を潤している．

□□ 立毛筋は，表皮直下の真皮表層から起こって毛包の結合組織に付着しており，[24　　　] の刺激で収縮する [25　　　] である．

□□ 寒冷や緊張を契機に立毛筋が収縮すると [26　　　] を呈し，脂腺から [27　　　] が絞り出される．

□□ 毛包には毛の傾きを感知する [28　　　] があり，毛は鋭敏な触覚器としても機能している．

選択肢
メラニン　毛包　表皮　毛幹　毛球　0.2　0.5　毛根　毛皮質
毛小皮　毛髄質　口唇　頭髪　手掌　足底　硬毛　睫毛
立毛筋　毛包受容器　脂腺　交感神経系　鳥肌　皮脂　柵状神経終末
平滑筋

※2回以上使う選択肢があります．

❼皮膚の付属器〈爪〉

●爪の構造

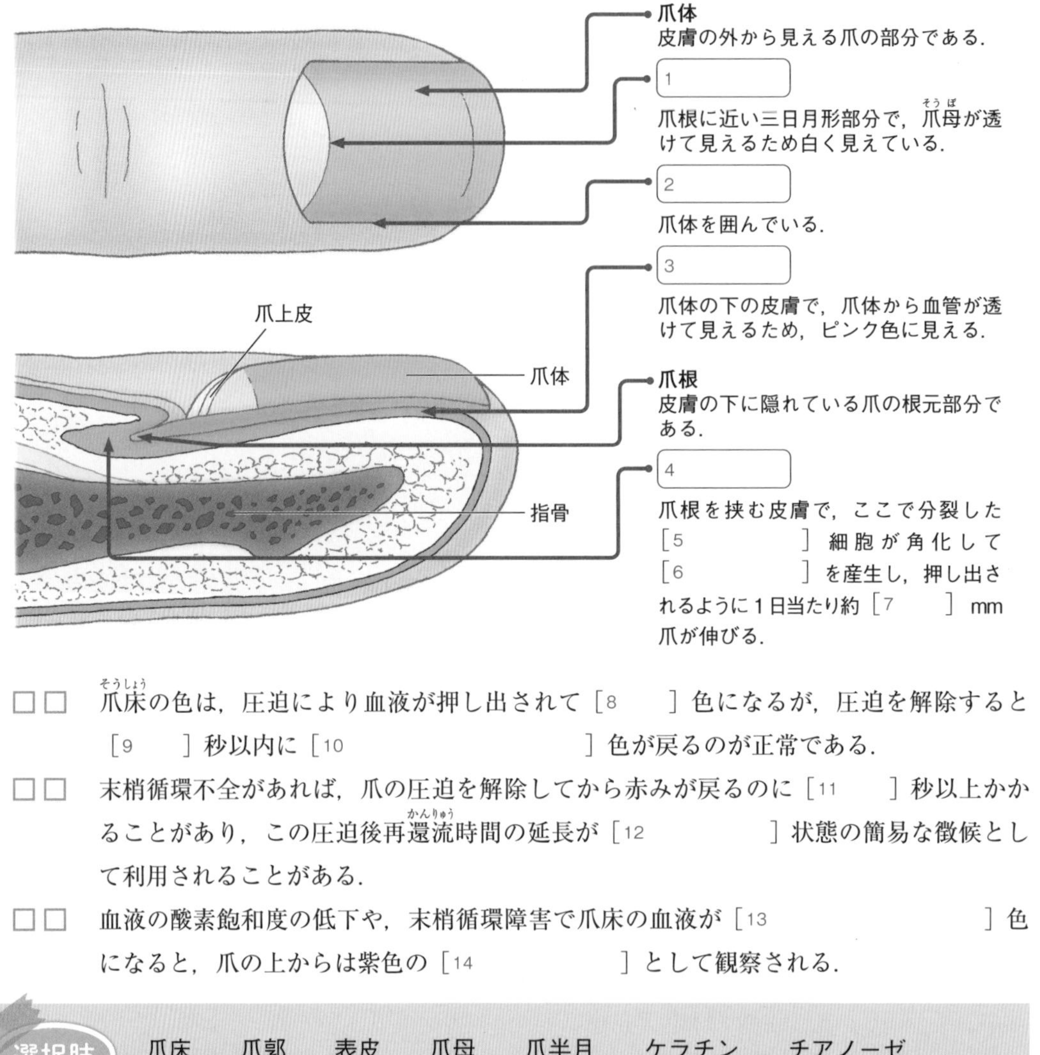

□□　爪床の色は，圧迫により血液が押し出されて［8　　］色になるが，圧迫を解除すると［9　　］秒以内に［10　　］色が戻るのが正常である．

□□　末梢循環不全があれば，爪の圧迫を解除してから赤みが戻るのに［11　　］秒以上かかることがあり，この圧迫後再還流時間の延長が［12　　］状態の簡易な徴候として利用されることがある．

□□　血液の酸素飽和度の低下や，末梢循環障害で爪床の血液が［13　　］色になると，爪の上からは紫色の［14　　］として観察される．

選択肢

爪床　爪郭　表皮　爪母　爪半月　ケラチン　チアノーゼ
ショック　2　0.1　暗赤（または紫）　白　赤（またはピンク）

※2回以上使う選択肢があります．

⑧皮膚の付属器〈脂腺・汗腺〉

□□ 脂腺は，［1　　　　］と［2　　　　］を除く皮膚の全域に分布している．

□□ 脂腺は毛包に開口していることが多いが，顔面の［3　　　　］・［4　　　　］や，［5　　　　］などでは皮膚の表面に直接開口している．

□□ 脂腺からは［6　　　　］が分泌され，表皮表面や毛が潤され柔軟に保たれている．

□□ 汗腺のうち，［7　　　　　　　　］は全身に分布し汗を分泌する．

□□ 汗は，真皮や皮下組織にある［8　　　　］の終末部で産生され，［9　　　　］を通って表皮表面に分泌される．

□□ 汗は，［10　　　　　　　　］を含んだ水分で，微量の［11　　　　］や［12　　　　］をも含んでいる．

□□ 汗の pH は 4～6 の［13　　　　　　］である．

□□ 汗腺終末部には平滑筋組織や神経線維が分布し，発汗は，主に［14　　　　　　　］の支配を受けて調節されている．

□□ 汗腺のうち［15　　　　　　　　］は，眼瞼，腋窩，乳房や会陰部に多く分布する．

□□ ［16　　　　　　　　］からの分泌物は，もう一種類の汗腺と比較して［17　　　　］や［18　　　　　　　］が多い．

選択肢　口唇　鼻翼　導管　手掌　足底　陰部　皮脂　アポクリン汗腺　エクリン汗腺　汗腺　塩化ナトリウム　タンパク質　尿素　脂肪酸　尿酸　弱酸性　交感神経系

※２回以上使う選択肢があります．

11章 皮膚と膜・体温調節

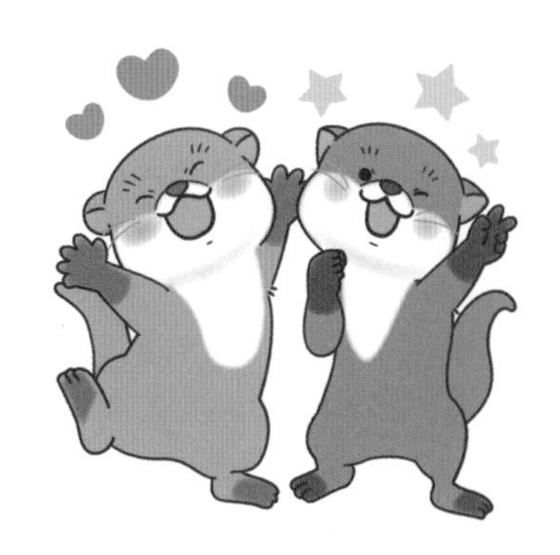

❾体温の分布

□□ 身体内部にある肝臓や腎臓の温度を［1　　　　　］といい，ほぼ一定に維持されている．

□□ 皮膚などの体表面に近い領域の温度を［2　　　　　］といい，環境の変化によって変動する．

□□ 臨床において体温を測定する場合，［3　　　　］温，［4　　　　］温，［5　　　　］温の3つがよく用いられる．

□□ 日本では体温を測定する場合，［6　　　　］温を用いることが多い．

□□ 体温は午前2～4時ごろ（夜中から明け方）に最も［7　　　　］なり，午後2～6時ごろにかけて最も［8　　　　］なるが，その差は1℃以内である．

□□ 血中のホルモン濃度など，［9　　　　］時間前後の周期的な変動を［10　　　　　　　　　　］という．

□□ 早朝起床前の体温を［11　　　　　　］といい，成人女性では［12　　　　］周期と関連して変動する．

□□ 基礎体温は月経および［13　　　　］期では［14　　　　］相であるが，排卵および［15　　　　］期には黄体ホルモンである［16　　　　　　］の影響によって代謝が［17　　　　］し，体温は［18　　　　］する．この時期を［19　　　　］相という．

選択肢　基礎体温　外殻温度　核心温度　直腸　月経　口腔　腋窩　低く　高く　上昇　12　24　概日リズム（サーカディアンリズム）　卵胞　プロゲステロン　低温　高温　黄体　亢進　※2回以上使う選択肢があります．

❿熱の出納

□□ 成人における1日当たりのエネルギー消費量は2,000～2,500kcalであり，その大部分は［1　　　　］エネルギーとして失われる．

□□ 安静時でも，食事を摂取した後の数時間は代謝が亢進し，熱産生が増加する現象を［2　　　　　　　　　　］といい，三大栄養素の中でも特に［3　　　　　］を摂取したときに，この現象が顕著にみられる．

□□ 寒冷刺激による体温の［4　　　　］を予防し，体温を維持するために周期的に生じる［5　　　　］筋の不随意な収縮を［6　　　　］という．

□□ ［7　　　　　］熱産生とは，［8　　　　］筋が関与しない熱産生のことで，主に［9　　　　　］組織で生じ，ヒトでも新生児期には体温調節に重要な役割を果たしている．

□□ 皮膚，肺や［10　　　　］粘膜から呼気として無自覚的に水分が蒸発する現象を［11　　　　　　］といい，［12　　　　］から500～700mL/日，［13　　　　］から150～450mL/日の蒸発があるといわれている．

□□ 外気温の上昇や運動などによって熱産生が増加すると熱放散では処理できなくなり，

［14　　　］（可感蒸泄）によって体温調節が行われる．この現象は［15　　　］で起こり，全身の皮膚表面に開口している［16　　　］汗腺が関係している．

□□ 温熱刺激によって［17　　　］および足底を除く全身に生じる発汗を［18　　　］性発汗といい，［19　　　］作動性線維の交感神経節後線維が支配している［20　　　］汗腺が関係する．

□□ 精神的な緊張によって誘発される発汗を［21　　　］性発汗といい，特に手掌，［22　　　］，［23　　　］，前額および鼻などで生じる．外界の温度と無関係に起こり，体温を調節する効果はない．

□□ わさびやカレーなど，刺激性のある食品を食べたときに起こる発汗を［24　　　］性発汗といい，特に［25　　　］に強くみられる．

選択肢　肺　気道　骨格　皮膚　手掌　顔面　精神　熱　温熱
食事誘発性熱産生（特異動的作用）　タンパク質　ふるえ　非ふるえ
褐色脂肪　不感蒸泄　発汗　エクリン　汗腺　コリン　足底　腋窩
味覚　低下　※２回以上使う選択肢があります．

⑪体温調節

□□ 体温は［1　　　］受容器によって感知され，その温度情報は中枢に伝えられ，体温の調節に関与する．末梢の受容器は［2　　　］に存在し，中枢の受容器は自律神経の統合中枢である［3　　　］の［4　　　］に存在する．

□□ 体温上昇時には［5　　　］温度も上昇し，その結果，皮膚血管は［6　　　］して血液量が［7　　　］することで発汗が起こる．

□□ 発熱は，発熱物質が［8　　　］中枢に作用することによって体温の［9　　　］が上昇するためと考えられている．

□□ 発熱の原因の１つめは，［10　　　］，［11　　　］，頭蓋骨骨折などによる［12　　　］的刺激である．

□□ 発熱の原因の２つめは，［13　　　］的刺激である．病原細菌などの感染によって発熱を誘発する［14　　　］性発熱物質や組織の壊死などの刺激によって，単球や［15　　　］などの免疫担当細胞が刺激を受けると［16　　　］性発熱物質が生産される．これらの物質は脳内で［17　　　］を誘発し，これが視索（しさく）前核に作用することで発熱する．

□□ 発熱の原因の３つめは，激しい興奮状態や神経症など，大脳皮質からの影響によって発熱する［18　　　］的刺激である．

□□ 発熱時には［19　　　］の刺激によって［20　　　］中枢の［21　　　］温度が［22　　　］するため，相対的に外気温が［23　　　］したように感じられ，［24　　　］を生じる．その結果，［25　　　］が応答することで皮膚表面の血管が［26　　　］し，顔色は［27　　　］なる．また，［28　　　］

や立毛などの対寒反応によって熱産生が［29　　　　］し，体温は［30　　　　］する．

□□ 解熱時には，［31　　　　　　］中枢の［32　　　　］温度が正常値に戻るため，［33　　　　］していた体温は熱の放散によって［34　　　　］する．その結果，皮膚表面の血管の［35　　　　］により顔色は［36　　　　］なり，また，［37　　　　］などで［38　　　　］量を増加させる対暑反応によって，体温を正常な状態に戻す．

選択肢　精神　温度　核心　皮膚　視床下部　視索前核（視索前野）　セットポイント（設定温度）　機械　脳出血　脳腫瘍　化学　外因　内因　プロスタグランジン E_2　マクロファージ　体温調節　発熱物質　設定　拡張　収縮　上昇　低下　増加　青白く　良く　発汗　悪寒　放熱　ふるえ

※２回以上使う選択肢があります．

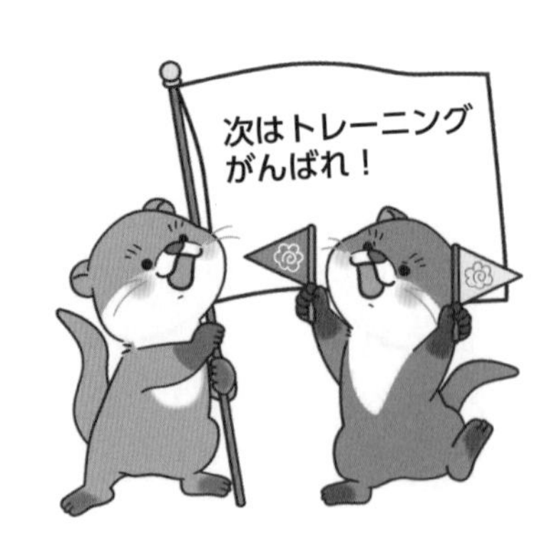

トレーニング

❶正しいものには○を，誤っているものには×を記入しよう．

体内の膜

□□ [1] 女性では，腹膜は卵管を経て粘膜や皮膚と連続している．
□□ [2] 心臓の表面は，胸膜で包まれている．
□□ [3] 肺の表面は，腹膜で包まれている．
□□ [4] 横行結腸とその間膜は，腹膜で包まれている．
□□ [5] 胸腔には，正常でも少量の胸水がある．
□□ [6] 腹腔に貯留した水や電解質は，血液成分とは互いに移行しない．
□□ [7] 粘膜は，消化管の内面にしかない．
□□ [8] 心臓の表面は粘膜に覆われている．
□□ [9] 気管の内面は漿膜で覆われている．
□□ [10] 角膜の粘膜は光を透過する．
□□ [11] 中耳の粘膜は咽頭粘膜とつながっている．
□□ [12] 粘膜の上皮には動脈が分布している．
□□ [13] 滑膜は，脳と脊髄を包んでいる．
□□ [14] 関節腔内の滑膜は，1層の滑膜上皮細胞に覆われている．
□□ [15] 滑液は，胸腔内にあって肺の動きを潤滑にしている．
□□ [16] 滑液鞘は，腱が潤滑に動くように機能している．

皮　膚

□□ [17] メラニン色素は角質層の表皮細胞で産生される．
□□ [18] メラニン色素が増加すると皮膚の色が白くなる．
□□ [19] ビリルビン色素が増加すると皮膚の黄色が強くなる．
□□ [20] 皮膚と粘膜は互いに移行していない．
□□ [21] 皮膚の表皮には，静脈が分布している．
□□ [22] 皮膚の真皮は，表皮細胞から構成されている．
□□ [23] 皮膚の表面は，常に乾燥している．
□□ [24] 皮膚の毛は，皮下組織から皮膚表面まで伸びている．
□□ [25] 汗の pH は弱酸性である．
□□ [26] アポクリン汗腺は，手掌や足底に多く分布している．

体熱産生と体温

□□ [27] 身体内部にある肝臓や腎臓，脳では代謝活動が盛んで，体温はほぼ一定の37℃に維持されている．
□□ [28] 皮膚などの体表面に近い部分の温度は，環境の変化にはほとんど影響を受けない．
□□ [29] 身体内部の温度を核心温度といい，直腸温，口腔温，腋窩温などが用いられる．
□□ [30] 口腔温（舌下温）は直腸温より約0.5℃高く，腋窩温は約0.8℃低い．
□□ [31] 腋窩で体温の実測式測定を行う場合，最低でも5～10分間の測定が必要である．

□□ [32] 体温は午前2～4時ごろ（夜中から明け方）に最も高くなり，午後2～6時ごろにかけて最低になり，その差は2℃以上になることもある．

□□ [33] 乳幼児が風邪などで高熱を発しやすいのは，体温調節機能が未発達であることも1つの原因である．

□□ [34] 基礎体温は，月経および卵胞期では低温（低温相）であるが，排卵および黄体期では低温相よりも0.3～0.5℃くらい上昇し，高温相に移行する．

□□ [35] 基礎体温の高温相では，卵胞ホルモンの影響によって代謝が亢進している．

□□ [36] 食物として摂取したエネルギーの約50%は熱として失われる．

□□ [37] 食事誘発性熱産生（特異動的作用）は三大栄養素の中で，特に糖質を摂取したときに顕著にみられる．

□□ [38] 寒冷刺激によって，体温を維持するために周期的に生じる骨格筋の不随意な収縮を「ふるえ」という．

□□ [39] 体温が環境温度よりも高い場合に，熱が放散される現象を放射という．

□□ [40] 発汗によって水分が蒸発する現象を不感蒸泄（ふかんじょうせつ）という．

□□ [41] 発汗はエクリン汗腺が関係する．

□□ [42] エクリン汗腺は，アドレナリン作動性線維の副交感神経節後線維によって支配されている．

□□ [43] 精神性発汗は外気温が上昇すると亢進する．

□□ [44] 末梢の温度受容器は皮膚にあり，中枢の温度受容器は脳幹にある．

□□ [45] 末梢の温度受容器は自由神経終末である．

□□ [46] 温線維は40～45℃，冷線維は25～30℃の刺激で最もよく応答する．

□□ [47] 体温上昇時には，熱放散の速度を亢進するために皮膚血管を収縮させ，血液量を減少させることによって発汗量を増加させる．

□□ [48] 発熱とは，発熱物質によって体温調節中枢のセットポイント（設定温度）が上昇するためと考えられている．

□□ [49] 発熱にはプロスタグランジン E_2（PGE_2）が関係している．

□□ [50] 発熱時には，体温調節中枢の設定温度が低下するために悪寒を生じる．

□□ [51] 解熱時には，皮膚表面の血管の拡張によって顔色が良くなる．

❷熱放散の説明で正しいものを選択肢から選ぼう．

□□ 体温が環境温度よりも高い場合に生じる現象で，両者の差が大きいほど熱放散量は多くなる．［1 ］

□□ 体表面および気道から，接している空気中や物体（例えば，椅子やベッドなど）に熱が放散される現象 ［2 ］

□□ 皮膚に接する空気が皮膚温によって温められ，密度が小さく軽くなることで皮膚周囲の空気が次々と入れ替わり，皮膚から熱が奪われる現象 ［3 ］

□□ 水が蒸発して水蒸気になるとき，熱（気化熱）が奪われることによって熱が放散される現象 ［4 ］

選択肢　蒸発性熱放散　対流　伝導　放射

❸発熱の原因は大別すると次の３つに分類されるが，その原因に関係のあるものを選択肢から選ぼう．

□□ 機械的刺激：［1 ］［2 ］［3 ］
□□ 化学的刺激：［4 ］［5 ］
□□ 精神的刺激：［6 ］［7 ］

選択肢　サイトカイン　神経症　頭蓋骨骨折　脳出血　脳腫瘍　激しい興奮状態　プロスタグランジン E_2（PGE_2）

実力アップ

❶漿膜上皮の細胞はどれか.

1. 単層扁平上皮 [ ]
2. 線毛立方上皮
3. 角化重層扁平上皮
4. 樹枝状細胞

❷漿膜はどれか.

1. 胸 膜 [ ]
2. 髄 膜
3. 結 膜
4. 滑 膜

❸皮膚と粘膜が滑らかに移行している部位はどれか.

1. 眼 瞼 [ ]
2. 外 耳
3. 指(し) 爪(そう)
4. 鼠 径

❹気道粘膜を覆う液体はどれか.

1. 血 液 [ ]
2. 粘 液
3. 滑 液
4. 髄 液

❺中耳の内面を覆う膜はどれか.

1. 漿 膜 [ ]
2. 粘 膜
3. 滑 膜
4. 髄 膜

❻粘膜のある臓器・器官はどれか.

1. 心 臓 [ ]
2. 胆 道
3. 脾 臓
4. 卵 巣

❼腎盤(腎盂(じんう))の内面を覆う膜はどれか.

1. 漿 膜 [ ]
2. 粘 膜
3. 滑 膜
4. 髄 膜

❽関節腔の内面を覆う膜はどれか.

1. 漿 膜 [ ]
2. 粘 膜
3. 滑 膜
4. 髄 膜

❾表皮細胞が分裂を繰り返している層はどれか.

1. 角質層 [ ]
2. 顆粒(かりゅう)層
3. 有棘(ゆうきょく)層
4. 基底層

POINT

❾表皮細胞は, 表皮の最も下部の層で分裂を繰り返している.

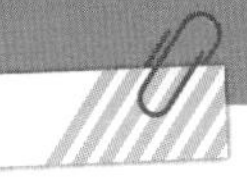

⑩ケラチンの性質で正しいのはどれか．

1. 脂質の一種である．　［　　］
2. 疎水性である．
3. 皮下脂肪組織で産生される．
4. 蓄積すると皮膚の黄色が強くなる．

POINT

●皮膚の色は，表皮・真皮・皮下組織に存在する色素や血液が表面から透けて見られることで決まる．

⑪血管が分布している皮膚組織はどれか．

1. 表　皮　［　　］
2. 真　皮
3. 軟　毛
4. 指の爪

⑫紅斑として観察されるのはどれか．

1. 乾燥した角質　［　　］
2. 皮下に蓄積したカロテン色素
3. 拡張した毛細血管
4. 血管外へ漏れ出した血液

⑬紫斑として観察されるのはどれか．

1. 数十年来の貧血　［　　］
2. 数年で蓄積した皮下脂肪
3. 打撲から２日目の皮下出血
4. 前日に食べたにんじんの色素

⑭皮膚の構造と機能について正しいのはどれか．

1. 皮膚表面はアルカリ性である．　［　　］
2. 粘膜は細菌が繁殖しにくい．
3. 皮脂の分泌量は老年期になると減少する．
4. アポクリン汗腺は全身に分布している．

⑮皮膚表面から熱を放出する役割をもつ血管網は，どこに分布しているか．

1. 表　皮　［　　］
2. 真　皮
3. 皮下組織
4. 筋　層

⑯皮膚の水疱（すいほう）表面の膜は，どの構造に由来するか．

1. 表　皮　［　　］
2. 真　皮
3. 皮下組織
4. 筋　層

⑰毛の横断面で観察されるのはどれか．

1. 毛光沢　［　　］
2. 毛小皮
3. 毛実質
4. 毛楕円

POINT

●皮膚の付属器である毛・爪・脂腺・汗腺の構造と機能についてまとめておこう．

⑱立毛筋を制御している主な神経系はどれか.

1. 交感神経系 [　　]
2. 副交感神経系
3. 嗅神経系
4. 視神経系

⑲爪になる細胞が増殖している部分はどれか.

1. 爪　体 [　　]
2. 爪　床
3. 爪　母
4. 爪　父

⑳血液の酸素飽和度が低下すると，爪床は爪の上から何色に観察されるか.

1. 鮮紅色 [　　]
2. 紫　色
3. 茶　色
4. 橙　色

㉑発汗を調節している主な神経系はどれか.

1. 交感神経系 [　　]
2. 副交感神経系
3. 嗅神経系
4. 舌下神経系

㉒測定部位による温度差の表記で正しいのはどれか.

1. 直腸温＞口腔温＞腋窩温 [　　]
2. 直腸温＞腋窩温＞口腔温
3. 口腔温＞直腸温＞腋窩温
4. 腋窩温＞口腔温＞直腸温

POINT

㉒核心温度は外殻温度よりも高い.

㉓1日のうちで体温が最高になる時期はどれか.

1. 夜中から明け方 [　　]
2. 正午ごろ
3. 午後2時～午後6時ごろ
4. 就寝前

㉔体温の生理的な日内変動がみられるようになる時期はどれか.

1. 乳幼児期 [　　]
2. 生後120日ごろ
3. 2歳ごろ
4. 6歳ごろ

㉕基礎体温において高温相に関係するホルモンはどれか.

1. 卵胞ホルモン [　　]
2. 黄体ホルモン
3. 下垂体後葉ホルモン
4. 甲状腺ホルモン

㉖1日の不感蒸泄量として正しいのはどれか.

1. 100～300mL [　　]
2. 150～450mL
3. 500～700mL
4. 800～1,000mL

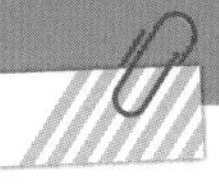

㉗体温調節中枢があるのはどれか.

[　　]

1. 橋
2. 延　髄
3. 小　脳
4. 大脳皮質
5. 視床下部

〈第 108 回看護師国家試験〉

POINT

㉘発熱時は体温調節中枢のセットポイント(設定温度)が上昇し，相対的に外気温が低下したように感じられる.

㉘低体温からの回復に伴う生体の反応はどれか.

[　　]

1. 不感蒸泄
2. 乳酸の蓄積
3. ふるえ
4. 発　汗

㉙体温低下を引き起こすのはどれか.

[　　]

1. カテコラミンの分泌亢進
2. 甲状腺ホルモンの分泌低下
3. 副甲状腺ホルモン（PTH）の分泌低下
4. 副腎皮質刺激ホルモン（ACTH）の分泌亢進

〈第 110 回看護師国家試験〉

㉚若年者よりも高齢者が熱中症を起こしやすい理由はどれか.

[　　]

1. 熱産生量の増加
2. 熱放散量の増加
3. 自律性体温調節反応の低下
4. 視床下部の体温調節中枢のセットポイントの低下

〈第 111 回看護師国家試験〉

㉛冷たい川に飛び込んだときに急激に体温が低下する原因で正しいのはどれか.

[　　]

1. 対流による体熱の放散
2. 放射による体熱の放散
3. 熱伝導による体熱の放散
4. 代謝による熱エネルギー産生の低下
5. 骨格筋における熱エネルギー産生の低下

〈第 112 回看護師国家試験〉

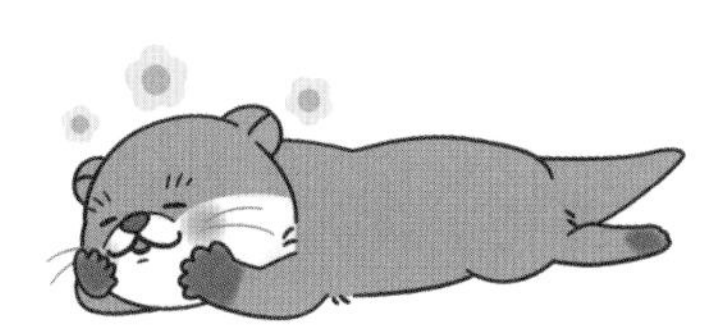

12章 免疫系 生体を守るしくみ

ビジュアル要点整理

下図の空欄に適切な解剖学用語を記入しよう．

●免疫細胞が存在する場所

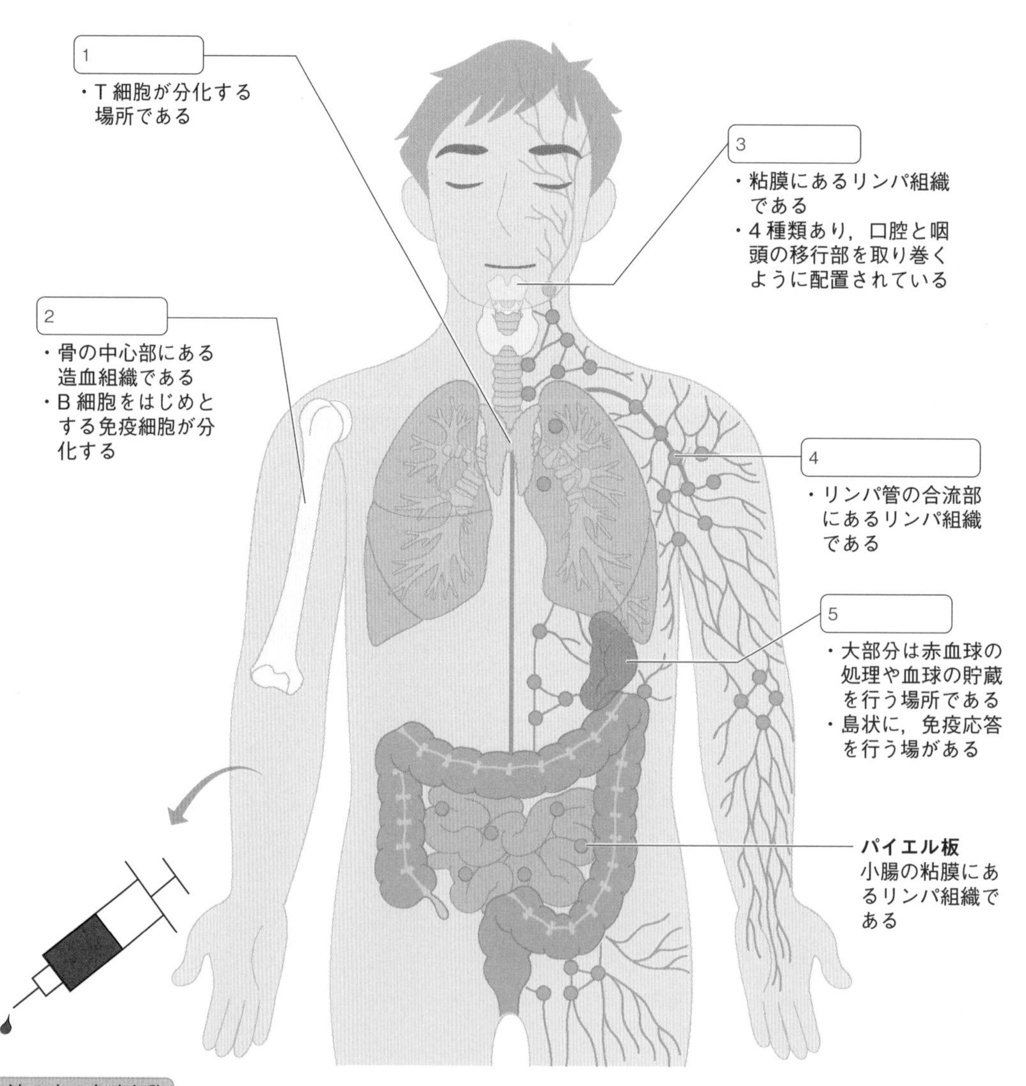

血液の中の免疫細胞

赤く見える赤血球に対し，白く見えるので［6　　　］と呼ばれている．

顆粒球（［7　　　］，［8　　　］，［9　　　］），単球，リンパ球など

この章の学習ポイント

私たちの身体は，細菌やウイルスなどさまざまな異物に常にさらされています．異物が体内に侵入すると，生体の機能や秩序が乱されます．これを防ぐのが免疫系です．免疫反応には，自然免疫系と獲得免疫系があります．２つの反応系はそれぞれ単独に起こるのではなく，相互に関連しています．

免疫の働きが過剰になると，アレルギーや自己免疫疾患を発症してしまいます．生体を守るしくみとともに，疾患につながる過剰反応についても学んでいきましょう．

●自然免疫系から獲得免疫系へ

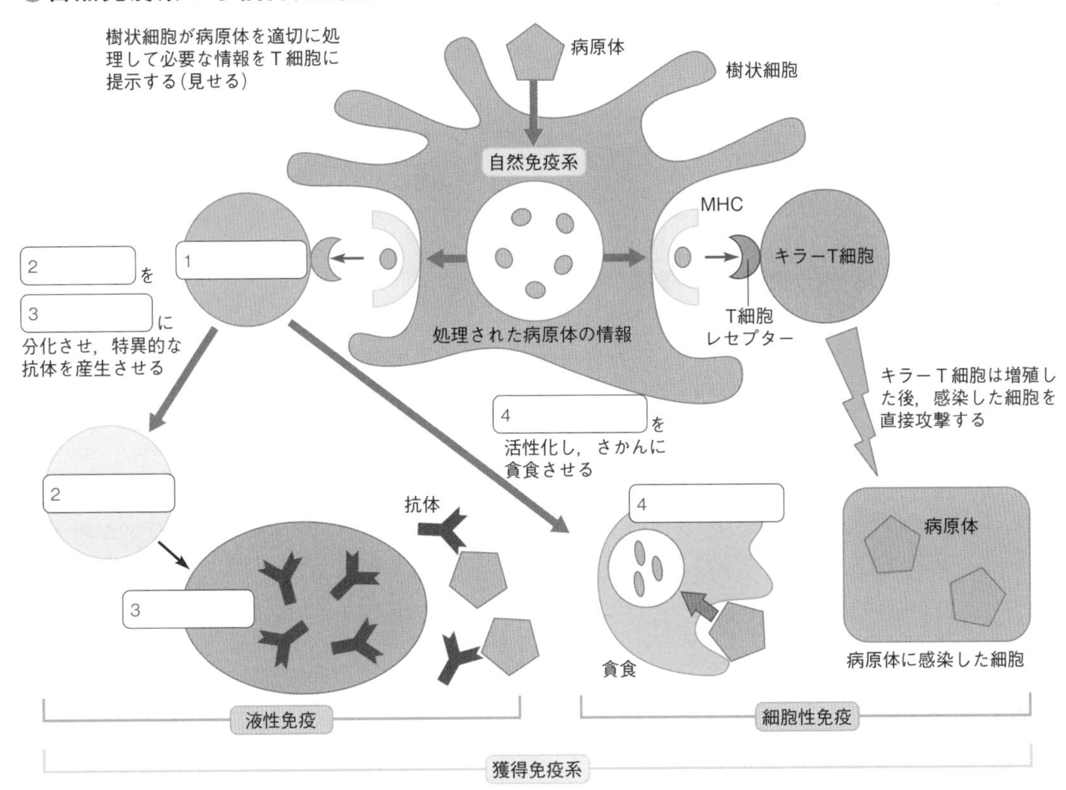

獲得免疫系の反応は特定の抗原（この図では病原体）に対して起こる

次の空欄に入る語句を選択肢から選び，文を完成させよう．

❶自然免疫系：非特異的生体防御機構

□□ 自然免疫系は，生まれつき備わっている免疫系（先天性の免疫機構）で，抗原（異物）が体内に侵入したときに迅速に対応する．ただし，どのような異物が侵入したかは記憶されておらず，異物への攻撃は［1　　　　　　］な，つまり無差別な攻撃となる．

□□ 自然免疫系は，［2　　　　　　］，［3　　　　　］，［4　　　　　　　　　］，好酸球，好塩基球，NK（ナチュラルキラー）細胞などが関与する．

選択肢　特異的　非特異的　好中球　T 細胞　単球　マクロファージ

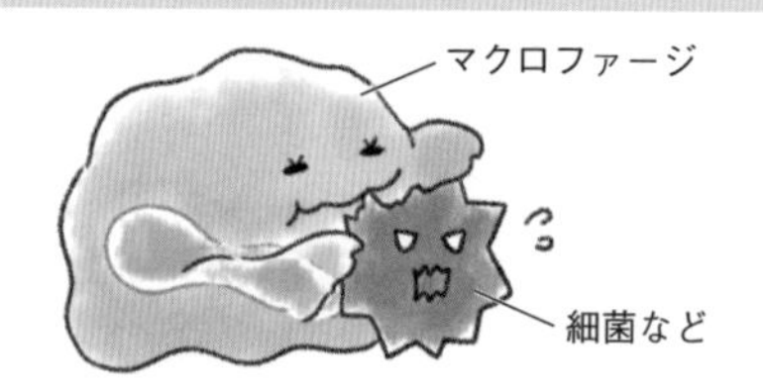

❷獲得免疫系：特異的生体防御機構

□□ 獲得免疫系は［1　　　　　　］な生体防御機構であり，外界からの抗原（異物）の侵入を経験した後に獲得する後天性の免疫系である．抗原をねらい打ちにして攻撃することができ，自然免疫に比べて，非常に強力である．

□□ 特異的生体防御機構には，主に［2　　　　　　］と［3　　　　　　］が関与する．

□□ 特異的生体防御機構のデメリットは，新しい抗原に侵入されてから，免疫反応が起きるまでに［4　　　　］がかかることである．

□□ 獲得免疫系で働く細胞は，抗原を認識して結合して作用するために，その抗原に特異的な受容体（［5　　　　　　　　　］）をもっている．

□□ 獲得免疫系で働く細胞は，それぞれ1種類の抗原だけに反応できる．1個の獲得免疫系の細胞が，複数の抗原に反応することはない．これを［6　　　　　　　　］という．

●抗原特異性

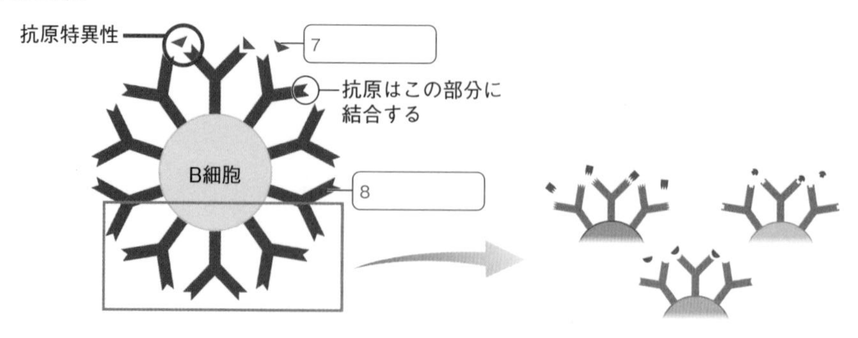

選択肢　時間　抗原特異性　特異的　非特異的　T 細胞　B 細胞　多様性　抗体　抗原　抗原レセプター

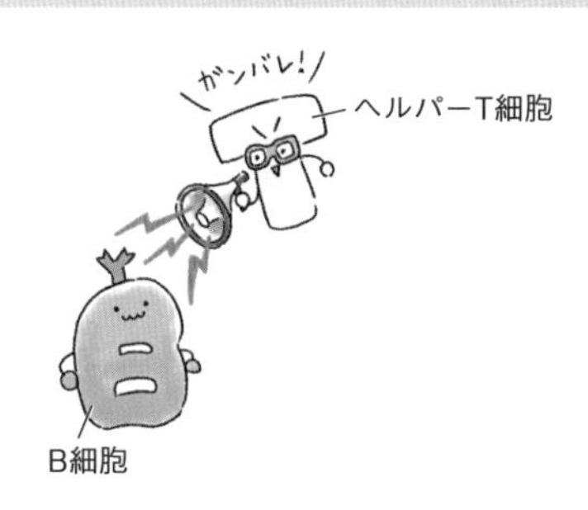

トレーニング

❶正しいものには○を，誤っているものには×を記入しよう．

□□ [1　　] リンパ球の一部をＴ細胞に分化させる組織である胸腺は，年齢とともに大きくなる．

□□ [2　　] ヒトの体内にある細胞のうち，MHC クラスⅠという，その個特有の「しるし」をもつ細胞は，白血球だけである．

□□ [3　　] ヘルパーT 細胞は，B 細胞の形質細胞への分化を助ける．

□□ [4　　] ヘルパーT 細胞は，マクロファージを活性化することができる．

□□ [5　　] キラーT 細胞や食細胞による免疫反応を液性免疫，抗体による免疫反応を細胞性免疫という．

□□ [6　　] 体内に侵入した異物を感知して警報を出すシステムとして，食細胞が活性化し，サイトカインを放出する方法がある．

□□ [7　　] 抗原に抗体と補体が結合し，食細胞の貪食がより活発になる現象をオプソニン化という．

□□ [8　　] 免疫グロブリンは，それぞれ性質の異なる 3 つのクラスに分類される．

□□ [9　　] 免疫グロブリンのうち，IgE はⅠ型アレルギー反応に関わり，花粉症やアナフィラキシーショックなどを引き起こす．

□□ [10　　] 免疫グロブリンのうち，IgG はⅡ型アレルギーとⅢ型アレルギーの両方に関与する．

□□ [11　　] 金属アレルギーや接触性皮膚炎などのⅣ型アレルギーは，主に B 細胞が活性化されて起こる．

❷最も関係があるものを選択肢から選ぼう.

□□ 母親由来の新生児の免疫において重要な働きをする抗体 [1 ・]

□□ 免疫における自己寛容の破綻 [2]

□□ ある病気に一度かかると同じ病気にはかかりにくくなること [3]

□□ 抗体が抗原に結合したときに，血液中のタンパク質分子群が活性化し抗原を攻撃すること [4]

□□ T 細胞への抗原（非自己）の情報提示 [5]

選択肢 IgG　IgD　クラススイッチ　自己免疫疾患　オプソニン化　免疫記憶　補体活性化　樹状細胞　DNA

実力アップ

❶マクロファージで誤っているのはどれか.

[ ]

1. リンパ球が成長してマクロファージとなる.
2. マクロファージは自然免疫に関係している.
3. マクロファージは細菌を直接攻撃して食べてしまう.
4. マクロファージは細胞性免疫に関係している.

❷抗体を産生するのはどれか.

[ ]

1. NK 細胞
2. T 細胞
3. 肥満細胞
4. 形質細胞
5. マクロファージ

❸貪食を行う細胞はどれか．2つ選べ.

[ ]

1. 単　球
2. 赤血球
3. 好中球
4. T リンパ球
5. 巨核球

❹抗原と抗体について誤っているのはどれか.

[ ]

1. 外界の物質だけでなく自らの体内の成分も抗原となる.
2. 抗原に抗体が直接結合して無力化することができる.
3. 獲得免疫系が反応すると特定の抗体が増殖する.
4. NK 細胞は抗体を使って抗原の毒素を中和する.

❺免疫グロブリンで誤っているのはどれか．2つ選べ．

1. 寄生虫症ではIgEが増加する． [　　]
2. IgMの構造は五量体である．
3. IgGは胎盤通過性がある．
4. 感染が起こると最初にIgAが産生される．
5. IgDは母乳中に最も多く含まれている．

POINT

❺免疫グロブリンには，IgM，IgG，IgA，IgE，IgDがあり，それぞれ異なった特徴がある．各免疫グロブリンの特徴を整理しておこう．

❻抗原によって感作されたTリンパ球による細胞性免疫が主体となるのはどれか．

1. 花粉症 [　　]
2. 蕁麻疹
3. ツベルクリン反応
4. アナフィラキシーショック
5. インフルエンザの予防接種

〈第110回看護師国家試験〉

❼ワクチン接種後の抗体産生について正しいのはどれか．

[　　]

1. ワクチン内の抗原を提示するのは好中球である．
2. 抗原に対して最初に産生される抗体はIgAである．
3. 抗原に対して血中濃度が最も高くなる抗体はIgMである．
4. 同じワクチンを2回接種すると抗原に対する抗体の産生量が増加する．

〈第111回看護師国家試験〉

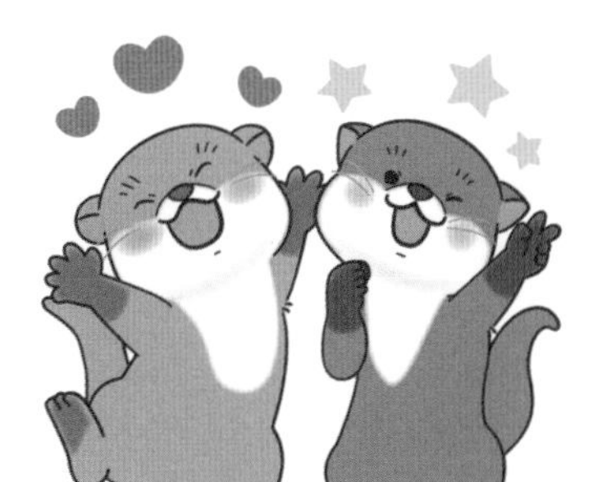

13章 内分泌系 内部の環境を整えるしくみ

ビジュアル要点整理

次の空欄に入る語句を選択肢から選び，文や図を完成させよう．

❶内分泌系とホルモン

□□ 内分泌系は，神経系とともに体内の全システムの機能を調節している．［1　　　］調節と概日リズムに関与し，恒常性（［2　　　］）を維持している．

□□ ホルモンは［3　　　］に分泌され，ゆっくりだが低濃度で全身の［4　　　］をもつ細胞に作用し，分解・排泄されるまで比較的長く作用する．

●ホルモンの種類

［5　　　］ホルモン
細胞膜を透過できないので，細胞膜上の受容体に結合することで刺激を伝える．

［6　　　］（タンパク質）ホルモン
- アミノ酸が複数個つながってできている．
- アミノ酸の数が 50 個未満がペプチド，50 個以上がタンパク質ホルモンと呼ばれる．
- ホルモンの多くはこのペプチドホルモンである．

［7　　　］ホルモン
1 個のアミノ酸から合成される．
- アドレナリン，ノルアドレナリン
- メラトニン，ヒスタミン，セロトニンなど

［8　　　］ホルモン
細胞膜をそのまま透過し，細胞質や核内の受容体に結合する．

［9　　　］ホルモン
副腎皮質ホルモン
- コルチゾール，アルドステロン，アンドロゲン

性ホルモン
- 卵巣：エストロゲン，プロゲステロン
- 精巣：テストステロン

甲状腺ホルモン
- サイロキシン（T_4）
- トリヨードサイロニン（T_3）

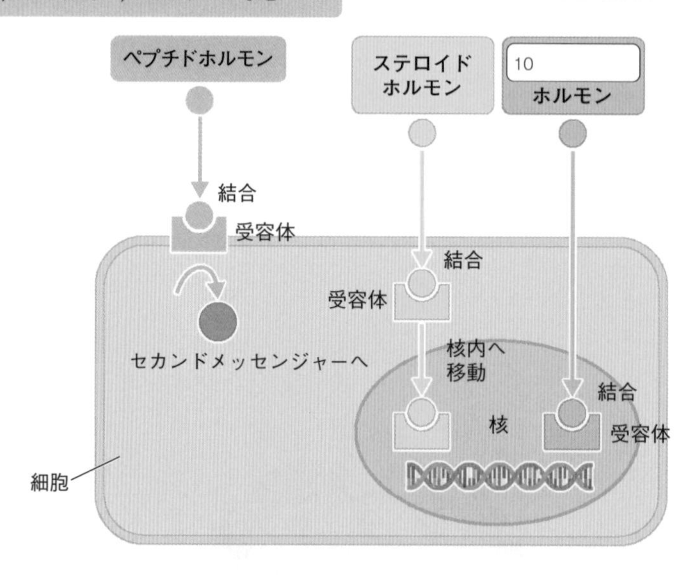

□□ 内分泌系は，生殖機能を含む［11　　　］と［12　　　］の促進にも関わる．

□□ 大部分のホルモンは血液に入り全身をめぐる［13　　　］ホルモンであるが，血流には入らず，近くの細胞や分泌細胞自身に作用する［14　　　］ホルモンもある．

この章の学習ポイント

内分泌系は，神経系と連動，協調して免疫系や恒常性維持調節に関わる重要な役割を果たしています．ホルモンと呼ばれる伝達物質が主に血液中に放出され，全身の細胞に働き，機能調節を行っています．ホルモンの種類や作用機序を理解しておくことは，病態の把握や治療の理解に役立ちます．まずはホルモンを分泌している器官，ホルモンの種類を整理しましょう．内分泌系で重要な器官として，視床下部と脳下垂体，甲状腺，膵臓，副腎，性腺から分泌されるホルモンの種類と主な働きから学んでいきましょう．

□□ ホルモンの分泌調節は，受容器が体内の状態変化を観察し，その結果をもとに［15　　　　］が判断し，必要に応じて効果器となる器官や組織に指令を送って行われている．変化を元に戻す方向で調節する［16　　　　］フィードバックと，変化を強める方向で調節する［17　　　　］フィードバックがあり，多くのホルモンは［18　　　　］フィードバックシステムにより調節される．

選択肢 循環　発達　代謝　受容体　成長　局所　調節中枢　甲状腺　血管内（血液）　脂溶性　水溶性　アミン　ペプチド　ステロイド　ネガティブ　ポジティブ　ホメオスタシス　※２回以上使う選択肢があります．

●内分泌臓器とホルモンの種類

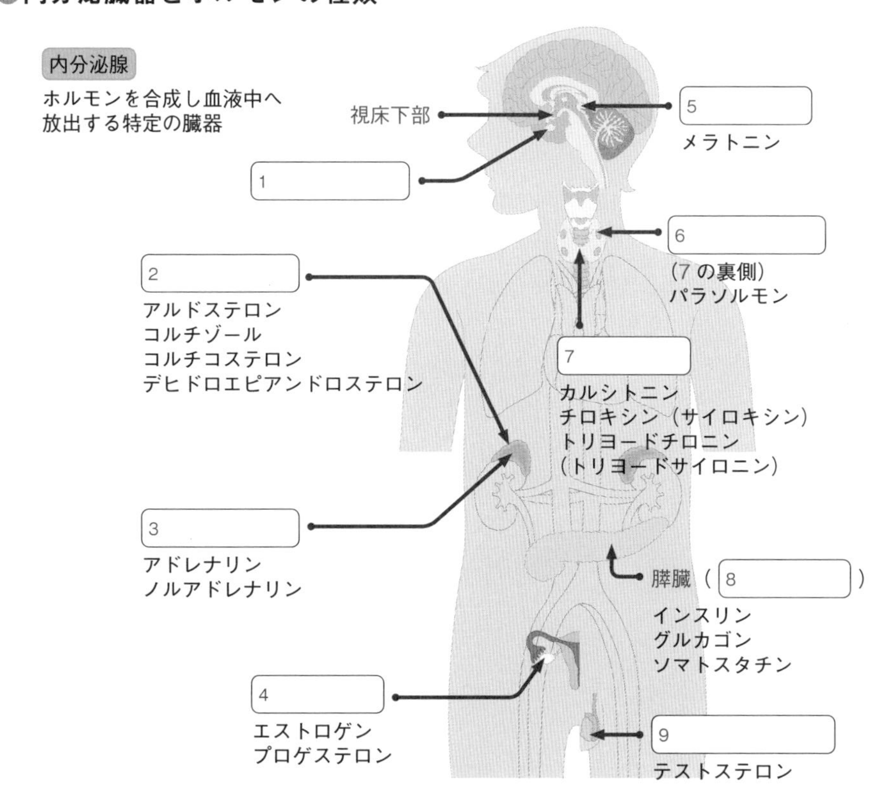

副腎皮質　副腎髄質　松果体　甲状腺　下垂体　上皮小体　膵島
精巣（睾丸）　卵巣

❷視床下部・下垂体・松果体の構造と分泌されるホルモン（の作用）

□□ 視床下部は［1　　　］の一部で，視神経交叉の［2　　　］に位置する．神経系と連携し下垂体ホルモンの調節を行い，恒常性維持に重要な役割を担っている．下垂体［3　　　］に対しホルモン放出を指示するホルモンを分泌し調整をしている．

□□ 視床下部の室傍核（しつぼうかく），視索上核で下垂体［4　　　］ホルモンの合成を行い［5　　　］に貯蔵している．

□□ 下垂体は豆状の内分泌器官で，蝶形骨（ちょうけいこつ）のトルコ鞍の下垂体窩に収まっており，［6　　　］と［7　　　］の2つの葉に分かれている．

□□ 下垂体前葉は腺性下垂体とも呼ばれ，全身の成長や代謝，生殖に関わる調節を行っている．［8　　　］ホルモンの指示を受け，次の①～⑤の5種類のホルモンを分泌調節している．

□□ ①［9　　　］ホルモン（GH）により，肝臓，骨格筋，軟骨，骨細胞がインスリン様成長因子（IGFs：ソマトメジン）を分泌し，全身の成長を促す．局所ホルモンとして骨格筋や筋肉の成長を引き起こす．

□□ ②［10　　　］ホルモン（TSH）は，甲状腺で産生される2つのホルモン合成と分泌を促進する．

□□ ③副腎皮質刺激ホルモン（ACTH）は，副腎皮質から分泌される［11　　　］や糖質コルチコイドの産生と分泌を促進する．

□□ ④性腺刺激ホルモンは，女性では卵胞刺激ホルモン（FSH）が［12　　　］に働きかけ，卵胞形成と卵胞細胞からの［13　　　］分泌を促し，黄体形成ホルモン（LH）は［14　　　］と卵胞の黄体化，［15　　　］の分泌を促進する．

□□ ⑤［16　　　］は，ほかのホルモンと協働して乳腺発達促進，［17　　　］分泌開始とその維持に関わっている．

下垂体後葉ホルモン

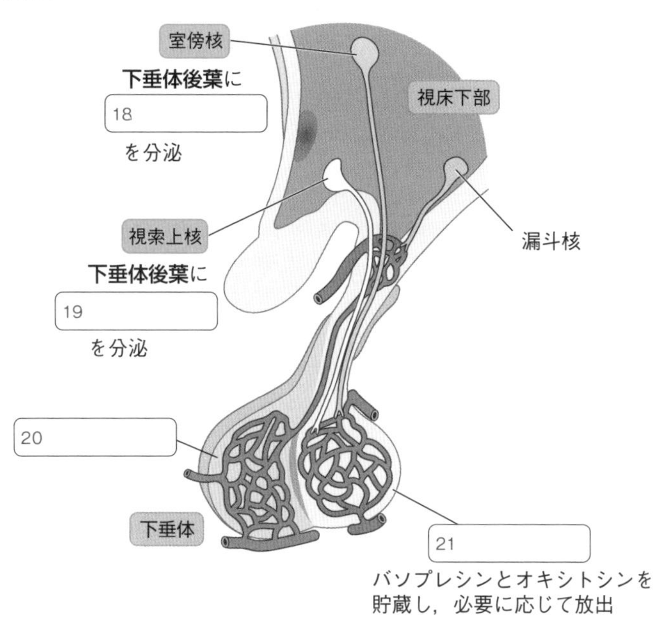

□□ 室傍核，視索上核にある細胞体で合成されたオキシトシンと［22　　　　　　］は，下垂体［23　　　　］の軸索終末に貯蔵され，神経刺激により血液中に放出されている．

□□ ［24　　　　　　　　］は，出産中には子宮頸部の伸展により分泌が促進され，子宮壁の平滑筋の収縮を増強させる．出産後は乳首への吸啜が機械的刺激となり，反応して乳汁の射出を促進する．

□□ バソプレシンは［25　　　　　　］ホルモン（ADH）とも呼ばれ，腎臓に作用し尿細管での［26　　　　］の再吸収を促し，尿量を減少させる作用をもつ．このほかに，発汗による水分喪失を減らし，細動脈の収縮により血圧の上昇作用をもつ．

□□ 松果体（しょうかたい）は第三脳室後端，正中線上に位置する小さな内分泌腺で，セロトニンからアミンホルモンの一種である［27　　　　　　］を合成し，分泌している．

□□ 生体の概日リズムは視床下部の視交叉上核で調節されており，このリズム同調因子として［28　　　　　　］が重要な役割をもつ．

□□ メラトニンは睡眠中に血液中濃度が高くなり，日中に十分な［29　　　　　　］を浴びることで血液中濃度が下がるため，［30　　　　］誘導に関係している．

選択肢　後方　間脳　前葉　後葉　成長　視床下部　卵巣　甲状腺刺激　排卵誘発　乳汁　水分　睡眠　コルチゾール　エストロゲン　プロゲステロン　プロラクチン　バソプレシン　メラトニン　オキシトシン　抗利尿　強い光

※2回以上使う選択肢があります．

❸甲状腺・副甲状腺（上皮小体）の構造と分泌されるホルモン（の作用）

□□ 甲状腺は，喉頭の［1 ］のすぐ下に位置する内分泌器官である．右左2つの側葉からなり，その両葉は気管前面にある峡部（きょうぶ）によってつながっている．

□□ 甲状腺は4つのヨウ素が結合した［2 ］（T_4），3つのヨウ素が結合した［3 ］（T_3）を産生する内分泌腺である．

□□ ［4 ］の甲状腺刺激ホルモン放出ホルモンにより，［5 ］の甲状腺刺激ホルモンが放出されることで，その刺激を受けて［6 ］の分泌が促進される．

□□ 甲状腺ホルモン（T_3，T_4）への受容体は全身のほとんどすべての細胞上に存在するといわれ，全身の組織の［7 ］，［8 ］をコントロールしている．分泌物質を大量に（通常100日分）濾胞内に蓄えている唯一の内分泌腺である．

□□ 甲状腺ホルモン（T_3，T_4）は［9 ］であるため，細胞膜を通り抜け，細胞内に入り，遺伝子転写とタンパク質合成を誘導することで作用する．［10 ］の増加（熱産生の増加），カテコールアミンの作用増強に働き，神経組織と骨の発生と成長の調節を行う．

□□ 甲状腺の濾胞傍細胞（ろほうぼうさいぼう）（C細胞）からは［11 ］が産生，分泌される．［11 ］は破骨細胞の活性を抑制することで，血中のカルシウム（Ca^{2+}）濃度を低下させる．血中のCa^{2+}上昇により刺激され分泌が促進され，Ca^{2+}低下により分泌が抑制される．副甲状腺ホルモンと［12 ］する作用をもつ．

□□ 副甲状腺は上皮小体とも呼ばれ，甲状腺の［13 ］側に上下左右4個存在する．

□□ 上皮小体より副甲状腺ホルモン（［14 ］）が分泌される．血液中のカルシウムイオン（Ca^{2+}），マグネシウムイオン（Mg^{2+}），リン酸イオン（HPO_4^{2-}）の濃度調整に大きな役割をもつ．血中のCa^{2+}［15 ］が刺激となり分泌が促進され，Ca^{2+}［16 ］により分泌が抑制される．甲状腺ホルモンであるカルシトニンと拮抗する作用をもつ．

選択肢　視床下部　甲状軟骨　下垂体前葉　背面　カルシトニン　サイロキシン　パラソルモン（PTH）　トリヨードサイロニン　甲状腺ホルモン　基礎代謝率　代謝　成長　低下　上昇　脂溶性　拮抗

❹膵臓（膵島）の構造と分泌されるホルモン（の作用）

□□ 膵臓は胃の後方となる腹腔後壁に位置し，大部分は［1 ］として膵液を分泌する腺房細胞で構成されており，［2 ］としてはわずか1％程度である．

□□ 膵臓の内分泌腺は，腺房細胞の間に［3 ］と呼ばれる小さな細胞集団として散在している．［4 ］はα，β，δ（デルタ），Fの4つのタイプの分泌細胞を含み，それぞれ異なるホルモンを分泌している．

□□ [5] から分泌される [6] は，肝臓での [7] 分解促進と，ほかの栄養素をグルコースに変換することで血液中のグルコース濃度を上げる．

□□ [8] から分泌される [9] は，細胞内へのグルコース輸送を促進し，グルコースから [10] 生成などを促進し，また細胞内での [11] 分解などを減少させることで血液中のグルコース濃度を下げる．

□□ δ細胞からはインスリンとグルカゴンの分泌を抑制し，消化管からの栄養素吸収を促進する [12]，F細胞からは [13] の分泌抑制などに作用する膵ポリペプチドも分泌されている．

選択肢　内分泌腺　外分泌腺　膵島　α細胞　β細胞　グルカゴン　ソマトスタチン　グリコーゲン　インスリン　※２回以上使う選択肢があります．

❺副腎の構造と分泌されるホルモン（の作用）

□□ 副腎は左右の [1] に位置しており，構造的，機能的に外側の副腎 [2]，その中心に位置する副腎 [3] の２つの異なる領域で構成されている．

□□ 副腎 [4] は球状帯，束状帯，網状帯の３層構造になっており，それぞれが異なったホルモンを分泌している．

□□ 球状帯は [5]（大部分は [6]）を分泌し，腎臓の遠位尿細管での [7] 再吸収，[8] 排泄，および細胞外液中に [9] を保持することで血圧を [10] させる働きがある．無機塩類のホメオスタシスに影響を与える．

□□ 束状帯は [11]（主にコルチゾール）を分泌している．代謝やストレスを調整するホルモンであり，全身のほとんどすべての細胞に働きかけ，タンパク質分解速度を速めることで，血液中へのアミノ酸放出を [12] させる．また，肝臓ではグルコースの産生を促進し，グルコースのホメオスタシスに影響を与える．

□□ 網状帯は弱い [13]（デヒドロエピアンドロステロン）を少量合成分泌している．男性では無視できるほどの作用であるが，女性では性欲の発現に関係するとされている．

□□ 副腎 [14] は自律神経系の交感神経節が変化したもので，神経伝達物質を放出する代わりに水溶性のホルモンとして血液中に [15] を放出する．

□□ 副腎髄質で合成される [16] は主に [17] と [18] の２種類で，ホルモンとして全身の交感神経反応を強める働きをもつ．交感神経節前線維からのアセチルコリン放出により分泌が促進され，ストレス下での交感神経の働きを高める．

選択肢 腎臓上部　皮質　髄質　糖質（グルコ）コルチコイド
鉱質（ミネラル）コルチコイド　アルドステロン　カリウム
ナトリウム　上昇　増加　アンドロゲン　アドレナリン　ノルアドレナリン
カテコールアミン
※２回以上使う選択肢があります．

❻性腺の構造と分泌されるホルモン（の作用）

□□ 性腺とは，女性では卵子を産生する［1　　　］，男性では精子を産生する［2　　　］を指し，生殖機能とホルモン分泌をする器官である．

□□ 第二次性徴の発現に関与し，思春期に入ると視床下部からの［3　　　］ホルモン（ゴナドトロピン放出ホルモン：GnRH）の分泌量が増え，それに反応して下垂体前葉から性腺刺激ホルモンとして，［4　　　］ホルモン（FSH）と［5　　　］ホルモン(LH)の分泌量が増す．卵巣からは［6　　　］，精巣からは［7　　　］の分泌が促され，生殖器の発達を促進する．

□□ 卵巣や精巣内の支持細胞から分泌される［8　　　］は，下垂体前葉からの卵胞刺激ホルモン分泌を抑制している．

□□ 卵巣は骨盤腔の左右両側に靱帯で固定されている卵形の器官で，卵胞刺激ホルモン(FSH)により卵胞形成と卵胞細胞からの［9　　　］分泌が促されている．一方，黄体形成ホルモン（LH）は［10　　　］と卵胞の黄体化，［11　　　］の分泌を促進する．これらのホルモンは［12　　　］を調節し，妊娠の維持や，乳腺からの乳汁分泌の準備に関わっている．

□□ 精巣は左右の陰嚢の中にある卵形の器官で，黄体形成ホルモン（LH）の刺激により男性ホルモンの［13　　　］を分泌している．これにより［14　　　］の産生を調整し，第二次性徴の発達を促し維持している．同化作用（タンパク質合成の促進）により［15　　　］の発達を促進する．

選択肢 性腺刺激ホルモン放出　黄体形成　卵胞刺激　卵巣　精巣　精子
エストロゲン　インヒビン　テストステロン　プロゲステロン　筋肉
排卵誘発　月経周期
※２回以上使う選択肢があります．

⑦ホルモンを分泌するそのほかの器官や組織

●内分泌臓器とホルモンの種類

内分泌腺以外のホルモン分泌器官・組織

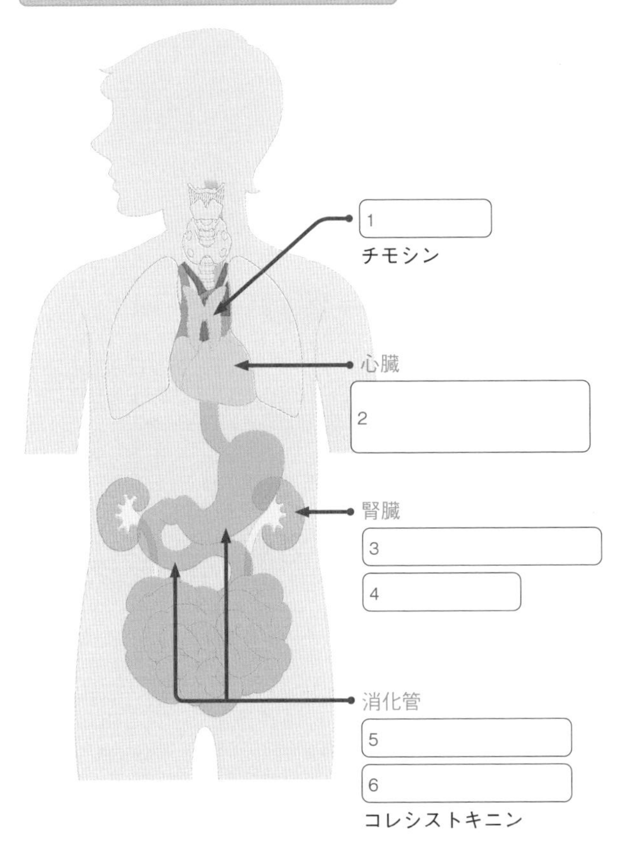

□□ 胃では，食事（胃の拡張）によって［7 ］の分泌が促進され，胃粘膜の壁細胞を刺激して胃酸の分泌を促進，主細胞を刺激しペプシノゲンを分泌させる．食欲を増強する［8 ］も分泌されている．

□□ 十二指腸～小腸で分泌される［9 ］は胆嚢を収縮させ，胆汁放出の調整や膵液の分泌促進を行い，食後の満腹感をもたらす．膵液とインスリン分泌を促進し，胃液分泌を抑制する［10 ］も分泌されている．

□□ 小腸に食物が接触することでグルコース依存性インスリン分泌刺激ペプチドとグルカゴン様ペプチドが分泌がされ，膵臓からのインスリン放出を刺激し，血糖値を下げる．これらのホルモンをまとめて［11 ］と呼ぶ．

□□ ［12 ］は視床下部，膵臓でも産生されるが，小腸でも産生分泌されている．ほかの消化管ホルモン，抗利尿ホルモン（バソプレシン）などの分泌を抑制する．

□□ 心臓では循環血液量の増大により心房壁の伸展が生じると，心房と心室から心房性ナトリウム利尿ペプチド（［13 ］），主に心室から脳性ナトリウム利尿ペプチド（［14 ］）が分泌される．ほぼ同様の作用を示す．心臓に対して心筋肥大を抑制し，腎尿細管上皮細胞などに作用し，糸球体濾過量を増やし，Na^+再吸収を抑制し，レニン-アンジオテンシン-アルドステロン系や交感神経［15　　　　　　］をもつとされる．血管平滑筋細胞に対しては拡張作用も示し，これらの作用により血圧を［16　　　　　　］働きをする．

□□　腎臓の傍糸球体細胞からは血圧低下や血液中のNa^+低下などの刺激で，［17　　　　　　］が分泌される．

●レニンの働き

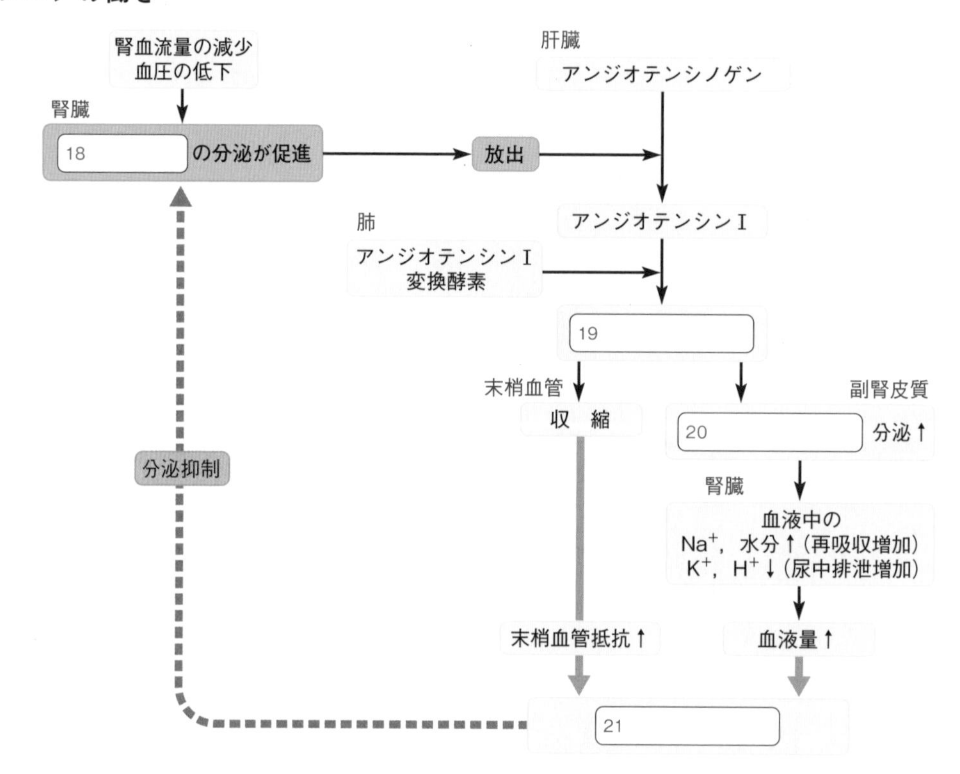

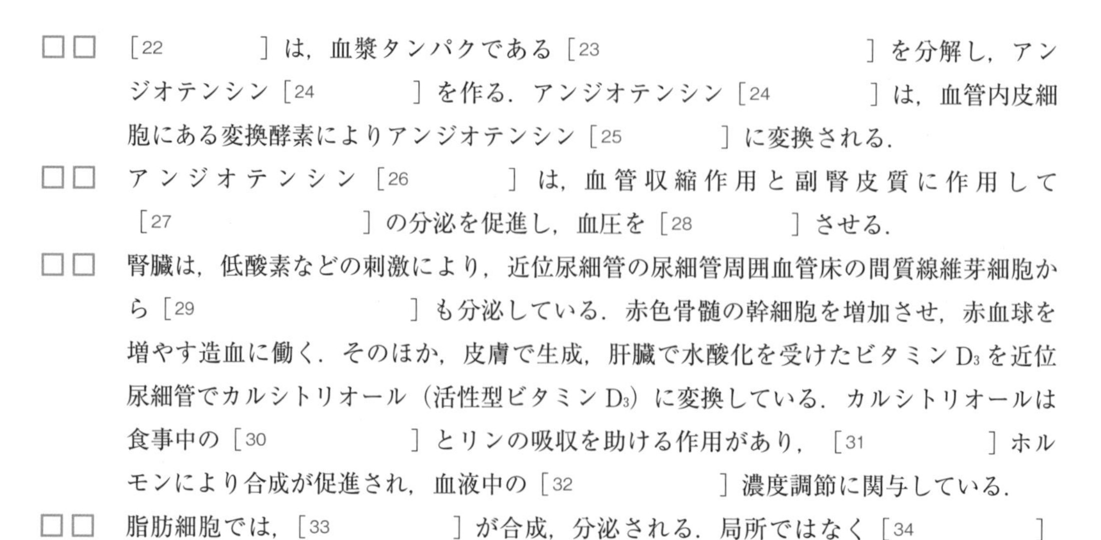

□□　［22　　　　　　］は，血漿タンパクである［23　　　　　　　　　　　］を分解し，アンジオテンシン［24　　　　　　］を作る．アンジオテンシン［24　　　　　　］は，血管内皮細胞にある変換酵素によりアンジオテンシン［25　　　　　　］に変換される．

□□　アンジオテンシン［26　　　　　　］は，血管収縮作用と副腎皮質に作用して［27　　　　　　　　　］の分泌を促進し，血圧を［28　　　　　　］させる．

□□　腎臓は，低酸素などの刺激により，近位尿細管の尿細管周囲血管床の間質線維芽細胞から［29　　　　　　　　　］も分泌している．赤色骨髄の幹細胞を増加させ，赤血球を増やす造血に働く．そのほか，皮膚で生成，肝臓で水酸化を受けたビタミンD_3を近位尿細管でカルシトリオール（活性型ビタミンD_3）に変換している．カルシトリオールは食事中の［30　　　　　　］とリンの吸収を助ける作用があり，［31　　　　　　］ホルモンにより合成が促進され，血液中の［32　　　　　　］濃度調節に関与している．

□□　脂肪細胞では，［33　　　　　　］が合成，分泌される．局所ではなく［34　　　　　　］

に働き，食欲を抑えエネルギー消費を活性化することで総体脂肪量を抑える．

選択肢 グレリン　セクレチン　ガストリン　レプチン　アルドステロン　アンジオテンシノゲン　アンジオテンシンⅡ　Ⅰ　Ⅱ　コレシストキニン　インクレチン　ANP　BNP　視床下部　副甲状腺　抑制作用　上昇　下げる　レニン　ソマトスタチン　エリスロポエチン　カルシウム　血圧の上昇　胸腺　心房性ナトリウム利尿ペプチド

※２回以上使う選択肢があります．

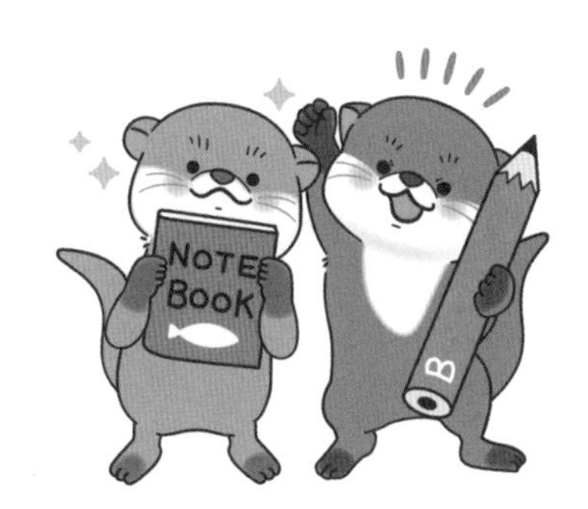

トレーニング

❶内分泌系に関して正しいものには○を，誤っているものには×を記入しよう．

□□ [1] ホルモンは受容体をもつ細胞に作用する．
□□ [2] ステロイドホルモンが大部分を占める．
□□ [3] 甲状腺ホルモンはステロイドホルモンの一種である．
□□ [4] 水溶性ホルモンは細胞膜の受容体に結合し作用する．
□□ [5] 多くは血液に入り全身をめぐる循環ホルモンである．
□□ [6] 多くはポジティブフィードバックにより調節されている．

❷選択肢から適切な内分泌腺を選ぼう．

□□ 神経系と内分泌系を統合する要である． [1]
□□ バソプレシンとオキシトシンを貯蔵，放出している． [2]
□□ カルシウムの血中濃度を上昇させるホルモンを分泌している． [3]
□□ メラトニンを分泌している． [4]
□□ プロラクチンを分泌している． [5]
□□ テストステロンを分泌している． [6]

選択肢　視床下部　松果体　下垂体前葉　下垂体後葉　甲状腺　副甲状腺　精巣　卵巣

❸選択肢から適切なホルモンをすべて選ぼう．

□□ 血圧を低下させる働きをもつ． [1]
□□ 血液中のカルシウム濃度を調節する働きをもつ． [2]
□□ 消化管から分泌される． [3]
□□ 血圧を上昇させる働きをもつ． [4]
□□ 低酸素などが刺激になって，腎臓から分泌される． [5]

選択肢　アルドステロン　ANP　エストロゲン　エリスロポエチン　ガストリン　カルシトニン　セクレチン　バソプレシン　パラソルモン

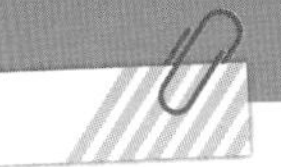

❹甲状腺ホルモン（T_3，T_4）の特徴として正しいものには○を，誤っているものには×を記入しよう．

□□ [1] 水溶性ホルモンである．
□□ [2] ほぼ全身の細胞に受容体が存在する．
□□ [3] 基礎代謝を低下させる作用をもつ．
□□ [4] 甲状腺の濾胞内に大量に貯蔵されている．
□□ [5] 視床下部と下垂体前葉のホルモンが分泌を調節している．

❺膵島細胞から分泌されるホルモンを空欄に記入し，作用について適切なほうに○をつけ，整理しよう．

細胞の種類	分泌ホルモン	主な作用
α	[1]	肝臓でのグリコーゲン分解 [4 **促進・抑制**] と，ほかの栄養素をグルコースに変換することで血液中のグルコース濃度を [5 **上昇・低下**] させる．
β	[2]	細胞内へのグルコース輸送を [6 **促進・抑制**] し，グルコースからグリコーゲン生成などを [7 **促進・抑制**] する．また，細胞内でのグリコーゲン分解などを [8 **増加・減少**] させることで血液中のグルコース濃度を [9 **上昇・低下**] させる．
δ	[3]	インスリンとグルカゴンの分泌を [10 **促進・抑制**] し，消化管からの栄養素吸収を [11 **促進・抑制**] する．
F	膵ポリペプチド	ソマトスタチンの分泌を [12 **促進・抑制**] する．など

❻副腎から分泌されるホルモンを空欄に記入し，作用について適切なほうに○をつけ，整理しよう．

副腎		分泌ホルモン	主な作用	ホルモンの種類
皮質	球状帯	[1] コルチコイド 主に [2]	腎臓でのナトリウム再吸収を [6 **促進・抑制**]，血圧 [7 **上昇・低下**]	ステロイドホルモン
	束状帯	[3] コルチコイド 主に [4]	血液中へのアミノ酸放出，肝臓でのグルコースの産生を [8 **促進・抑制**]	
髄質		[5] とノルアドレナリン	交感神経作用 [9 **増強・減弱**]	アミンホルモン（水溶性ホルモン）

実力アップ

❶内分泌系の説明として正しいのはどれか.

[　　]

1. ホルモンは特殊な器官のみで作用する.
2. ホルモンは主に局所で作用する.
3. ホルモンはゆっくり長く作用する.
4. ホメオスタシスにホルモンは影響しない.

❷ネガティブフィードバック機構について正しいのはどれか.

[　　]

1. ホルモンの調節機構としてはまれである.
2. ホルモンの血中濃度上昇を感知し，その分泌を促進する.
3. 多くの場合，調節中枢を介さず分泌調節が行われる.
4. 変化を元に戻す調節である.

❸細胞膜上の受容体を介して作用するのはどれか.

[　　]

1. インスリン
2. エストロゲン
3. 糖質コルチコイド
4. サイロキシン

❹脂溶性ホルモンの説明で正しいのはどれか.

[　　]

1. 細胞膜を透過できない.
2. 細胞質や核内の受容体に結合する.
3. ホルモンの大部分を占める.
4. ペプチドホルモンである.

POINT

●大まかな分類として，水溶性ホルモンと脂溶性ホルモンの特徴を理解しておこう.

❺ステロイドホルモンの説明として正しいのはどれか.

[　　]

1. 副腎髄質から分泌されている.
2. アミノ酸が複数個つながってできている.
3. 細胞膜を透過できない.
4. コレステロールから合成される.

❻視床下部の説明で正しいのはどれか.

[　　]

1. 下垂体後葉ホルモンを貯蔵している.
2. 中脳の一部である.
3. 下垂体ホルモン放出指示を出している.
4. 神経刺激に影響を受けない.

❼視床下部から分泌されているのはどれか.

[　　]

1. 甲状腺刺激ホルモン放出ホルモン
2. 甲状腺刺激ホルモン
3. 甲状腺ホルモン
4. カルシトニン

❽下垂体前葉から分泌されているのはどれか.

[　　]

1. 成長ホルモン
2. サイロキシン
3. エリスロポエチン
4. アンジオテンシンⅡ

⑨ホルモンの説明で正しいのはどれか．

[　　]

1. プロラクチンは出産時の子宮筋収縮に関わる．
2. オキシトシンは吸啜刺激で乳汁射出を促進する．
3. 卵胞刺激ホルモンはエストロゲンの分泌を抑制する．
4. プロゲステロンは排卵を誘発する．

⑩下垂体について正しいのはどれか．

[　　]

1. 前葉より後葉のほうが多くのホルモンを分泌している．
2. 視床下部からの指令を受けている．
3. 直径 10cm ほどの内分泌器官である．
4. 下垂体の下に視床下部が位置する．

⑪下垂体後葉から放出されているホルモンはどれか．2つ選べ．

[　　]

1. バソプレシン
2. プロラクチン
3. 甲状腺刺激ホルモン
4. オキシトシン
5. 性腺刺激ホルモン

POINT

⑪視床下部と下垂体の関係を整理しておこう．また，下垂体は前葉と後葉で代表的なホルモンの種類と働きを整理しておこう．

⑫ポジティブフィードバックにより調節されるホルモンはどれか．

[　　]

1. グルカゴン
2. バソプレシン
3. オキシトシン
4. テストステロン

⑬バソプレシンの作用として正しいのはどれか．

[　　]

1. 腎臓でのナトリウムの再吸収を抑制する．
2. 尿量を減少させる．
3. 発汗を促進する．
4. 血圧を低下させる．

⑭メラトニンを分泌しているのはどれか．

[　　]

1. 視床下部
2. 下垂体前葉
3. 甲状腺
4. 松果体

⑮メラトニンの分泌不足により起こりうる症状はどれか．

[　　]

1. 入眠困難
2. 痙　攣
3. 多飲多尿
4. 昏　睡

⑯甲状腺について正しいのはどれか.

[　　]

1. 甲状軟骨の上部に位置する.
2. 視床下部ホルモンの影響は受けない.
3. 分泌物質を多量に貯蔵している.
4. 作用する細胞の種類は限られる.

POINT

⑱血液中のカルシウム濃度の調節に関わるホルモンと，その分泌器官はセットで覚えておこう．脳下垂体の影響を受けないホルモンとして国家試験にもよく出てくる.

⑰甲状腺ホルモン（T_3，T_4）の作用について正しいのはどれか.

[　　]

1. 熱産生を増加させる.
2. 食欲を低下させる.
3. 交感神経反応を減弱する.
4. 成長ホルモンの分泌を抑制する.

⑱カルシトニンについて正しいのはどれか.

[　　]

1. 破骨細胞の活性を促進する.
2. 血液中のCa^{2+}濃度低下により分泌が促進される.
3. 腎臓での活性型ビタミンD_3の分泌を促進する.
4. 分泌の調整に下垂体の影響を受けない.

⑲分泌調整に下垂体ホルモンの影響を受けないホルモンはどれか.

[　　]

1. 甲状腺ホルモン
2. エストロゲン
3. テストステロン
4. パラソルモン

⑳血液中のカルシウムイオン濃度が低下した際に，ホルモン分泌量が増加するのはどれか.

[　　]

1. 膵　島
2. 甲状腺
3. 下垂体
4. 副腎皮質
5. 副甲状腺

〈第108回看護師国家試験〉

㉑副甲状腺（上皮小体）について正しいのはどれか.

[　　]

1. 甲状腺の前面に位置する.
2. 蝶のような形をしており左右に1対存在する.
3. カルシトニンに拮抗するホルモンを分泌している.
4. 下垂体の影響を受けてホルモンを分泌する.

㉒膵島細胞の種類と分泌されるホルモンの組合せで正しいのはどれか.

[　　]

1. α細胞――アンドロゲン
2. β細胞――インスリン
3. δ細胞――グルカゴン
4. F細胞――ソマトスタチン

POINT

㉒膵島から分泌されるホルモンは血液中のグルコース（血糖）調節に関わっているインスリン，グルカゴンを中心に整理しておこう.

㉓血糖値の上昇に関わるホルモンはどれか．

1. インスリン ［　　］
2. コルチゾール
3. アルドステロン
4. レプチン

㉔インスリンの作用について正しいのはどれか．

1. グリコーゲンの分解促進 ［　　］
2. ほかの栄養素からグルコースへ変換
3. 細胞内へのグルコース輸送を促進
4. グルカゴンの分泌を抑制

㉕副腎について正しいのはどれか．

1. 腎臓の内部に位置する． ［　　］
2. 皮質は4層に分かれている．
3. 髄質が8割を占める．
4. ストレス反応に関与する．

㉖アルドステロンの作用について正しいのはどれか．

［　　］

1. 腎臓でのナトリウム再吸収を促進する．
2. 血圧低下作用をもつ．
3. レニン分泌を促進する．
4. 尿量を増加させる．

㉗コルチゾールについて正しいのはどれか．

1. タンパク質合成を促進する． ［　　］
2. 肝臓でのグルコース産生を促進する．
3. アミンホルモンである．
4. 副腎髄質から分泌されている．

㉘ストレスの調節に関わるホルモンはどれか．

1. インスリン ［　　］
2. メラトニン
3. コルチゾール
4. パラソルモン

㉙副腎髄質ホルモンについて正しいのはどれか．

［　　］

1. アセチルコリンを血液中に分泌している．
2. 全身の交感神経反応を増強させる．
3. ストレス下では副交感神経の働きを高める．
4. ステロイドホルモンである．

POINT

㉘副腎については皮質から分泌されるコルチゾール，髄質から分泌されるアルドステロンを中心に整理しておこう．ストレス反応を理解するためにも役立つ．

㉚腎臓から分泌されるホルモンはどれか.

1. アンジオテンシノゲン　[　　]
2. エリスロポエチン
3. アルドステロン
4. コルチゾール

㉛分泌器官と分泌されるホルモンの組合せで正しいのはどれか.

[　　]

1. 視床下部――インヒビン
2. 下垂体前葉――性腺刺激ホルモン放出ホルモン
3. 卵巣――黄体形成ホルモン
4. 精巣――テストステロン

㉜エストロゲンの働きとして誤っているのはどれか.

1. 女性生殖器の発達を促進する.　[　　]
2. 妊娠の維持に関わる.
3. 月経周期を調節する.
4. 血中コレステロールを高める.

POINT

㉜性腺に関わるホルモンは，生殖器の発達と機能，女性の場合は性周期と合わせて理解しておこう.

㉝テストステロンについて正しいのはどれか.

[　　]

1. 黄体形成ホルモンにより分泌抑制される.
2. 精子の産生を調節する.
3. タンパク質の分解を促進する.
4. 生殖器の発達を抑制する.

㉞消化管から分泌されるホルモンと作用の組合せで正しいのはどれか.

[　　]

1. コレシストキニン――膵液の分泌抑制
2. セクレチン――胃液の分泌抑制
3. グレリン――食欲抑制
4. インクレチン――インスリン分泌抑制

㉟ガストリンの作用として正しいのはどれか.

1. 胃液の分泌を促進する.　[　　]
2. 胃腸の収縮を抑制する.
3. 胃腸の運動を抑制する.
4. 空腹により分泌が促進される.

㊱レプチンについて正しいのはどれか.

1. 筋肉細胞から分泌される.　[　　]
2. 視床下部に作用する.
3. 食欲を増強する.
4. 脂肪量を増やす.

㊲血圧低下作用をもつホルモンはどれか.

1. 抗利尿ホルモン [　　]
2. カテコールアミン
3. 甲状腺ホルモン
4. 脳性ナトリウム利尿ペプチド(BNP)

POINT

㊲血圧調節に関わるホルモンは，分泌器官とホルモンの種類を整理しておこう．この機序を理解しておくと薬理学の学習にも役立つよ．

㊳レニン-アンジオテンシン-アルドステロン系の説明で正しいのはどれか.

[　　]

1. 血圧低下により肺からレニンが分泌される.
2. アンジオテンシンはレニンによりアンジオテンシンⅡに変換される.
3. アンジオテンシンⅡはアルドステロンの分泌を促進する.
4. アルドステロンの主な作用は血管収縮作用である.

㊴心房性ナトリウム利尿ペプチド(ANP)の説明で正しいのはどれか.

1. 心保護作用をもつ. [　　]
2. 尿量を減少させる.
3. 血圧を上昇させる.
4. 循環血液量の低下により分泌される.

㊵ホルモンと産生部位の組合せで正しいのはどれか.

[　　]

1. プロラクチン――下垂体後葉
2. カルシトニン――副甲状腺
3. レニン――――腎臓
4. グレリン―――肺

POINT

●腸管や心臓，腎臓などからも重要なホルモンが分泌されているので，代表的なものは覚えておこう．

㊶ホルモンとその作用の組合せで正しいのはどれか.

[　　]

1. プロラクチン――性腺刺激
2. カルシトニン――破骨細胞の抑制
3. レニン――――血圧低下
4. グレリン―――呼吸促進

㊷内分泌器官はどれか.

1. 乳　腺 [　　]
2. 涙　腺
3. 甲状腺
4. 唾液腺 〈第105回看護師国家試験〉

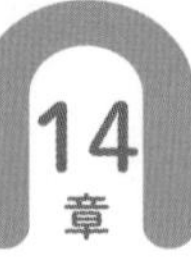

14章 生殖器系 子孫を残すしくみ

ビジュアル要点整理

下図の空欄に適切な解剖学用語を記入しよう.

●女性生殖器の構造

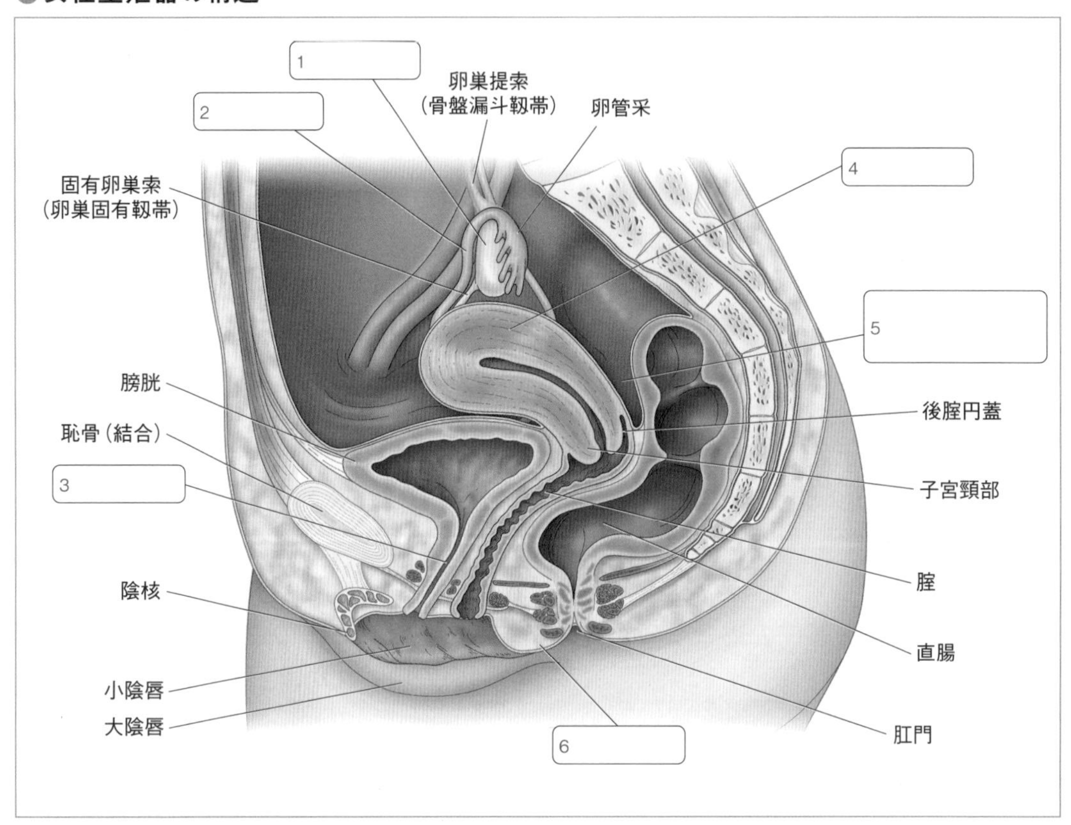

この章の学習ポイント 女性生殖器

女性と男性との異なる解剖と生理を理解することは，各科の疾患を学ぶためにも重要です．まず正常な女性の身体の変化を思春期，月経，妊娠，分娩そして更年期を通して理解しましょう．そうすることで身体に起きている異常がみえてきます．例えば，なぜ異所性妊娠が卵管で生じやすいかイメージしてください．そのほか，がんのリンパ節転移の部位，分娩でのホルモンの動き，産後なぜ月経がないのかなど，臨床看護に必要な解剖生理学を身に付けましょう．

この章の学習ポイント　男性生殖器

下垂体前葉から分泌される卵胞刺激ホルモン（FSH）と黄体形成ホルモン（LH）は，男性でも重要です．FSH は精祖細胞に作用して精子の形成を，LH は精巣の間質細胞に男性ホルモン産生を促します．

男性の付属生殖腺は 1 対の精嚢，1 個の前立腺および尿道球腺です．精液の大部分をこれらの腺が分泌し，精巣でつくられた精子を守り栄養補給をして，受精に最適な環境形成に役立っています．

●男性生殖器の構造

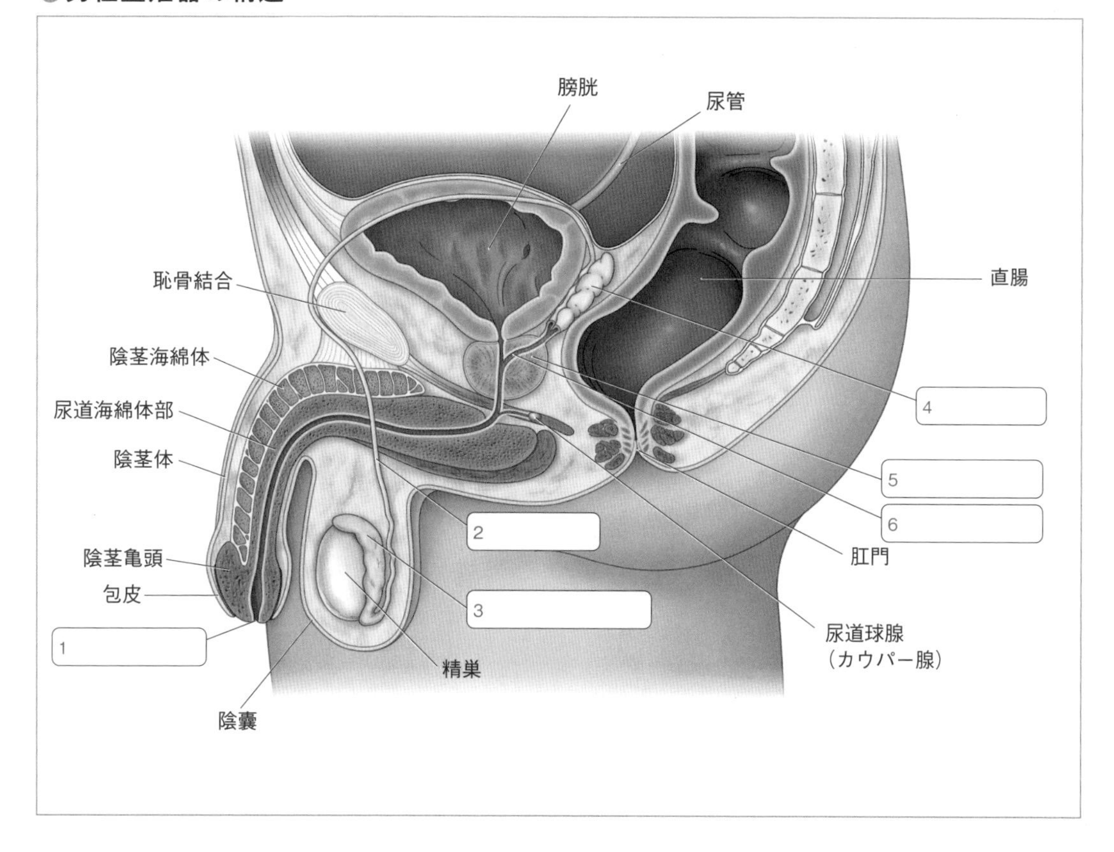

次の空欄に入る語句を選択肢から選び，文や図を完成させよう．

❶女性生殖器の構造

□□ 胎児では，2つの卵巣の中に原始卵胞が［1　　　　　　］万個以上存在しているが，出生前には卵子は［2　　　　　　］万個に減少している．

□□ 閉経後は卵巣は急速に［3　　　　］なり，生殖可能年齢の約［4　　　　］の大きさとなる．

□□ ［5　　　　　　　　　］は約3cmの管状で，筋層は少なく，子宮頸部の中間付近の筋組織の占める割合は約［6　　　　］%である．

□□ 子宮動脈は［7　　　　　　］動脈から生じ，子宮頸部の約1cm側方で［8　　　　］の上を通過する．

□□ 腟壁の筋層の外側は発達した結合組織で覆われ，前壁を［9　　　　　　　　］筋膜，後壁を［10　　　　　　］筋膜と呼ぶ．これらの結合組織は年齢とともに薄くなり，そして弱くなることが，骨盤臓器脱や［11　　　　　　］などの疾患と大いに関係していると指摘されている．

□□ 異所性妊娠のほとんどは［12　　　　］で生じる．

□□ ［13　　　　　　　　］由来のがんを子宮体癌または子宮内膜癌と呼ぶ．

●子宮，卵管，卵巣の構造（後面）

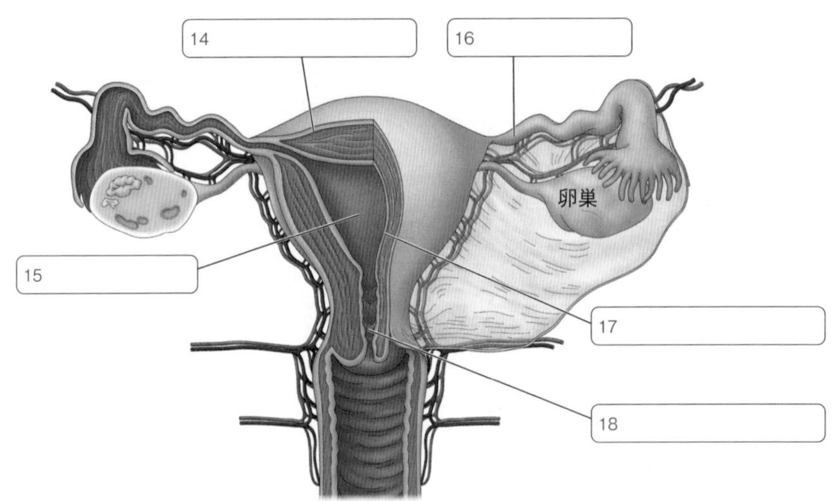

□□ 男性の陰嚢に相当する器官が［19　　　　　　　］である．

□□ ペニスに相当する［20　　　　　］は，ペニスと同様に，性行為中に大きく硬くなる．

□□ ［21　　　　　　　］は腟口の周りの薄い膜状の器官である．月経血は［21　　　　　　　］に囲まれた腟口から体外に流れ出る．

□□ 処女膜と後陰唇交連（こういんしんこうれん）の内側にある粘膜襞（ねんまくへき）の間の両側に開口する2cmほどの管をもった分泌腺は［22　　　　　　　　　］と呼ばれる．

□□ バルトリン腺は感染が生じるとバルトリン腺膿瘍（のうよう）を発症し，炎症所見が強くなり発熱を伴うこともある．バルトリン腺膿瘍などでは，［23　　　　　　　］のリンパ節が腫れることになる．

□□ 腟粘膜は［24　　　　　　　　］上皮で覆われている．

□□ 子宮を支える［25　　　　　　　］と［26　　　　　　　　　］は，高齢者に多い骨盤臓器脱に深く関わっている．

●子宮を支える靭帯

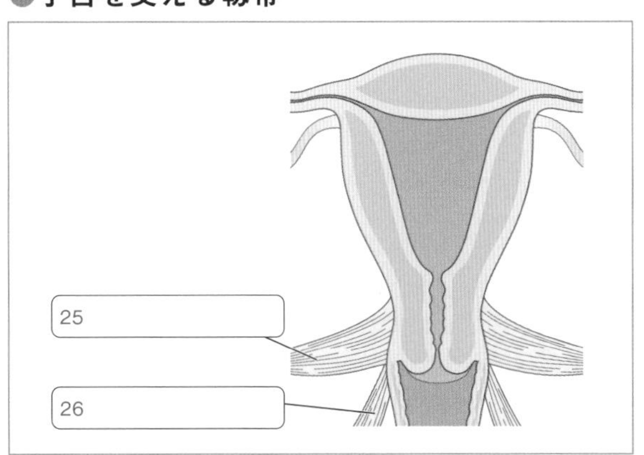

選択肢 600～700　300～400　100～200　大きく　小さく　半分　10　30　陰核　内腸骨　卵管　尿管　尿失禁　恥骨頸部（膀胱腟）　子宮腔　仙骨子宮靱帯　直腸腟　基靱帯　大陰唇　バルトリン腺　鼠径部　子宮外膜　子宮内膜　処女膜　子宮頸部（頸管）　重層扁平

※２回以上使う選択肢があります．

❷女性生殖器の機能

□□ 思春期とは，ホルモン分泌が起こる［1　　　　　］機能と，排卵が生じる［2　　　　　　］機能が発達し，生殖可能となった時期を意味する．乳腺が発達し，陰毛と腋窩毛の発育，そして初経が起こる．

□□ 思春期開始の機構はまだよくわかっていない．しかし，［3　　　　　　　］からのゴナドトロピン放出ホルモン（GnRH）の分泌が［4　　　　　　　］のゴナドトロピン（性腺刺激ホルモン）を刺激し，それが卵巣に働いて，女性の内分泌の変化が始まる．

□□ 更年期と呼ばれる閉経前後の10年間，次第に卵胞は卵巣から消失し，体内の［5　　　　　　　］は急速に低下する．この変化に伴って［6　　　　　　　　　　　］や［7　　　　　　　　　　　　］は上昇し，閉経直後にピークに達する．

□□ ［8　　　　　　　　　　　］は黄体，胎盤，また少量だが卵胞からも分泌される．このホルモンはまたステロイド生合成の重要な中間代謝産物であり，少量だが［9　　　　　］からも血中へ分泌される．

□□ 分娩開始前，血中エストロゲンは上昇し，これによって［10　　　　　　　　　　　　　　］の合成が促進され，子宮の収縮を引き起こす．［10 　　　　　　　　　］はオキシトシンによる子宮収縮を増強させる．

□□ 月経を含む，新しい子宮内膜が再生する増殖期は，ホルモンの変化から［11 　　　　］期と呼ばれる．

□□ 体温陥落日を中心に，数日の間に［12 　　　　］が起きていることが基礎体温表で推定される．

□□ 排卵後の月経周期は［13 　　　　］期と呼ばれ，［14 　　　　］ホルモンの分泌が高まることから黄体期と呼ばれ，そのホルモンの影響で体温が約 0.3～0.6℃［15 　　　　］するため高温期とも呼ばれる．この時期に着床が起こると，基礎体温表で高温期が維持される．

●基礎体温表

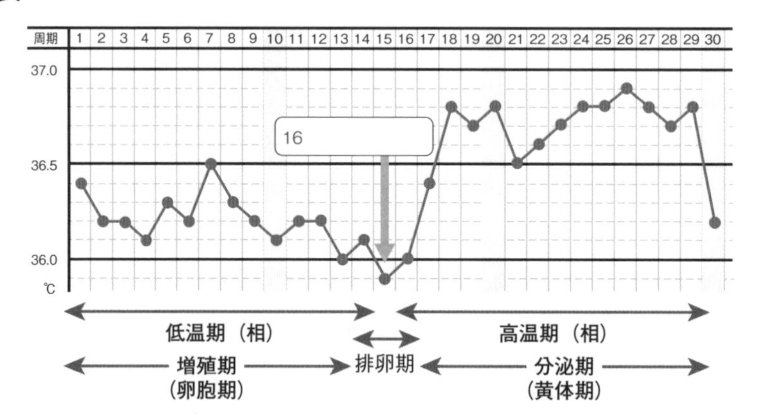

排卵期とは，排卵日前後の妊娠しやすい時期のことをいう．

選択肢 下垂体　視床下部　内分泌　副腎皮質　卵胞刺激ホルモン（FSH）　黄体形成ホルモン（LH）　配偶子形成　プロスタグランジン　体温陥落　プロゲステロン　エストロゲン　黄体　卵胞　排卵　分泌　上昇

❸男性生殖器の構造

□□ 女性の卵巣に対応するのが男性の［1 　　　　］である．

□□ 精細管では［2 　　　　］を，間質細胞（［3 　　　　　　　］細胞）でテストステロンを産生する．

□□ 未熟な精子は［4 　　　　　　　］の中で成熟する．

□□ 精管は精巣上体尾部から［5 　　　　　　］を経て骨盤腔に入り，［6 　　　　］の導管と合流し，射精管となった後［7 　　　　　　］内を通り，尿道後部に開口する．

□□ 女性のバルトリン腺と同じ機能をもつのが，男性の［8 　　　　　　　　　　］である．

□□ 精液の pH は［9 　　　　　　　］性で，［10 　　　　］性の腟内で精子を保護する．

□□ 正常な精液は［11　　　　］万 /mL 以上の精子を含む．

□□ 精巣を包む袋状の皮膚を［12　　　　］という．［12　　　　］の内部は体温よりも常に［13　　　　］く精子産生に適している．

□□ 陰茎内には 1 個の［14　　　　］海綿体と［15　　　　］個の陰茎海綿体がある．

□□ 性的興奮時に［16　　　　］海綿体に血液が充満すると［17　　　　］が生じる．

選択肢 精嚢　陰嚢　精子　精巣　精巣上体　鼠径管　勃起　前立腺　ライディッヒ　尿道球腺（カウパー腺）　酸　アルカリ　2　3　200　2,000　低　高　尿道　陰茎

❹男性生殖器の機能

□□ 思春期に始まる精子形成は，下垂体［1　　　　］から分泌される［2　　　　］ホルモンの刺激による．

□□ 精祖細胞から生じた［3　　　　］細胞の染色体数は，次の［4　　　　］細胞では半減している．これを減数分裂という．

□□ 1 個の一次精母細胞から［5　　］個の［6　　　　］細胞が生じ，1 個の［6　　　　］細胞から［7　　］個の［8　　　　］細胞が生じる．これが成熟すると［9　　　　］になる．

□□ 精子の染色体数は［10　　　　］である．

□□ 思春期に下垂体［11　　　　］から分泌される［12　　　　］は，精巣の［13　　　　］細胞を刺激して［14　　　　］が分泌される．

□□ 精子形成には［15　　　　］だけでなくテストステロンも必須である．

選択肢 精子　前葉　卵胞刺激　一次精母　二次精母　1　2　22　23　黄体形成ホルモン（LH）　テストステロン　卵胞刺激ホルモン（FSH）　ライディッヒ

※2回以上使う選択肢があります．

トレーニング

女性生殖器

❶正しいものには○を，誤っているものには×を記入しよう．

□□ [1] オキシトシンがプロスタグランジンによる子宮収縮を増強させる．

□□ [2] ヒト絨毛(じゅうもう)性ゴナドトロピン（hCG）は妊娠時にだけ現れる．

□□ [3] 不妊はさまざまな原因で起こる．一般にその原因の40～50％は男性側である．

□□ [4] 閉経後，女性ホルモン（エストロゲン）は完全になくなるわけではなく，エストロゲンの1つであるエストロンが末梢の脂肪組織の中で合成され，体内に循環される．

□□ [5] 子宮動脈は外腸骨動脈から生じ，子宮頸部の約1 cm側方で尿管の上を通過する．

□□ [6] 月経周期の14日目ごろ，成熟卵胞は破れて卵母細胞は腹腔内へ出る．これを排卵という．

□□ [7] 月経周期は，月経によって子宮内膜から脱落した層を回復させるために基底層から新しい内膜が再生する分泌期（または黄体期）と，それに続く透明な液を分泌する増殖期（または卵胞期）からなる．

□□ [8] 増殖期は期間が変動しがちだが，分泌期は約14日と安定している．

□□ [9] 出産可能年齢の乳癌の約35％は，エストロゲン依存性である．

□□ [10] 受精は一般に卵管の中で行われる．

□□ [11] 卵巣固有靱帯は骨盤臓器脱に強く関係する．

❷関係のあるものを選択肢から選ぼう．

□□ 血漿コレステロールを減少させるホルモン [1]

□□ 卵胞後期から黄体期に増加するホルモン [2]

□□ 胎盤が分泌する子宮収縮抑制ポリペプチドホルモン [3]

□□ 乳癌術後の再発予防の抗エストロゲン薬 [4]

□□ 子宮収縮ホルモン [5]

□□ 乳汁分泌を維持するのに必要なホルモン [6]

選択肢　タモキシフェン　エストロゲン　プロゲステロン　プロラクチン　リラキシン　オキシトシン　卵胞刺激ホルモン

男性生殖器

❸正しいものには○を，誤っているものには×を記入しよう．

□□ [1] 精子形成は精巣上体で行われる．
□□ [2] テストステロンはセルトリ細胞が分泌する．
□□ [3] 精子は精細管内のみで成熟する．
□□ [4] 疾患により両側の精管が閉塞すると男性不妊症になる．
□□ [5] 前立腺は直腸の後部にある．
□□ [6] 停留精巣では受精能は正常である．
□□ [7] 陰茎体の中央部に尿道がある．
□□ [8] FSH は精子形成を刺激する．
□□ [9] LH はテストステロン分泌を刺激する．

❹関係のあるものを選択肢から選ぼう．

□□ 発育中の精子を養う細胞 [1]
□□ テストステロンを分泌する細胞 [2]
□□ 精細管の基底膜上に並ぶ精子の幹細胞 [3]
□□ 減数分裂に入った染色体数が 46 の細胞 [4]

選択肢 精祖細胞　一次精母細胞　二次精母細胞　精子細胞　セルトリ細胞　ライディッヒ細胞　グリア細胞　シュワン細胞

実力アップ

❶卵子形成で正しいのはどれか．

［　　］

1. 卵子は思春期に形成される．
2. 卵子形成は思春期以降である．
3. 卵子は出生後形成される．
4. 出生後に新しい卵子は形成されない．

❷女性の生殖器で正しいのはどれか．

［　　］

1. 腹腔内は卵管を通じて子宮，膣へとつながっている．
2. 子宮体部と子宮峡部の境目を組織学的外子宮口と呼ぶ．
3. 異所性妊娠は，卵管間質部に最も多い．
4. 排卵は分泌期（黄体期）の後に起こる．

POINT

❸女性が更年期そして閉経になったとき，女性ホルモン（エストロゲン）は完全に消失するのか？

❹分娩は対麻痺の人でも可能だろうか？　そのメカニズムは？

❸更年期で正しいのはどれか．

［　　］

1. 顔や身体が突然に暑くなる hot flush はみられない．
2. FSH と LH は下降する．
3. エストロゲンは更年期以降，完全には消失しない．
4. 更年期女性の 25％はなんらかの更年期症状を経験している．

❹分娩および授乳で正しいのはどれか．

［　　］

1. 子宮のオキシトシン受容体の数は，授乳時期にピークとなる．
2. 血中オキシトシン濃度の上昇は，負のフィードバックによりオキシトシンが減少する．
3. 対麻痺（ついまひ）（両側下肢麻痺）の妊婦でも経膣分娩は可能である．
4. 授乳回数の増加はプロラクチンの分泌を抑制して乳汁分泌を減少させる．

❺分娩時に分泌が亢進し，子宮筋を収縮させるホルモンはどれか．

［　　］

1. エストロゲン
2. オキシトシン
3. バソプレシン
4. プロゲステロン

〈第 103 回看護師国家試験・追加試験〉

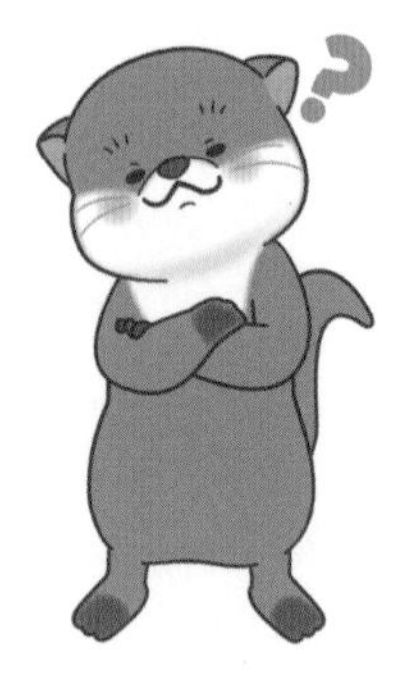

❻骨盤臓器脱に関係する靱帯はどれか.

1. 骨盤漏斗靱帯　[　　]
2. 卵巣固有靱帯
3. 円靱帯
4. 仙骨子宮靱帯

❼月経に関する記述で正しいのはどれか.

[　　]

1. 増殖期（卵胞期）は約14日と安定している.
2. 排卵時，出血が腹腔内へ流れることはない.
3. 月経血は25%が動脈血である.
4. 月経血はフィブリン溶解酵素（プラスミン）を含み，この酵素が凝血を溶かす.

❽正常な性周期である健常女性の10週間の基礎体温を図に示す．直近の排卵日はどれか.

1. ①　[　　]
2. ②
3. ③
4. ④
5. ⑤

〈第110回看護師国家試験〉

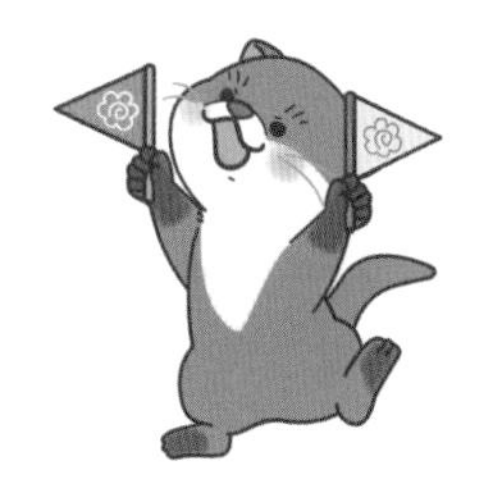

℃
37.0
36.5
36.0
①②③④⑤
0 1 2 3 4 5 6 7 8 9 10週

❾精子形成に必要なのはどれか.

1. プロゲステロン（FSH）　[　　]
2. 黄体形成ホルモン（LH）
3. テストステロン
4. FSH＋テストステロン

❿男性でテストステロンを主に産生するのはどれか.

1. ライディッヒ細胞　[　　]
2. セルトリ細胞
3. 精細管
4. 精巣上体

⓫男性の二次性徴はどれか．

1. 皮脂腺の分泌物が増加する．　[　　]
2. 逆三角形の陰毛が生える．
3. 殿部に脂肪が蓄積する．
4. 頭髪の生え際が後退しない．

⓬男性の付属生殖腺でないのはどれか．

1. 尿道球腺　[　　]
2. 前立腺
3. 精巣上体
4. 精　嚢

⓭男性の直腸指診で腹側に鶏卵大に肥大した臓器を触れた．その臓器はどれか．

1. ア　[　　]
2. イ
3. ウ
4. エ　〈第90回看護師国家試験〉

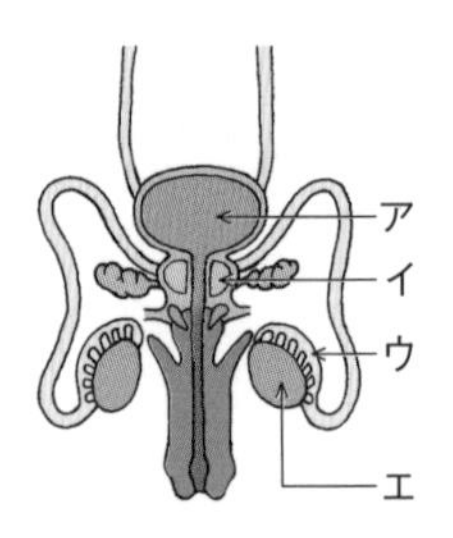

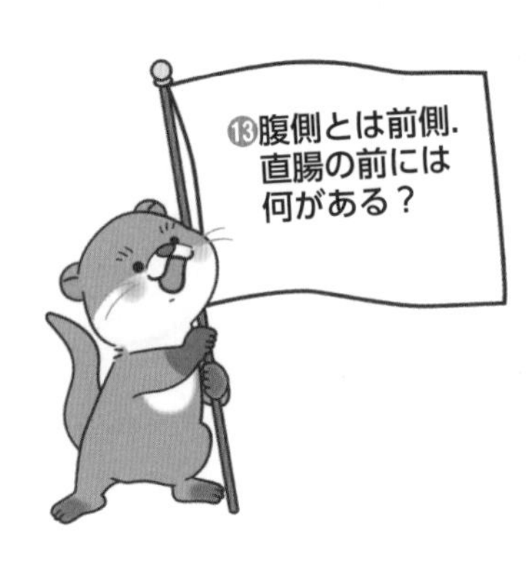

⓮次の（　　）内に共通してあてはまるのはどれか．

発生初期に腹腔で生じた（　　）は，胎生後期に腹膜に沿って下降する．下降が完了せず，腹腔内や鼠径部に留まることがある．これを停留（　　）という．

1. 前立腺　[　　]
2. 精巣上体
3. 精　索
4. 精　巣　〈第93回看護師国家試験〉

POINT

⓮腹腔や鼠径部に留まるのなら，どこまで下降するのが正常か？

⑮精子の形成を促すのはどれか.

1. 黄体形成ホルモン [　　]
2. 卵胞刺激ホルモン
3. プロラクチン
4. 成長ホルモン 〈第 95 回看護師国家試験〉

⑯男性生殖器で正しいのはどれか.

1. 精子は精細管でつくられる. [　　]
2. 精索は血管と神経からなる.
3. 陰茎には軟骨様組織がある.
4. 前立腺はホルモンを分泌する.

〈第 96 回看護師国家試験〉

POINT

⑮精子形成には２つのホルモンが必要である.

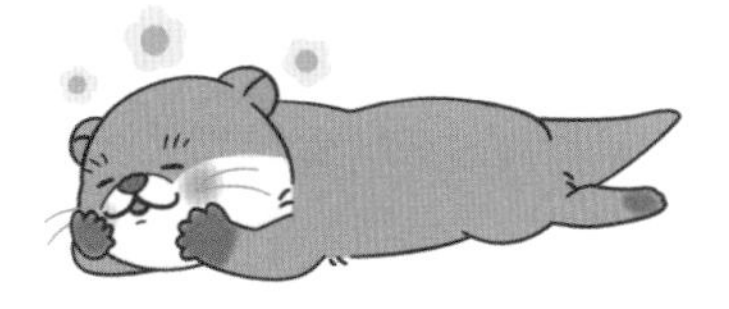

事例問題 循環器系/呼吸器系/内分泌系/消化器系/神経系

事例 循環器系

Aさん（75歳，男性）は妻（70歳）と二人暮らしで，10年前に前下行枝の急性心筋梗塞に対して経皮的冠動脈形成術を受けた．普段は妻が作る減塩食を摂取していたが，1カ月前に妻が大腿骨頸部骨折で入院してから自炊ができず，コンビニエンスストアで購入した弁当を食べるようになった．ある日，Aさんは就寝中に呼吸困難感を自覚し，救急外来を受診した．トリアージを行った救急看護師がバイタルサインを測定すると，血圧180/111mmHg，脈拍110回/分，呼吸回数30回/分，動脈血酸素飽和度<SpO_2>88%（室内気），体温36.9℃であった．

❶救急外来受診時のAさんの血圧としてあてはまるのはどれか．

1. 高値血圧　［　　］
2. Ⅰ度高血圧
3. Ⅱ度高血圧
4. Ⅲ度高血圧

❷救急外来看護師はトリアージを行いながら身体所見をとり，体液貯留に伴う急性心不全を疑った．
Aさんの身体所見および検査所見として適切なのはどれか．2つ選べ．

1. 頸動脈の怒張　［　　］
2. 胸部X腺での肺門部血管陰影の増強
3. 心臓超音波検査で左心室下壁の壁運動低下
4. 腹部超音波検査で下大静脈の虚脱
5. 下腿の圧痕性浮腫

❸診察の結果，Aさんは心不全と診断され入院することになった．入院後，心不全治療によりAさんの呼吸困難感は改善し，平地歩行も可能となった．Aさんは早期自宅退院を希望したが，妻が骨折のリハビリテーションのためしばらく退院できない見通しであった．
心不全の再発防止のためにAさんへの介入として最もふさわしいものはどれか．

1. 独居生活が不可能であることを伝え，施設入所を提案する．　［　　］
2. Aさんに栄養指導を行い，減塩食の作り方を指導する．
3. リハビリテーションの一環としてランニングを推奨する．
4. 訪問看護を導入し，頻回の血圧，体重測定と見守りを行う．

事例　呼吸器系

Bさん（87歳，女性）は夫（80歳）と二人暮らしで，Parkinson〈パーキンソン〉病の治療を受けている．日中は寝たり起きたりの生活で，最近は食事の際にむせることが多くなっていた．ある日，訪問看護師が定期訪問すると，Bさんはベッドで休んでおり，「疲れた」と話している．バイタルサインを測定すると，血圧112/70mmHg，脈拍90回/分，呼吸回数30回/分，動脈血酸素飽和度〈SpO_2〉92%，体温38.0℃であった．訪問看護師は心音・呼吸音を聴取し，右下葉の肺炎を疑った．

❶Bさんの肺炎を示唆する聴診所見が得られた部位として考えられるのはどれか．

1. 第2肋間胸骨右縁　［　　］
2. 第4肋間胸骨左縁
3. 右乳房下部
4. 右肩甲骨下部

❷Bさんは肺炎と診断され，主治医の指示で在宅酸素療法が開始された．それによって生じたBさんの変化として考えられるのはどれか．

1. 呼吸回数の低下　［　　］
2. 動脈血酸素分圧〈PaO_2〉の低下
3. 動脈血二酸化炭素分圧〈$PaCO_2$〉の低下
4. 経皮的動脈血酸素飽和度〈SpO_2〉の低下
（またはパルスオキシメーターによる酸素飽和度の低下）

❸数日後，抗菌薬による治療と在宅酸素療法により，Bさんの肺炎の症状は軽快していた．今後，肺炎を起こさないために役立つのはどれか．

1. 抗菌薬の予防投与　［　　］
2. 流動食への変更
3. 丁寧な口腔ケア
4. 食後すぐの安静臥床

事例 内分泌系

Cさん（25歳，男性）は1年前から慢性的な頭痛が出現していた．毎年受けている健康診断で今まで指摘されたことのない高血圧，耐糖能異常を指摘されて内科外来を受診した．内科外来看護師が問診表を確認すると，周囲から「鼻が大きくなった」「唇が厚ぼったくなった」などの顔貌の変化を指摘されるようになった旨が記載されていた．精査の結果，下垂体腫瘍が認められ，先端巨大症と診断された．

❶先端巨大症の原因となるホルモンと，その過不足について正しいものを選べ．

1. 副腎皮質刺激ホルモンの過剰　［　　］
2. 甲状腺ホルモンの不足
3. 成長ホルモンの過剰
4. テストステロンの不足
5. メラトニンの不足

❷Cさんは入院して下垂体腫瘍の摘出術を受けることになった．術前の病状説明で，執刀医から手術により正常下垂体のホルモンが低下する可能性があると説明された．病棟看護師が術後のCさんの状態で注意するのはどれか．2つ選べ．

1. 血圧上昇　［　　］
2. 尿量低下
3. 尿量増加
4. 倦怠感の出現
5. 高血糖

❸手術は無事に終了した．手術により一部の下垂体ホルモンが低下した結果，退院に際して，Cさんは甲状腺ホルモン製剤と副腎皮質ホルモン製剤を内服することになった．
病棟看護師がCさんに行う退院後の生活指導で正しいものを選べ．

1. 「体調が良ければ，ホルモン製剤は毎日飲まなくても構いません」　［　　］
2. 「体調が悪いときは，副腎皮質ホルモンの必要量が増えます」
3. 「甲状腺ホルモン製剤の量が多い場合，低体温や徐脈などの症状が出ます」
4. 「副腎皮質ホルモン製剤を飲まないと血糖値が上がります」

事例 消化器系

Dさん（88歳，女性）は15年前に胃癌に対して胃全摘術が行われた既往があった．10年前にはアルツハイマー型認知症と診断された．徐々に食事摂取量が低下し，体重も減少，活動範囲も狭まりほとんどベッド上で過ごすことが増えていた．今回，誤嚥性肺炎を発症し，入院となった．3日間の禁食ののち経口摂取を再開できるか評価することとなった．病棟看護師がゼリーを介助下で与えたところ，口を開けて噛み砕き，飲み込んだ瞬間にむせ込んだ．

❶ Dさんの嚥下の過程で最も障害されていると推定されるのはどの段階か．

1. 先行期 ［　　］
2. 準備期
3. 口腔期
4. 咽頭期

**❷ Dさんは慎重に経口摂取を再開し，ミキサー食の摂取が可能になったが，入院時から認められる貧血が改善しなかった．看護師が主治医に相談したところ，「胃全摘による吸収不全が原因と考えられる」と返答があった．
吸収が低下し貧血の原因と推測される物質はどれか．2つ選べ．**

1. 水　分 ［　　］
2. 鉄
3. タンパク質
4. ビタミンB_{12}
5. 脂肪分

**❸ Dさんはミキサー食に加えて栄養量を増やすために液体の補助栄養剤を摂取することとなった．しかし，摂取開始後2〜3時間で頭痛やめまい，手指のふるえが出現した．血糖を測定すると55mg/dLと低血糖であった．栄養剤を開始しても食後のむせ込みや酸素飽和度の低下，発熱などは認められなかった．
Dさんへの説明・指導として適切なのはどれか．**

1. 「栄養剤をゆっくりと飲んでください」 ［　　］
2. 「膵臓から分泌されるリパーゼというホルモンによる症状です」
3. 「摂取した食べ物を誤嚥し，栄養として吸収されていない可能性があります」
4. 「血糖を下げるホルモンは肝臓から分泌されます」

事例 神経系

Eさん（65歳，女性）は5年前より心房細動を指摘され抗凝固薬による治療を受けていたが，しばしば内服を忘れてしまうことがあった．日常生活動作（ADL）は完全に自立している．日中就労している夫（65歳）と二人暮らしで，一人息子は成人し他県に在住している．ある朝，Eさんが起きてこないことを心配した夫が様子を見に行くと，Eさんはろれつが回らず右手足に力が入らない状態であった．すぐに救急車を呼び救急外来を受診した．救急外来看護師がバイタルサインを測定したところ，血圧187/50mmHg，脈拍113回/分（不整），体温36.7℃，動脈血酸素飽和度<SpO_2>97%（室内気）であった．Eさんは目を閉じ，ぼんやりとした様子であったが呼びかけで開眼し，左手は指示に従って離握手することが可能であった．

❶ Eさんの意識レベルをジャパン・コーマ・スケール（JCS）で分類したときに，最もあてはまるのはどれか．

1. 0 [ ]
2. Ⅰ-2
3. Ⅰ-3
4. Ⅱ-10
5. Ⅱ-30

❷ Eさんは頭部画像検査を行った．検査の結果，Eさんは左前頭葉と側頭葉の心原性脳塞栓症と診断された．医師からの病状説明後，Eさんの夫から「このあと妻はどのような障害が残ってしまうのでしょうか？　お医者さんからの説明ではよくわからなかったので」と病棟看護師に相談があった．
病棟看護師によるEさんの夫への説明として正しいのはどれか．2つ選べ．

1. 「今後，旦那さまとコミュニケーションをとれるようになることはないでしょう」 [ ]
2. 「ブローカ野という場所が障害されてしまうと，相手の話す言葉は理解できますが，話すことができない運動性失語という状態になってしまう可能性があります」
3. 「顔の筋肉を動かしている三叉神経が中枢性に麻痺しているため右の口角が落ちてしまうでしょう」
4. 「視力を失う可能性があります」
5. 「リハビリテーションを行うことで運動機能は徐々に回復してくる可能性があります」

③ Eさんは脳梗塞治療とリハビリテーションにより，下肢装具を着けて歩行が可能となり，食事もミキサー食を自力で摂取できるようになった．利き手の右手に麻痺が残存し，左手で食事をする状態であった．独力での入浴は難しいが，トイレ歩行と排泄管理は可能である．夫からは退院後について「私も仕事で日中は留守にしてしまうし，息子も遠くに住んでいるので頻繁に身の回りのことを頼むことも難しいです」と病棟看護師に相談があった．
病棟看護師による自宅退院時のEさん，家族への指導として適切なものはどれか．2つ選べ．

[　　]

1. 訪問薬剤指導を導入し，内服薬は1回ごとにまとめるようにする．
2. 本人にミキサー食の調理方法を指導する．
3. 本人の介護のため，夫の退職を推奨する．
4. 本人の介護のため，他県在住の息子を呼び寄せ同居するよう推奨する．
5. 通所リハビリテーション，デイケア施設の利用を提案する．

引用・参考文献

■武田裕子ほか編．人体の構造と機能①：解剖生理学．第５版．メディカ出版，2023．（ナーシング・グラフィカ）．
※本書掲載の図表は上記文献より引用転載した（「ビジュアル要点整理」として空欄を設けるなど一部改変を含む）．

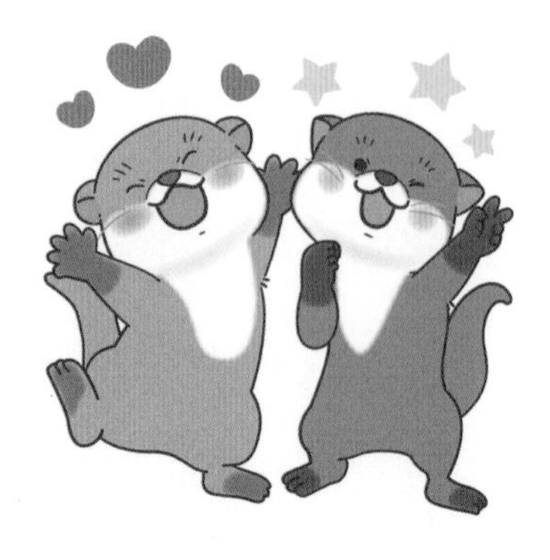

索引

50音順

あ

い

う

え

お

か

き

く

け

こ

さ

し

装幀 ・・・・・・・・・・・・・・・・・・・・ 株式会社金木犀舎
デザイン・・・・・・・・・・・・・・・・・・ 安楽麻衣子
図版・解剖図イラストレーション ・・・ 有限会社デザインスタジオEX／有限会社彩考／
浅野仁志／八代映子／K's Design
イラストカット ・・・・・・・・・・・・・ はやしろみ

ナーシング・サプリ
イメージできる 解剖生理学 第２版

2016年１月10日発行　第１版第１刷
2023年11月20日発行　第２版第１刷©

編　集　ナーシング・サプリ編集委員会
　　　　武田 裕子
発行者　長谷川 翔
発行所　株式会社メディカ出版
　　　　〒532-8588
　　　　大阪市淀川区宮原３－４－30
　　　　ニッセイ新大阪ビル16F
　　　　https://www.medica.co.jp/
組　版　株式会社明昌堂
印刷・製本　株式会社シナノ・パブリッシング・プレス

ISBN978-4-8404-8213-4　Printed and bound in Japan

当社出版物に関する各種お問い合わせ先（受付時間：平日９：00～17：00）
●編集内容については、編集局 06-6398-5045
●ご注文・不良品（乱丁・落丁）については、お客様センター 0120-276-115

サプリカード 解剖生理学

メディカ出版 編

作り方

- ミシン目に沿って切り離します。
- ページ順に並べます。
- パンチ穴にカードリングなどを通せば，小冊子ができあがります。

使い方

- 下の方に，基本的な確認問題をつけています。ウラに答えがあるので，問題カード集として繰り返し解いてみましょう。
- ポケットサイズのカードなので，通学途中や実習先でも利用してみてください。

このカードは販促用の付録です

サプリカード

解剖生理学

NURSINGRAPHICUS
ナーシング・グラフィカ

〈人体の構造と機能❶〉

解剖生理学

人体の解剖を，全体の概観から各器官系へと，順序立てて確実に学習できる，フルカラーの看護基礎教育テキストです．生理，病態につながる臨床場面を意識して，疾病や障害についても触れており，人体の構造と機能を基礎から，かつ総合的に学べます．このカードの図版の多くは，このテキストの図版をもとにしています．

B5判　608頁　カラー　本体4,800円+税
ISBN978-4-8404-7831-1　第5版 2023年1月刊行

凡例　（上・右・左・下）は，人体の方向を示しています．

MC メディカ出版

---

①心臓の位置

血液・循環器系

上・右・左・下

鎖骨
肺
横隔膜
胃
大動脈
肺動脈
心尖（部）

心臓と他臓器との位置関係を示した図．
心基部は第２肋間にあり，心尖（しんせん）（部）は左の第５肋間に位置する．

Q1

心基部・心尖の位置は第２肋間・第５肋間のそれぞれどっち?

Q2

全身からの静脈血が戻る心臓の部位は右心房・右心室・左心房・左心室のどれ?

CONTENTS

◆サプリカード引用文献
武田裕子ほか編．人体の構造と機能①：解剖生理学．第5版．メディカ出版，2023，（ナーシング・グラフィカ）．一部改変

② 心臓の内面

血液・循環器系

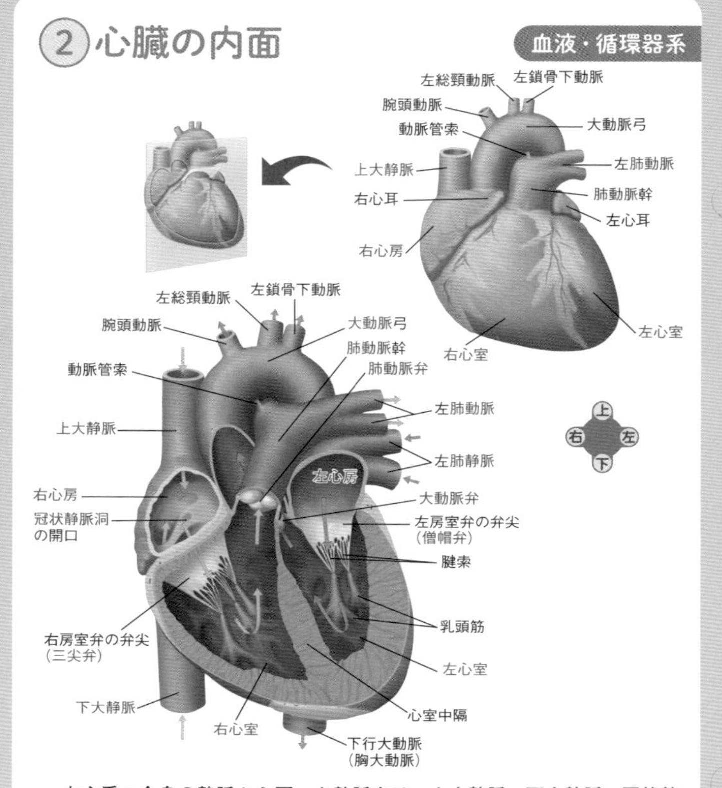

a. 右心系：全身の静脈から戻った静脈血は，上大静脈・下大静脈・冠状静脈洞で右心房に入る．右心室は右心房から三尖弁を通して血液を受け入れ，肺動脈弁を通って肺動脈に血液を送り出す．

b. 左心系：肺を循環した血液は，4本の肺静脈に集合して左心房に戻る．左心室は僧帽弁を通った血液を受け入れ，大動脈弁を通して血液を大動脈へ拍出する．

A1

右心房

A2

心基部の位置－第２肋間
心尖の位置－（左の）第５肋間

③人体の主要な動脈

血液・循環器系

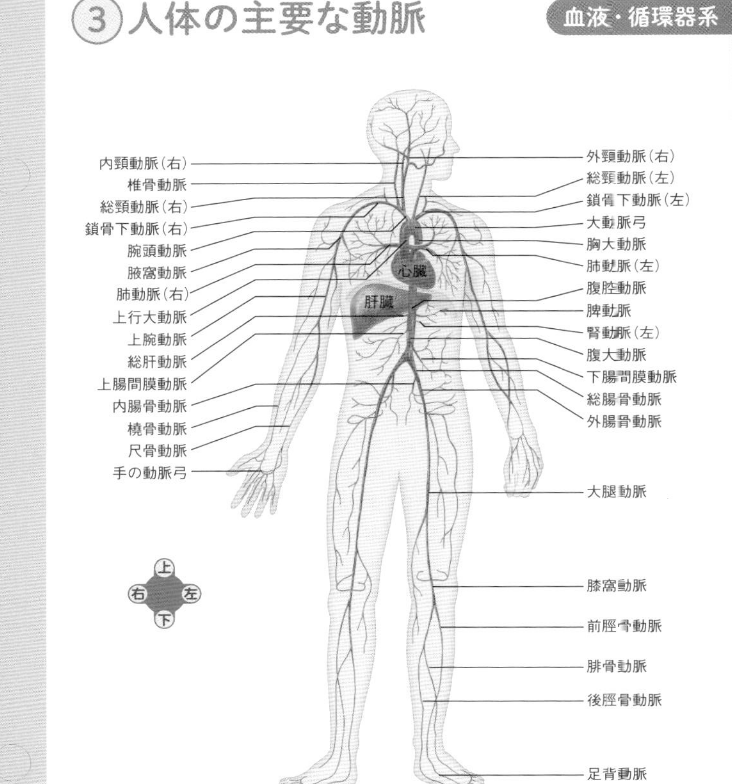

動脈は，心臓から出ていく血液を通す血管である．
大動脈と，全身の主要な動脈を示す．

⑤血管の構造

血液・循環器系

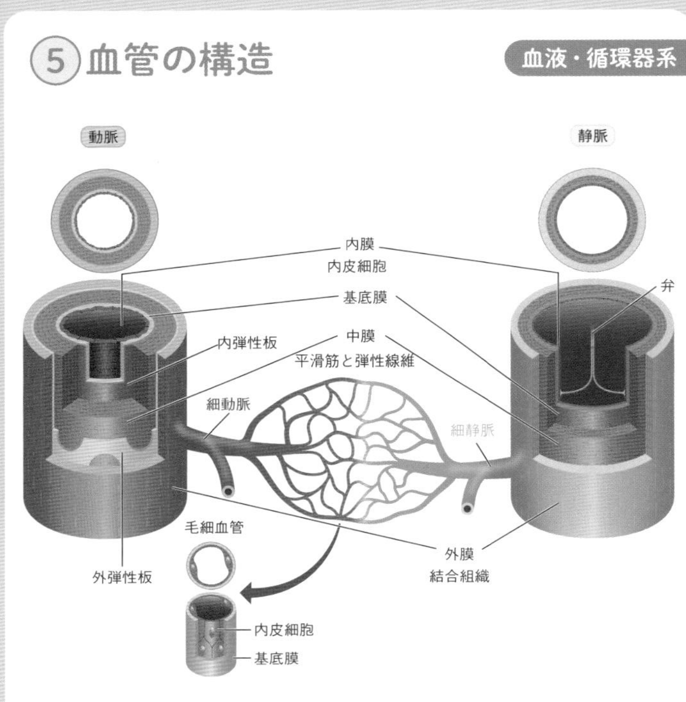

動脈壁と静脈壁の違い：心臓から強い圧力で拍出される血液を受け取る動脈は，静脈に比べその壁は厚く，弾力性があり，収縮性に富んでいる．静脈では，平滑筋からなる中膜が発達していないために，静脈壁は動脈壁に比べてはるかに薄い．

Q3

動脈・静脈・毛細血管のうち，三層構造でないのはどれ?

Q4

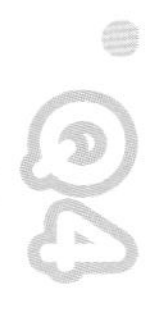

脈拍測定しやすい動脈を 8 つあげよう.

④人体の主要な静脈

血液・循環器系

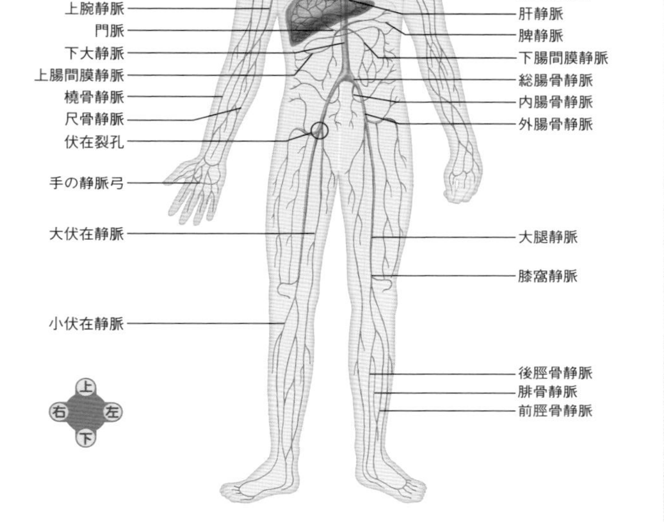

静脈は，心臓に血液を戻す血管である．
大静脈と，全身の主要な静脈を示す．

⑥脈拍を触れる部位

血液・循環器系

浅側頭動脈（耳珠前方）
上腕動脈（肘部）
総頸動脈（胸鎖乳突筋内側）
橈骨動脈（手首外側）
大腿動脈（鼠径部）
膝窩動脈（膝のくぼみ）
後脛骨動脈（内果の後方）
足背動脈（足背の母指側）

動脈のうち，浅側頭動脈・総頸動脈・上腕動脈・橈骨動脈・大腿動脈・膝窩動脈・足背動脈・後脛骨動脈は，皮下の浅いところを通っている．
特に図でマークした部分（●）では脈拍を測定しやすい．

A3

毛細血管

A4

①浅側頭動脈　②総頸動脈　③上腕動脈
④橈骨動脈　⑤大腿動脈　⑥膝窩動脈
⑦後脛骨動脈　⑧足背動脈

① 呼吸器系器官の構造

呼吸器系

呼吸器系は，①鼻孔・鼻腔・咽頭（いんとう）・喉頭（こうとう）・気管・主気管支，②２つの肺，③肺を覆っている胸膜，④呼吸に必要な筋肉（横隔膜，肋間筋など）からなる．鼻腔から喉頭までを上気道，気管から末梢の気道を下気道という．

④ 肺と気管・気管支

呼吸器系

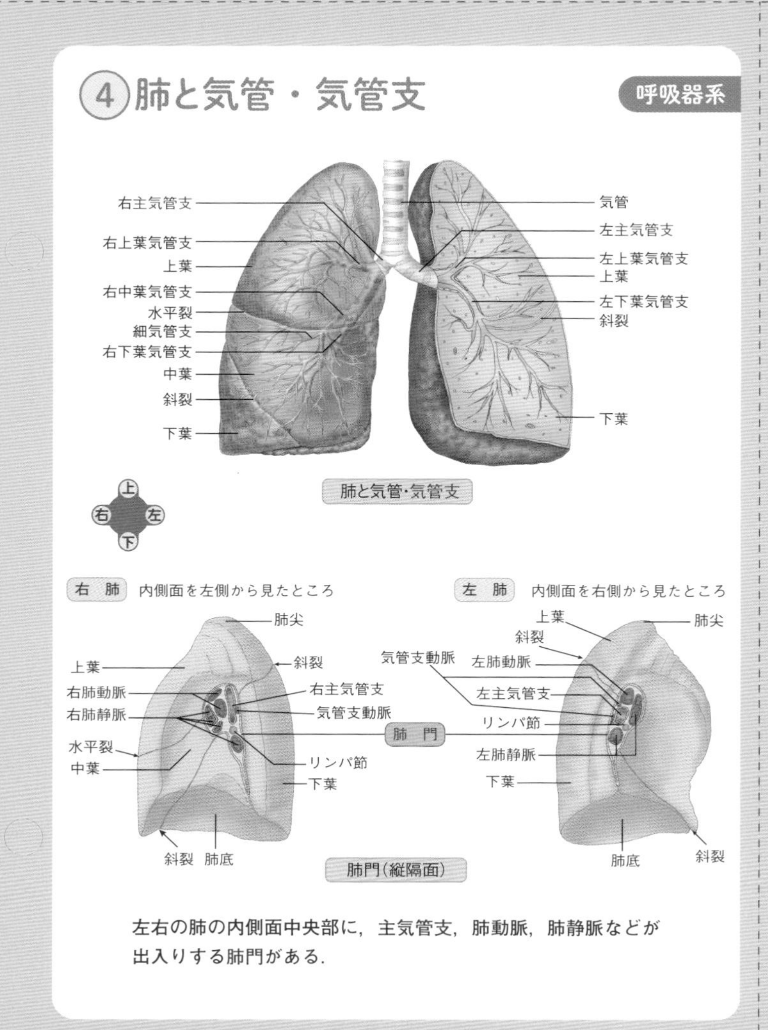

左右の肺の内側面中央部に，主気管支，肺動脈，肺静脈などが出入りする肺門がある．

Q5

三葉に分かれているのは右肺・左肺のどっち？

Q6

肺胞で交換されるガスを２つあげよう．

② 鼻腔と鼻中隔

呼吸器系

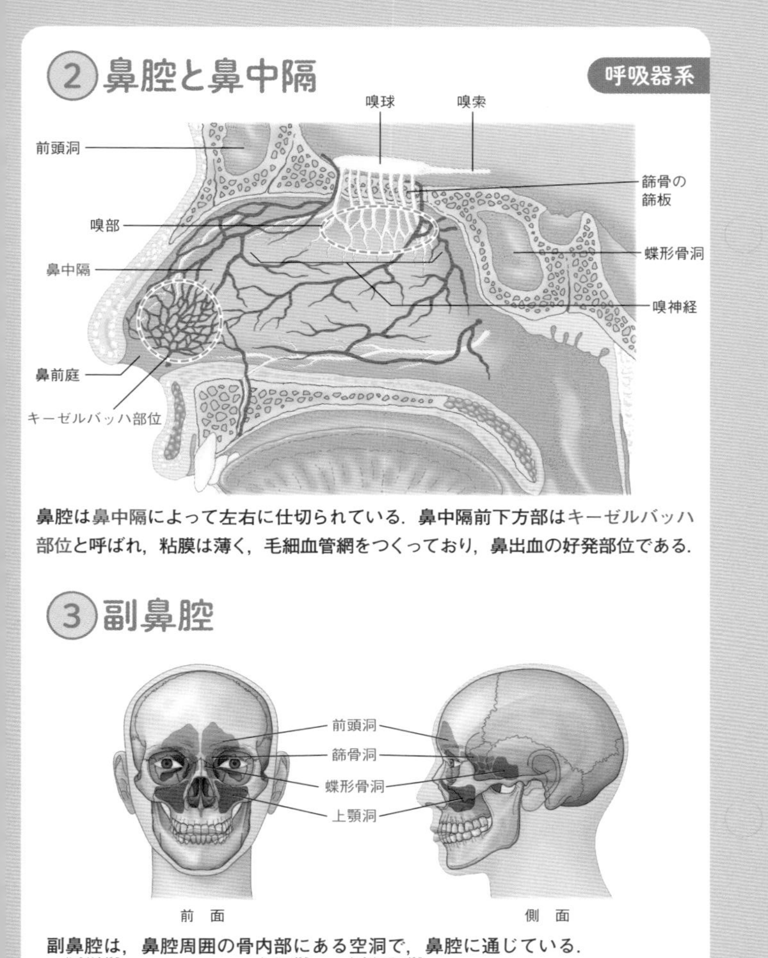

鼻腔は鼻中隔によって左右に仕切られている．鼻中隔前下方部はキーゼルバッハ部位と呼ばれ，粘膜は薄く，毛細血管網をつくっており，鼻出血の好発部位である．

③ 副鼻腔

副鼻腔は，鼻腔周囲の骨内部にある空洞で，鼻腔に通じている．①上顎洞（じょうがくどう），②前頭洞，③篩骨洞（しこつどう），④蝶形骨洞（ちょうけいこつどう）の４つがある．

⑤ 肺胞とその断面図

呼吸器系

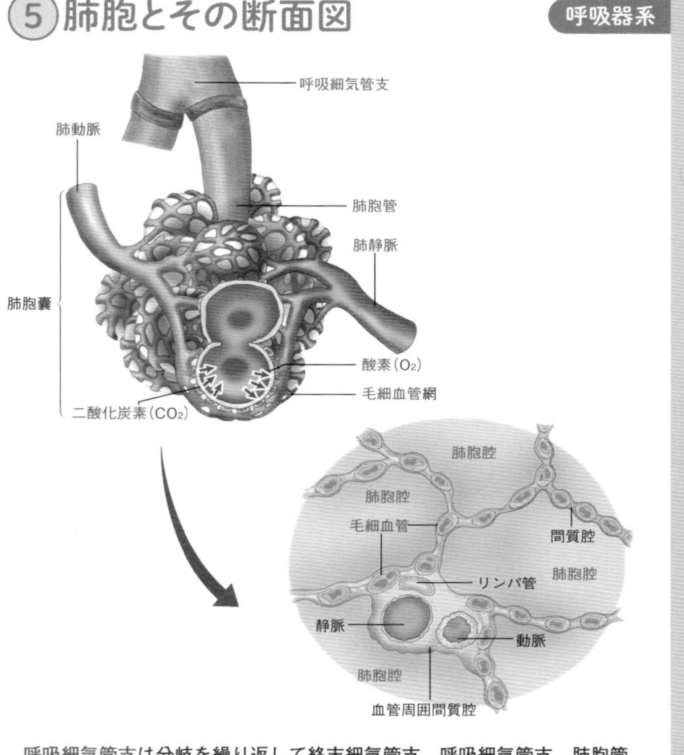

呼吸細気管支は分岐を繰り返して終末細気管支，呼吸細気管支，肺胞管に分かれ，ガス交換の場である肺胞で終わる．
肺胞の表面には肺動静脈の毛細血管が密に張り巡らされている．肺胞に達した酸素は肺胞壁をへて毛細血管（肺静脈）内の赤血球へモグロビンと結合するとともに，末梢から運ばれてきた毛細血管（肺動脈）中の二酸化炭素は肺胞壁を経て肺胞腔に達し，呼気として体外に排出される．

A5

右肺（左肺より容積が大きい）

A6

①酸素
②二酸化炭素（炭酸ガス）

①消化器系の構造

消化器系

上 右 左 下

口腔
咽頭
歯
唾液腺
食道
横隔膜
総胆管
肝臓
胆囊
十二指腸
膵管
膵臓
上行結腸
回腸
盲腸
虫垂
脾臓
胃
横行結腸
空腸
下行結腸
S字結腸
直腸
肛門へ

消化器系は，①摂取された食物が通る消化管（口腔・食道・胃・小腸・大腸・肛門）と，②消化を助ける付属器（歯・舌・唾液腺・肝臓・胆囊・膵臓）からなる．

④胃

消化器系

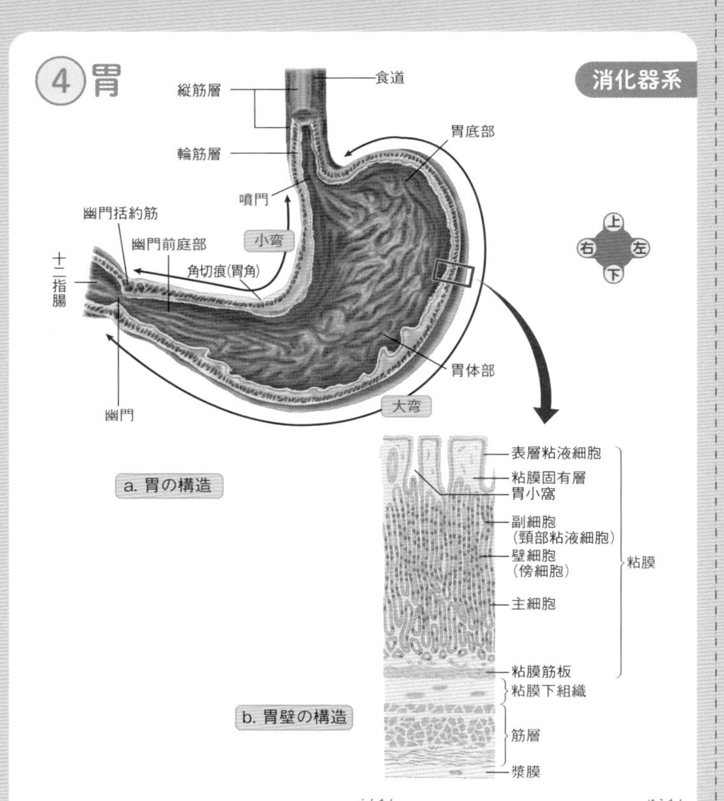

a. 胃の構造

b. 胃壁の構造

上 右 左 下

a. 胃の構造：食道に続く胃の入り口を噴門，十二指腸に続く胃の出口を幽門という．胃の長さ（噴門から幽門まで）は約 25cm，胃の凸状に弯曲した表面を大弯，凹状の弯曲の表面を小弯という．
　胃は①胃底部（噴門の高さを越えて上方に膨隆する部分），②胃体部，③幽門前庭部（角切痕から幽門までの部分）に区分される．

b. 胃壁の構造：胃壁は表面から粘膜，粘膜下組織，筋層，漿膜で構成される．

Q7

食道の生理的狭窄部を 3 つあげよう．

Q8

小腸・大腸の区分をそれぞれ述べよう．

② 咽頭と喉頭

消化器系

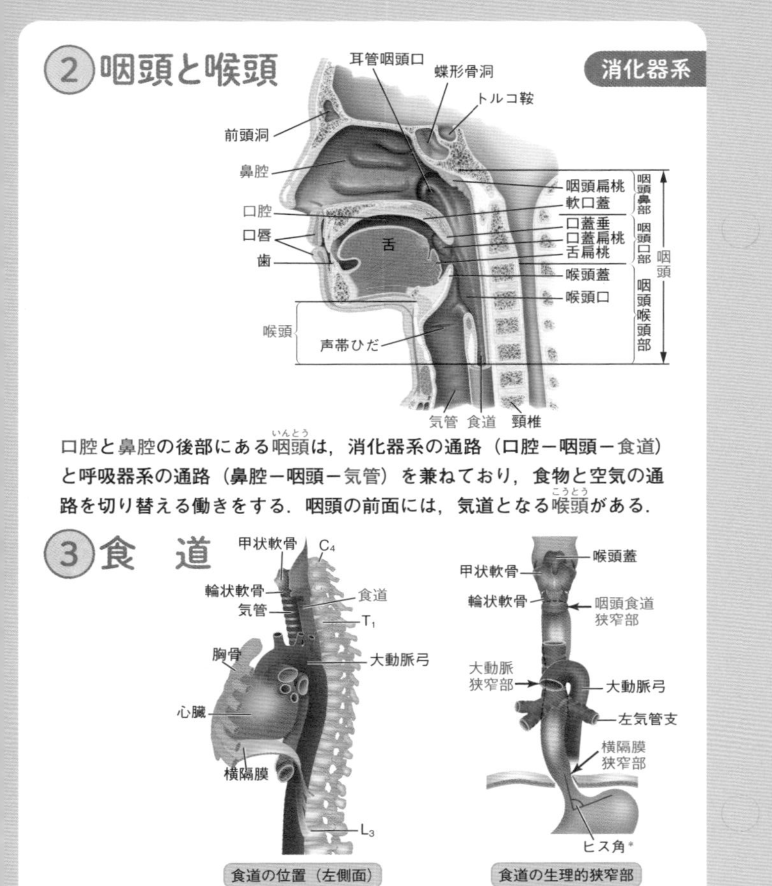

口腔と鼻腔の後部にある咽頭(いんとう)は，消化器系の通路（口腔－咽頭－食道）と呼吸器系の通路（鼻腔－咽頭－気管）を兼ねており，食物と空気の通路を切り替える働きをする．咽頭の前面には，気道となる喉頭(こうとう)がある．

③ 食　道

食道の位置（左側面）

食道の生理的狭窄部

食道には①咽頭に続く咽頭食道狭窄部(きょうさくぶ)，②大動脈弓と気管支に圧迫される大動脈狭窄部，③横隔膜狭窄部の生理的狭窄部が３つある．食塊の停滞や食道癌の発生などの問題が起こりやすい．

⑤ 小　腸

消化器系

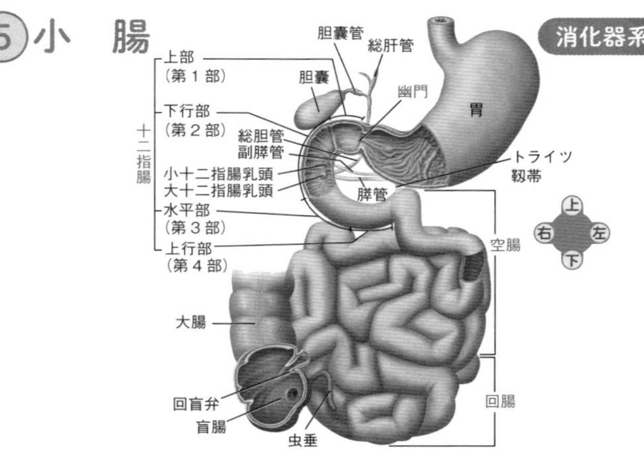

小腸は，幽門に続く直径 3～4cm，長さ 6～7m（縦走筋が収縮した状態では 3～4m）の長く軟らかい管状の器官である．明確な境界はないが，十二指腸・空腸・回腸に区分される．

⑥ 大　腸

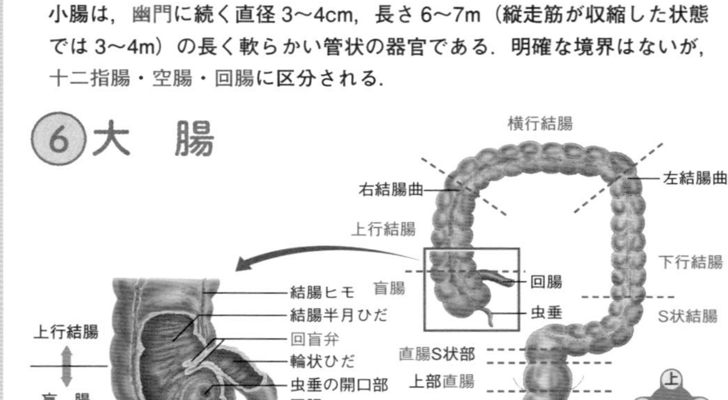

大腸は，回盲弁(かいもうべん)から肛門までの約 1.5m の管状の器官である．盲腸(もうちょう)・上行結腸(じょうこうけっちょう)・横行結腸・下行結腸・S 状結腸・直腸(ちょくちょう)に区分される．

A7

第 1 狭窄部－食道の起始部
第 2 狭窄部－気管分岐部
第 3 狭窄部－横隔膜貫通部

A8

小腸－十二指腸・空腸・回腸
大腸－盲腸・上行結腸・横行結腸・下行結腸・
S 状結腸・直腸

Q9

肝門に出入りしていないのは肝動脈・肝静脈・門脈・総肝管のうちどれ？

Q10

両側尿管口と内尿道口で形成される三角形を何という？

①泌尿器系の構造

腎泌尿器系

副腎（右）
腎臓（右）
下大静脈
腹大動脈
尿管（右）
前立腺
尿　道
集合管
乳頭管
腎盤（腎盂）
尿管（左）
膀　胱
上
右
左
下

泌尿器系は，左右一対の腎臓と尿管，および膀胱（ぼうこう）と尿道で構成されている．そのうち，**腎臓は泌尿器系の中心で，血液中から老廃物を濾過（ろか）している．普通は左腎が右腎のやや上方にある．**

⑦肝　臓

消化器系

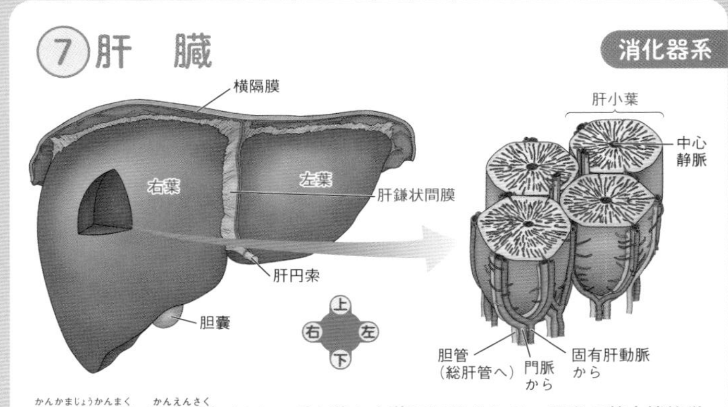

肝鎌状間膜（かんかまじょうかんまく）（肝円索（かんえんさく））によって右葉と左葉に区分される．肝臓の基本機能単位は肝小葉（かんしょうよう）である．肝臓の下面には，血管（固有肝動脈と門脈）やリンパ管，総肝管，神経が通る出入口があり，肝門と呼ばれる．

⑧胆　嚢

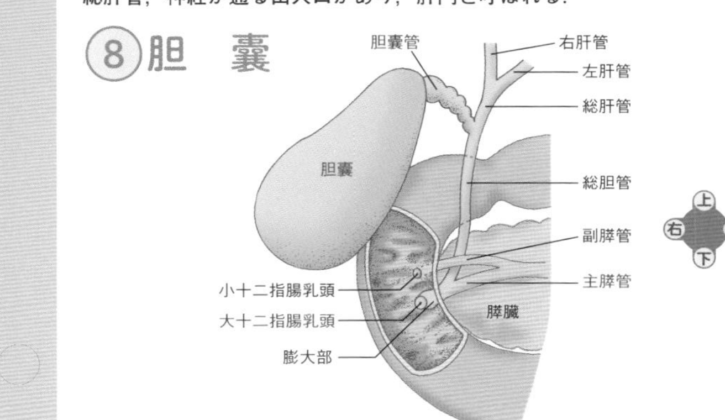

胆嚢は，**肝臓の下面のくぼみ（胆嚢窩）に位置するナスのような形をした壁の薄い袋である．長さ 3～4cm の胆嚢管によって総肝管につながり，総胆管（そうたんかん）となって主膵管と合流し，大十二指腸乳頭（ファーター乳頭）に開口する．**

⑨膵　臓

消化器系

膵臓の右側は十二指腸下行部に密着し，後面を走行する上腸間膜静脈までを膵頭部という．上腸間膜静脈より左側は膵体部，その先のほうは膵尾部と呼ぶ．食物の消化に関与する外分泌腺は，腺房細胞が数個集まって房状になった腺房と，それに続く導管細胞で囲まれた導管で形成される．消化酵素は腺房細胞でつくられ，導管に分泌される．

②膀胱と尿道

腎泌尿器系

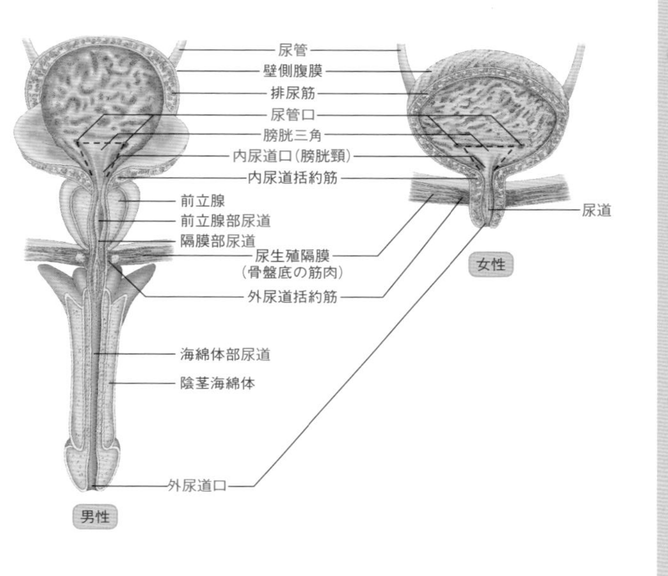

尿管の膀胱内開口部を尿管口といい，底部正中より約 1.5cm 外側に位置する．両側尿管口と内尿道口（膀胱と尿道の境）で形成される三角形を膀胱三角と呼ぶ．排尿時，この部が漏斗状となり，円滑な排尿と関係する．男性に比べ女性の尿道は短く，直線的である．そのため，女性では外尿道口から逆行性に細菌が尿道や膀胱に侵入しやすく，膀胱炎を起こしやすい．

A9

肝静脈

A10

膀胱三角

Q11

腎小体を構成するのは何と何？

Q12

膵島から分泌される代表的なホルモンを3つあげよう.

①内分泌臓器とホルモンの種類①

内分泌系

内分泌腺

視床下部

下垂体

松果体
メラトニン

上皮小体
（甲状腺の裏側）
パラソルモン

甲状腺
カルシトニン
チロキシン（サイロキシン）
トリヨードチロニン
（トリヨードサイロニン）

副腎皮質
アルドステロン
コルチゾール
コルチコステロン
デヒドロエピアンドロステロン

副腎髄質
アドレナリン
ノルアドレナリン

膵臓（膵島）
インスリン
グルカゴン
ソマトスタチン

卵巣
エストロゲン
プロゲステロン

精巣（睾丸）
テストステロン

上　右　左　下

ホルモンを合成し血液中へ放出する特定の臓器を内分泌腺と呼ぶ.

③腎臓の位置

腎泌尿器系

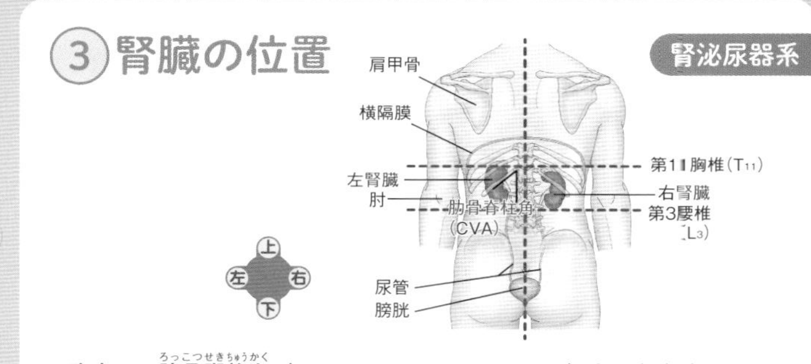

臨床では肋骨脊柱角（costovertebral angle：CVA）という名称がついている．肘の高さの背中側に腎臓はある.

④腎臓の前頭面

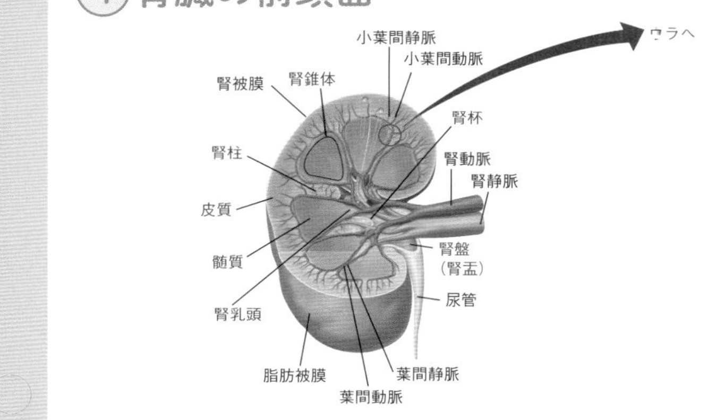

腎臓は，最外側の**皮質**，その内側の**髄質**，最内側の腔所である**腎盤**（**腎盂**）の3つに大きく分かれる.

髄質のうち，円錐状の部分を**腎錐体**，**腎錐体と腎錐体の間を腎柱**，**腎錐体の腎盤側**を腎乳頭と呼ぶ.

腎盤の腎乳頭と接する部分は腎杯という.

⑤ネフロンのしくみ

腎泌尿器系

尿細管周囲毛細血管
近位尿細管
糸球体
輸出細動脈
輸入細動脈
ボーマン嚢
遠位尿細管
小葉間静脈
小葉間動脈
弓状静脈
弓状動脈
集合管
ヘンレ係蹄
腎乳頭
小腎杯
皮質
髄質

血液の経路

腎動脈
↓
葉間動脈
↓
弓状動脈
↓
小葉間動脈
↓
輸入細動脈
↓
糸球体毛細血管
↓
輸出細動脈
↓
尿細管周囲毛細血管
↓
小葉間静脈
↓
弓状静脈
↓
葉間静脈
↓
腎静脈

ネフロンは1個の腎小体（マルピギー小体）と1本の尿細管で構成され，各腎臓に約100万個含まれる．腎臓の基本となるため，腎単位ともいう．
腎小体は糸球体とそれを包み込むボーマン嚢（糸球体嚢）に分かれる．
糸球体嚢は，尿細管という構造の末端にあり，近位尿細管・ヘンレ係蹄（けいてい）を経て遠位尿細管となり，合流して集合管となって腎乳頭の開口部から腎杯に達する．

②内分泌臓器とホルモンの種類②

内分泌系

内分泌腺以外のホルモン分泌器官・組織

胸腺
チモシン

心臓
心房性ナトリウム利尿ペプチド

腎臓
エリスロポエチン
レニン

消化管
セクレチン
ガストリン
コレシストキニン

上 右 左 下

特定の臓器以外にも，ホルモンを分泌する細胞はさまざまな器官や臓器で確認されている．

A11

①糸球体
②糸球体嚢（ボーマン嚢）

A12

インスリン，グルカゴン，ソマトスタチン，膵ポリプペチド（PP）から3つ．

Q13

卵子・精子をつくる臓器はそれぞれ何？

Q14

肘関節を構成している骨を 3 つあげよう.

① 全身の骨格と主な関節部（前面）

骨格系

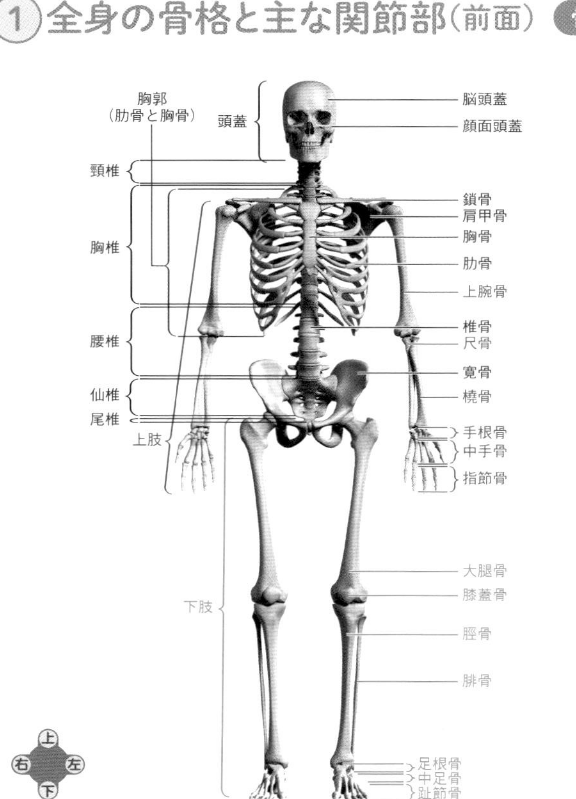

骨は，身体の基本構造を形成しており，身体を支えている.
そのほか，外部の衝撃からの保護，造血，カルシウム代謝など，さまざまな働きをしている.

① 女性生殖器

生殖器系

女性生殖器は，卵巣（らんそう）・卵管・子宮・腟・外陰部で構成される.
卵巣は子宮の左右に 1 つずつあり，子宮と固有卵巣索，腹壁とは卵巣提索によりつながっている.
卵管は約 10cm の筋性の管状構造をもった器官で，子宮底部の左右から骨盤壁に向かって延びる.
子宮は洋ナシに似た厚い壁をもつ筋性臓器で，直腸と膀胱の間に位置している.
腟は，内生殖器と外生殖器をつなぐ約 7～9cm の管状器官である.

②男性生殖器

生殖器系

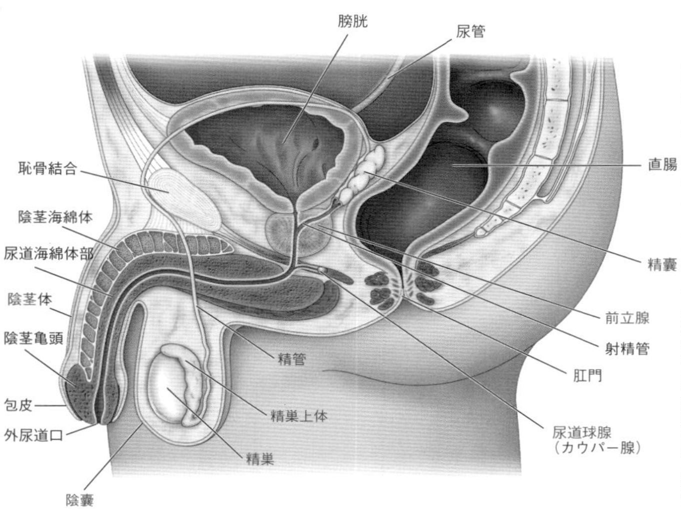

精子をつくる精巣の上部にあるのが精巣上体で，そこから精管を経て精子が体外に導かれる．精管に付随して精嚢・前立腺・尿道球腺などがある．これらと外生殖器（陰茎体・陰嚢）を男性生殖器という．

②全身の骨格と主な関節部（背面）

骨格系

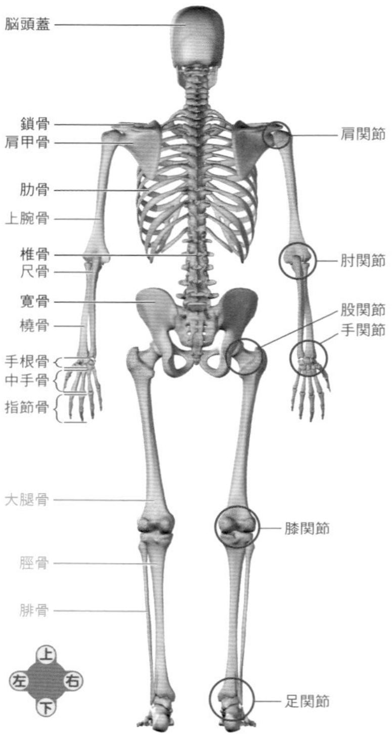

骨同士が連結する部分を関節と呼ぶ．全身の各関節が滑らかに動くことによって，人体は，はじめてしなやかな運動が可能となる．

A13

卵子－卵巣
精子－精巣

A14

①上腕骨
②橈骨
③尺骨

Q15

肩関節を取り囲み，腕を外転する筋は何？

Q16

心拍数減少，血圧低下，消化管運動亢進へと働く自律神経系は交感神経系・副交感神経系のどっち？

神経系

① 大脳皮質

前　後

前頭葉
中心前回
中心溝
中心後回
頭頂葉
頭頂後頭溝
外側溝
側頭葉
後頭前切痕
後頭葉

大脳は，頭蓋骨の名から，①前頭葉，②頭頂葉，③側頭葉，④後頭葉に分けることができる．

② 脳の内部（矢状面）

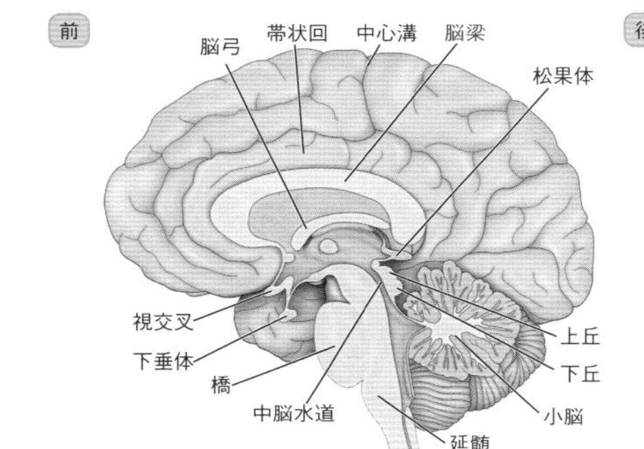

大脳は大脳縦裂によって右・左２つの半球に分けられている．
それぞれ別々の脳であるが，脳梁と呼ばれる大きな神経線維によってつながり，互いに連絡し合っている．

筋系

① 全身の骨格筋（前面）

前頭筋
側頭筋
眼輪筋
咬筋
口輪筋
胸骨舌骨筋
胸鎖乳突筋
三角筋
大胸筋
上腕二頭筋
前鋸筋
腹直筋
外腹斜筋
腕橈骨筋
大腿四頭筋（大腿直筋，外側広筋，中間広筋，内側広筋）
膝蓋靭帯
前脛骨筋
上　右　左　下

人体には骨格筋・心筋・平滑筋という３種類の筋組織がある．
そのうち，約 400 の骨格筋は名前の通り骨に付着しており，身体の動きや姿勢の保持，内臓の保護などに関係する．

②全身の骨格筋（背面）

骨は骨格筋が収縮することによって運動する．そのため，骨格筋を能動的運動器，骨を受動的運動器という．

③交感神経節・副交感神経節と主な支配臓器

神経系

C：腹腔神経節　S：上腸間膜神経節　I：下腸間膜神経節

自律神経系の交感神経系・副交感神経系は逆方向に働くことが多い．
交感神経系は，エネルギーを消費する反応系で，心拍数を増やし，血圧を高め，消化管の運動を抑制する．
副交感神経系は，エネルギーを保存するように働き，心拍数は減り，血圧は下がり，消化管の運動が盛んになる．
両者のバランスは体内の恒常性を維持する上で重要な役割を果たしている．

A15

三角筋

A16

副交感神経系

イメージできる解剖生理学 第2版 【解答・解説】

序章 全身像 (p.10〜19)

ビジュアル要点整理

解剖学的正常位と人体の名称 (p.10〜11)

1 上腕 2 肘窩 3 前腕 4 手掌 5 大腿
6 下腿 7 頸 8 鼠径部 9 臍部
10 恥骨部 11 体幹 12 上肢 13 手掌
14 殿部 15 腓腹 16 踵 17 項
18 手背 19 膝窩 20 足根 21 上肢
22 下肢

❶解剖学・生理学とは (p.12)

1 解剖 2 生理 3 病理 4 系統 5 局所
6 組織 7 機能 8 器官

❷解剖学的用語 (p.12〜14)

人体の断面 (p.12)

1 矢状 2 正中矢状 3 前頭 4 水平
5 垂直 6 CT

人体の方向 (p.13)

7 頭 8 足 9 腹 10 背 11 正中
12 近い 13 遠い 14 体幹 15 体幹

人体の腔所 (p.14)

16 胸腔 17 縦隔 18 腹腔 19 縦隔
20 胸郭 21 横隔膜 22 組織
23 上皮組織 24 支持組織 25 筋組織
26 神経組織 27 器官 28 器官系
※ 23〜26 は順不同.

❸ホメオスタシスとフィードバック機構 (p.15)

1 神経 2 内分泌 3 ホメオスタシス
4 受容器 5 調節中枢 6 効果器

ホメオスタシスの制御機構 (p.15)

7 受容器 8 調節中枢 9 効果器
10 求心路 11 遠心路 12 運動 13 脳
14 応答 15 ポジティブ 16 ネガティブ
17 ネガティブ 18 ポジティブ
19 血液凝固
※ 1・2 は順不同.

トレーニング

❶ (p.16)

1 とうがい（ずがい） 2 そくとう
3 こう（うなじ） 4 にゅうぼう
5 にゅうとう 6 さい 7 そけい
8 えいん 9 えきか 10 しゅこん
11 しゅはい 12 しゅしょう 13 だいたい
14 しつがい 15 かたい 16 がいか
17 ないか 18 そくこん 19 そくはい
20 ひふく 21 でん
㊟医学用語は原則として「音読み」である.

❷ (p.16)

1 脳 2 脊髄 3 肺 4 心臓 5 胃
6 腸 7 肝臓または脾臓 8 直腸 9 膀胱
10 生殖器（子宮，卵巣など）
※ 3・4，5〜7，8〜10 は順不同.
㊟ 十二指腸は後腹壁の壁側腹膜より後方にあるので，厳密にいうと腹腔外にある．このように腹膜の後方にある器官を腹膜後器官といい，十二指腸以外に膵臓，腎臓，副腎，尿管や腹大動脈，下大静脈，交感神経幹も含まれる.

❸ (p.16)

1 外皮系 2 骨格系 3 筋系 4 感覚器系
5 内分泌系 6 循環器系 7 免疫系
8 呼吸器系 9 消化器系 10 泌尿器系
11 生殖器系

実力アップ (p.17〜19)

1 1
2 2
3 3 頬骨は眼窩の側壁を構成する.
4 4 正確にいうとくも膜下腔である.
5 1 縦隔とは，左右の肺に挟まれた空間.
6 3
7 2
8 4
9 1 胆嚢は，右上腹部のほとんどを占めている肝臓の胆嚢窩にある.
10 4 横隔膜の左下に位置する胃は左上腹部の大部分を占める.
11 3 下腹部とは，臍から恥骨結合部に至る部分.
12 2
13 3
14 4
15 1
16 2 橈骨は尺骨の外側にあり，近位部（上）で上腕骨と肘関節をつくる．上腕骨は上方で肩甲骨と肩関節をつくる.
17 1 図の上部が前方（腹側）で，下部が後方（背側）である.

●肺門部の水平断（下から）

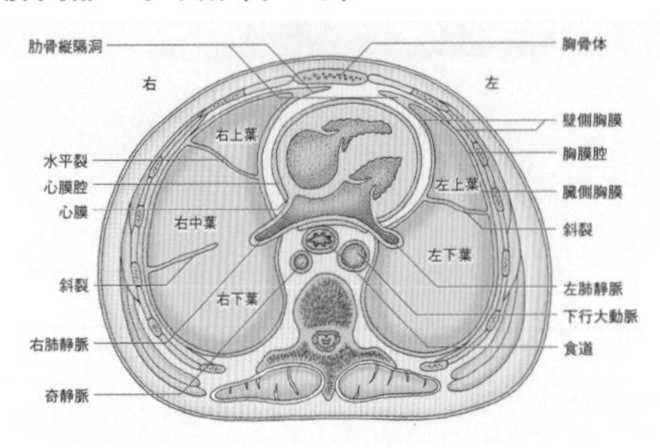

18　3
19　1
20　4
21　3
22　1　外部環境が変わっても生体内の内部環境を一定に保つ作用がホメオスタシスである.
23　3
24　2
25　4

1章　細胞と組織 (p.20～33)

■ビジュアル要点整理

❶細胞の構造 (p.20～22)

1　10～30　2　卵細胞　3　炭素　4　酸素
5　水素　6　窒素　7　細胞膜　8　細胞質

一般的な細胞にみられる細胞内小器官 (p.20)

9　リソソーム　10　ゴルジ装置　11　中心体
12　粗面小胞体　13　リボソーム
14　滑面小胞体　15　核小体　16　脂肪滴
17　ミトコンドリア　18　ATP　19　膜間腔
20　基質腔　21　リボソーム
22　物質の細胞内輸送　23　リボソーム
24　滑面小胞体　25　粗面小胞体
26　滑面小胞体　27　リボソーム
28　リボソーム　29　ゴルジ装置　30　濃縮
31　加工　32　糖　33　加水分解酵素
34　白血球　35　マクロファージ（単球）
36　マイクロフィラメント
37　中間径フィラメント　38　微細管（微小管）
39　アクチンフィラメント
40　微細管（微小管）　41　リン脂質分子
※ 3～6，19・20，30・31，34・35 は順不同.

核 (p.22)

1　内核膜　2　外核膜　3　核小体　4　染色質
5　デオキシリボ核酸：DNA
6　メッセンジャーRNA：mRNA　7　染色質
8　DNA　9　染色体

❷細胞の機能 (p.22～24)

1　ファゴサイトーシス（食作用）　2　受動
3　能動　4　ATP　5　ナトリウムイオン（Na^+）
6　カリウムイオン（K^+）　7　浸透　8　高い
9　等張液　10　高張液　11　低張液　12　破裂
13　血漿　14　生理的食塩水　15　5　16　46
17　2　18　染色分体　19　X

細胞分裂 (p.23)

20　中心体　21　染色体　22　極間微細管
23　動原体微細管　24　核膜
25　アクチン・ミオシンのベルト　26　分割溝
27　DNA　28　DNA　29　中心子　30　2
31　核膜　32　娘染色体　33　娘染色体
34　核膜　35　2　36　4　37　2　38　核膜
39　S期　40　分裂間期
41　減数分裂あるいは成熟分裂　42　精子細胞
43　卵細胞　44　2　45　1　46　23　47　4
48　精子細胞　49　1　50　成熟卵子　51　3
52　極体
※ 42・43 は順不同.

❸上皮組織 (p.24～25)

1　消化管　2　呼吸器の管系　3　泌尿器の管系
4　血管　5　胸腔　6　腹腔　7　心膜腔
8　単層扁平上皮　9　単層立方上皮
10　単層円柱上皮　11　多列円柱上皮
12　多列線毛上皮　13　重層扁平上皮
14　重層立方上皮　15　重層円柱上皮
16　移行上皮　17　被蓋上皮　18　腺上皮
19　吸収上皮　20　感覚上皮　21　呼吸上皮
22　血液　23　低分子　24　外　25　内
26　ホルモン　27　血液（循環）
※ 1～4，5～7，8～16，17～21 は順不同.

❹支持組織 (p.25～26)

結合組織 (p.25)

1　疎性　2　密性　3　細網　4　脂肪　5　浮腫
6　形質細胞　7　線維芽細胞　8　弾性線維
9　膠原線維　10　硝子軟骨　11　弾性軟骨
12　線維軟骨　13　骨細胞　14　骨芽細胞
15　破骨細胞　16　ハバース層板　17　骨細胞
18　骨膜　19　リン　20　カルシウム
21　炭酸カルシウム　22　マグネシウム塩
23　プロテオグリカン
※ 19～22 は順不同.

❺筋組織 (p.26)

1　アクチン　2　ミオシン　3　骨格筋
4　心筋　5　平滑筋　6　骨格筋　7　心筋
8　平滑筋　9　平滑筋　10　心筋
※ 1・2，3～5，7・8 は順不同.

❻神経組織 (p.27)

1　神経細胞（ニューロン）
2　神経膠細胞（グリア細胞）　3　活動電位
4　化学物質　5　ATP　6　タンパク合成
7　軸索　8　樹状突起　9　偽単極性神経細胞
10　アストロサイト
11　オリゴデンドロサイト　12　ミクログリア
13　シュワン細胞　14　神経伝達物質
15　シナプス
※7・8，10～12は順不同．

■トレーニング

❶ (p.28)

1　×　イオンや水をほとんど通さないが，脂溶性物質はよく通す．
2　○
3　×　エネルギーを必要としない．
4　×　細胞外にナトリウムイオンを汲み出し，カリウムイオンを細胞内に取り込む．
5　○
6　×　アクチンフィラメントはマイクロフィラメントである．
7　○
8　○
9　○
10　○
11　○
12　×　精巣の間細胞や卵巣の黄体細胞では滑面小胞体が，膵臓の外分泌細胞では粗面小胞体がよく発達している．
13　×　粗面小胞体のリボソームも遊離リボソームもRNAを含んでいる．
14　×　ヒストンとDNAのタンパク質の複合体である染色質が存在するのは核である．
15　×　リボソームはタンパク質合成の場であり，RNAを含む．
16　○
17　○
18　×　一次リソソームはまだ分解・消化作用を営んでいない．
19　○
20　○

❷ (p.29)

1　核　2　ミトコンドリア　3　リボソーム
4　粗面小胞体　5　ゴルジ装置

❸ (p.29)

1　リン脂質　2　水溶性物質　3　脂溶性物質
4　低分子量のガス　5　等張液
※3・4は順不同．

❹ (p.29)

1　体細胞分裂　2　減数分裂　3　減数分裂
4　減数分裂

❺ (p.30)

1　×　食道の粘膜は重層扁平上皮である．
2　○
3　○
4　○
5　×　エクリン汗腺は全身に分布し，アポクリン汗腺は腋窩や乳腺に集まっている．
6　×　分泌の種類中，エクリン分泌とアポクリン分泌があり，乳腺はアポクリン分泌として発達したものである．
7　○
8　○
9　×　分泌物を血中に放出する腺を内分泌腺という．
10　○
11　×　ホルモンは血液循環によって標的細胞まで送られる．
12　○
13　×　骨組織は破骨細胞によって壊され，骨芽細胞の分裂でつくり直される．
14　×　骨細胞は骨小腔内にあるが，ここから無数の突起を放射状に出している．
15　○
16　○
17　○
18　×　骨格筋の再生能は低い．
19　○
20　○
21　○
22　×　平滑筋は損傷を受けても治癒過程で容易に再生する．
23　×　神経細胞は大量のエネルギーを消費する．
24　×　神経組織は，神経細胞とそれを支持するグリア細胞からなる．
25　○
26　○
27　○
28　○

■実力アップ (p.31～33)

1　2
2　4　1．関与する．2．リボソームが付着している．3．筋細胞には筋小胞体と呼ばれるカルシウムを含んだ袋があり，刺激が加わると細胞質にカルシウムを放出する．ほとんどの細胞がこのような小胞体をもつわけではない．

3　2　デオキシリボ核酸はDNAのことであり，細胞膜に存在しない．

4　3　拡散，浸透，食作用（ファゴサイトーシス）はいずれも細胞膜の物質輸送である．ATPの産生は，細胞内小器官であるミトコンドリアで行われる．細胞はATPを分解することでエネルギーを得る．

5　4　ナトリウムイオンは，細胞膜にあるナトリウム－カリウムポンプでATP（エネルギー）を使って能動輸送される．

6　1　1. ミトコンドリアには，クエン酸回路を動かすための酵素も電子伝達系の酸化反応を行う酵素も存在する．

7　4　リソソームは核ではなく細胞質にある．

8　4　DNAではアデニンと結合するのはチミンである．ちなみにRNAではチミンはなくウラシルに置き換わっている．

9　3　1. 染色体数は46本，常染色体は44本である．2. 生殖細胞の第2分裂後，ヒト女性の配偶子は4個形成され，1個の巨大な成熟卵子と3個の小さな極体を生じる．4. 染色体を引っ張るのは動原体微細管である．

10　2　2. 染色分体が分かれず，2本の染色分体をもったまま両極に分かれるため，染色体数はこの時点で半減している．

11　2　リボソームは，RNAの遺伝情報に従って，タンパク合成を行う場所である．〈第104回看護師国家試験類似問題〉

12　4　1. 気管の上皮は多列線毛上皮である．線毛の運動により吸気に混入した異物を排出する．2. 漿膜の上皮は単層扁平上皮である．3. 脂肪組織は毛細血管から栄養を受けている．

13　2　線維軟骨では基質のコンドロイチン硫酸の量は少ない．

14　2　結合組織の細胞成分で普遍的にみられるのは線維芽細胞である．このほか，形質細胞，肥満細胞，マクロファージ，白血球などがある．

15　3　1. 核小体は，主としてRNAと塩基性タンパクからなる球体である．2. 外分泌腺は導管を経て体表や管腔に分泌物を放出するが，内分泌腺は直接あるいは間接的に血中に分泌物を放出する．4. 硝子軟骨は弾力性に乏しい．

2章 骨格系 (p.34～43)

ビジュアル要点整理

全身の骨格と主な関節部 (p.34～35)

1　頸椎　2　胸椎　3　腰椎　4　仙椎　5　鎖骨
6　肩甲骨　7　胸骨　8　肋骨　9　上腕骨
10　椎骨　11　尺骨　12　寛骨　13　橈骨
14　大腿骨　15　膝蓋骨　16　脛骨　17　腓骨
18　肩関節　19　肘関節　20　股関節
21　手関節　22　膝関節　23　足関節

❶骨の基本構造 (p.36)

1　骨細胞　2　骨基質　3　有機質
4　ミネラル　5　緻密　6　海綿　7　関節軟骨
8　黄色骨髄　9　赤色骨髄　10　長骨
11　扁平骨
※1・2，3・4は順不同．

長骨の構造 (p.36)

12　関節軟骨　13　海綿　14　緻密　15　骨膜

❷骨の基本的機能 (p.36～37)

1　保護　2　骨芽細胞　3　破骨細胞
4　骨端軟骨　5　骨膜　6　骨改変
7　若木骨折　8　骨粗鬆症

❸全身の骨格 (p.37)

1　鎖骨　2　肩甲骨　3　環椎　4　軸椎　5　7
6　椎骨

脊柱 (p.37)

7　環椎　8　軸椎　9　隆椎　10　12　11　後弯
12　胸椎　13　肋骨　14　胸骨　15　仙骨
16　尾骨　17　寛骨　18　腸骨　19　恥骨
20　坐骨
※1・2，3・4，12～14，15・16，18～20は順不同．

新生児の頭蓋 (p.38)

1　小泉門　2　大泉門　3　頭頂骨
4　後側頭泉門　5　前側頭泉門

❹骨格の基本的機能 (p.38)

1　8　2　硝子　3　弾性　4　線維
5　矢状縫合　6　冠状縫合　7　ラムダ縫合
8　泉門　9　肩甲骨
※2～4は順不同．

❺関節の基本的構造 (p.39)

1　関節包　2　関節軟骨　3　不動関節
4　半関節　5　可動関節　6　寛骨臼
7　大腿骨頭　8　胸鎖関節　9　膝蓋骨
※6・7は順不同．

❻関節の基本的機能 (p.39)

1　靱帯　2　滑膜　3　増加　4　球　5　車軸
6　車軸　7　蝶番

関節の運動 (p.40)

1　伸展　2　屈曲　3　屈曲　4　伸展　5　屈曲
6　伸展　7　屈曲　8　伸展　9　外旋
10　内旋　11　外旋　12　内旋　13　内転
14　内転　15　外転　16　外転　17　回内
18　回外　19　背屈　20　底屈

■トレーニング

❶ (p.41)

1　×　四肢などに存在する長い管状の骨である.
2　×　成長は 10 代で終了する.
3　○
4　○
5　○　骨単位（オステオン）について復習しよう.
6　○
7　○
8　×　椎間関節である.
〈第 90 回看護師国家試験問題〉
9　×　椎体である.
〈第 90 回看護師国家試験問題〉
10　×　疼痛性の側弯が一過性である.
〈第 90 回看護師国家試験問題〉
11　×　骨盤である.
12　○
13　×　球関節である.
14　×　線維軟骨と呼ばれる.
15　×　楕円形をしている.
16　×　滑膜が増殖する.
17　○
18　○
19　○
20　○
21　×　屈曲 10° である.

❷ (p.41)

1　破骨細胞　2　骨芽細胞　3　骨細胞

❸ (p.42)

1　球関節　2　楕円関節　3　半関節
4　球関節

■実力アップ (p.42～43)

1　2　別名，成長軟骨と呼ばれる.
2　4　体温調節は，筋肉の作用である.
3　3　カリウムは体液に存在する.
4　2　高齢になると，長骨の骨髄は赤色髄から黄色髄に変わり造血機能は低下する．脊椎の椎骨は造血機能が保たれる.
5　1　高齢者で好発する骨折である.
6　1　ほかは前後の異常である.

●脊柱の異常弯曲

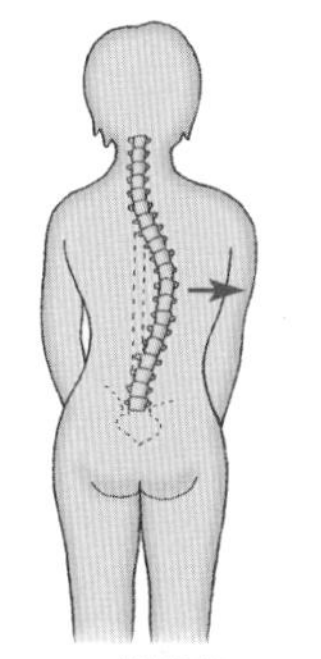

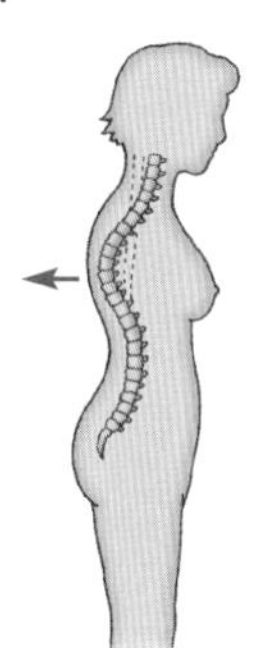

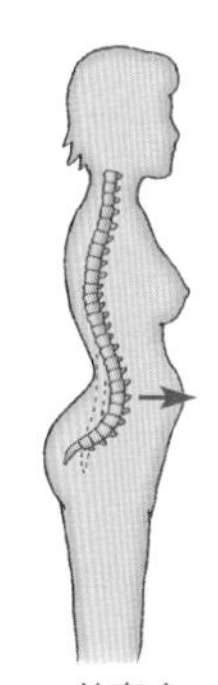

a. 側弯症　b. 後弯症　c. 前弯症

7　2　そのほかに椎間板がある.
8　4　骨盤の形は性差が大きい．女性の骨盤は出産ができるよう浅く横に広い.
9　2　椎骨の間にある椎間板が突出して神経根を圧迫する.
10　1　ほかに股関節がある.
11　3　肩甲骨と上腕骨とで肩関節を構成する.
12　4　肘関節を構成する骨は，上腕骨，橈骨，尺骨である.
13　4　股関節を構成する骨は，腸骨，坐骨，恥骨と大腿骨である.
14　4　前縦靱帯は，脊椎に存在する.
15　1　0° だと，関節が伸びてまっすぐな状態になる．これが基本肢位である.

3章 筋 系 (p.44～50)

■ビジュアル要点整理

全身の骨格筋 (p.44)

1　胸鎖乳突筋　2　三角筋　3　大胸筋
4　上腕二頭筋　5　腹直筋　6　大腿四頭筋
7　前脛骨筋　8　僧帽筋　9　上腕三頭筋
10　広背筋　11　腓腹筋　12　アキレス腱

骨格筋・心筋・平滑筋の特徴 (p.45)

1　横紋筋　2　横紋筋　3　平滑筋　4　随意
5　不随意　6　不随意　7　運動神経
8　自律神経　9　自律神経

3 種類の筋組織 (p.45)

1　横紋筋　2　随意筋　3　不随意筋
4　不随意筋

❶筋の種類 (p.46)

1　横紋　2　心　3　熱を発する　4　横紋
5　40　6　横紋　7　不随意　8　平滑

9　不随意　10　横紋　11　随意

❷筋の機能 (p.46)

1　起始　2　停止　3　アセチルコリン
4　アクチン　5　ミオシン　6　カルシウム
7　シナプス間隙　8　筋電図　9　ない
10　収縮　11　筋疲労
12　アデノシン三リン酸（ATP）　13　骨格
14　強縮　15　脊髄反射

❸骨格筋の解剖生理 (p.47)

頭部の筋 (p.47)

1　顔面筋　2　咀嚼筋　3　前頭筋　4　眼輪筋
5　口輪筋　6　頬筋　7　咬筋　8　側頭筋
9　三角筋　10　上腕二頭筋　11　中殿筋
12　小殿筋　13　大腿四頭筋　14　縫工筋
15　伸展　16　背屈　17　下腿三頭筋
18　アキレス腱　19　内転，前挙
20　屈曲，外旋　21　腸腰筋　22　低下
23　腹直筋
※11・12，13・14は順不同.

■トレーニング

❶ (p.48)

1　×　ATPの分解による.
2　○
3　○
4　×　等張性運動のことである.
5　×　乳酸がたまって疲労となる.
6　○
7　×　内転させる.
8　○
9　○
10　○
11　○

❷ (p.48)

1　外肋間筋　2　内肋間筋　3　横隔膜
※順不同.

❸ (p.48)

1　腸腰筋　2　上腕三頭筋　3　大腿四頭筋
4　前脛骨筋

■実力アップ (p.49〜50)

1　4　体重の40〜50%である.
2　3　骨格筋で疲労が起こりやすい.
3　2　赤筋が主体をなしてグルコースを使用する.
4　3　骨格筋は縞模様をしていてミオシンのある暗調（A）帯とミオシンがない明調（I）帯に分かれている．A帯の中央にいくらか明るいH帯があり，I帯の中央部には，筋節の区切りであるZ線が存在する.
5　1　肘関節の屈曲には上腕二頭筋が主働筋となる.
6　3　肘関節の屈曲には上腕三頭筋が拮抗筋となる.
7　2　平滑筋は，管腔構造をもった臓器に多く，子宮もそうである.
8　2　側頭筋以外は，表情筋である.
9　2　ほかに棘下筋，肩甲下筋，小円筋がある.
10　4　肘関節を屈曲して抜く.
11　3　姿勢維持は腹筋群（腹直筋），股関節周辺筋群（腸腰筋），背筋群（脊柱起立筋）によって調節されている．そのうち，大腿深部の筋である腸腰筋は股関節の屈曲，腰の前屈を担っており，起立時に上半身が後ろに倒れないように保つ働きをする.
12　1　膝を伸展させる筋肉である.
13　4　足関節である.
14　2　ジャンプには，足関節を屈曲（底屈）させる下腿三頭筋が作用する.

4章　血　液 (p.52〜59)

■ビジュアル要点整理

血液の働き (p.52)

1　酸素　2　二酸化炭素　3　栄養素
4　生体防御　5　体温　6　ホルモン
7　代謝産物　8　排出　9　腎動脈　10　腎静脈
11　尿管

骨髄造血と血球の分化・成熟 (p.53)

1　造血幹細胞　2　網赤血球　3　好中球
4　白血球　5　マクロファージ　6　血小板
7　Tリンパ球（T細胞）　8　白血球
9　形質細胞　10　形質細胞

❶血液とその成分 (p.54)

1　8　2　血漿　3　ヘマトクリット　4　45
5　骨髄　6　G-CSF　7　血清　8　血餅
9　アルブミン　10　グロブリン　11　ABO
12　Rh
※9・10，11・12は順不同.

ABO式血液型と凝集反応 (p.55)

1　O　2　A　3　B　4　AB

❷血液とその機能 (p.55)

1　鉄　2　貪食　3　ヒスタミン
4　即時型アレルギー　5　抗原

6　マクロファージ　7　肝臓

止血 (p.56)

1　粘着　2　凝集　3　フィブリン
4　血小板血栓　5　フィブリン　6　一次止血
7　凝固因子　8　二次止血

血液の凝固反応カスケード (p.56)

1　トロンボプラスチン　2　フィブリノゲンⅠ
3　フィブリン　4　プロトロンビン
5　フィブリン　6　赤血球

線溶 (p.57)

1　プラスミン　2　プラスミノゲン
3　プラスミン　4　フィブリン　5　除去
6　線溶

■トレーニング

❶ (p.57〜58)

1　○
2　×　減少でなく増加.
3　×　グロブリンでなくアルブミン.
4　○
5　○
6　×　血液中にどのくらいの酸素が溶けているか，その濃度を血液中における圧力として，Torr（mmHg）で表したもの.
7　×　ヘモグロビン100個当たりいくつが酸素と結合しているか，%で示したもの.
8　○
9　○
10　×　フィブリノゲンからつくられたフィブリンが，フィブリン血栓を形成する.

❷ (p.58)

1　好中球　2　好酸球　3　好塩基球　4　脾臓
5　ビリルビン　6　グルクロン酸抱合
7　フィブリン　8　プラスミン
9　プラスミノゲン
※1〜3，4〜6，7〜9は順不同.

■実力アップ (p.58〜59)

1　1，4　赤血球は，中央がくぼんだ円盤状である．血小板は通常，直径2〜4 μmである．リンパ球は全白血球の20〜40%を占める.

2　3　HLA（human histocompatibility leukocyte antigen）とは，ヒト組織適合性白血球抗原のことである．臓器移植などの場合，HLAが不適合だと，GVHDになる可能性が高い．EDTAは採取した血液が固まらないようにする抗凝固剤である．EPOは，赤血球の産生を促進するエリスロポエチンのことである．vWFはフォン・ウィレブランド因子のことである．血小板の止血作用に関わる.

3　1　A型の人の赤血球表面にはA抗原，血漿中には抗B抗体が存在する．B型の人の赤血球表面にはB抗原，血漿中には抗A抗体が存在する.

4　4　人体において，同化・異化はエネルギー代謝に関わる言葉である．ホールデン効果は血液の二酸化炭素の運搬に，ボーア効果は血液中の二酸化炭素濃度と水素イオン濃度が酸素解離曲線に与える影響に，それぞれ関わる言葉である.

5　2　第Ⅱ，Ⅶ，Ⅸ，Ⅹ因子がビタミンK依存性である．ビタミンKが不足すると，これらの凝固因子も不足し，出血傾向が強くなる．Ⅰ〜XIIIまである凝固因子のうち，Ⅵはそもそも欠番である.

6　3，5　プロトロンビン時間（PT）と活性化部分トロンボプラスチン時間（APTT）が，血液の凝固機能を調べる検査である．凝固反応カスケードの異常をみる際に有用である.

7　3　抗凝固剤について，クエン酸は血中のカルシウムを除去，EDTAはカルシウムイオンをキレートして抗凝固作用を示す．ヘパリンは血中のアンチトロンビンと結合してトロンビン活性を阻害することで抗凝固作用を示す.

8　3　血液型はオモテ試験で抗A抗Bとも（－）がO型，抗Aのみ（＋）がA型，抗Bのみ（＋）がB型，抗A抗Bとも（＋）がAB型（ウラ試験はオモテ試験の真逆である）.

5章　循環器系 (p.60〜69)

■ビジュアル要点整理

人体の主要な動脈 (p.60)

1　総頸動脈（右）　2　腕頭動脈　3　上腕動脈
4　橈骨動脈　5　尺骨動脈　6　外頸動脈（右）
7　大動脈弓　8　総腸骨動脈　9　大腿動脈
10　膝窩動脈　11　後脛骨動脈　12　足背動脈

人体の主要な静脈 (p.61)

1　内頸静脈（右）　2　鎖骨下静脈（右）
3　門脈　4　下大静脈　5　大伏在静脈
6　小伏在静脈　7　外頸静脈（右）

8　左静脈角　9　上大静脈

❶心臓の構造 (p.62～63)

1　心筋　2　握りこぶし　3　心基部　4　2
5　心尖（部）　6　左　7　5　8　中層　9　心房
10　心室　11　心房　12　心室　13　弁
14　三尖弁　15　僧帽弁　16　心房　17　心室
18　腱索　19　中隔　20　体循環　21　肺循環
22　右心室　23　左心房　24　肺

心臓の形態と内面 (p.62)

25　右心房　26　三尖弁　27　右心室
28　肺動脈　29　僧帽弁　30　腱索
31　左心室　32　低　33　肺動脈
34　二酸化炭素　35　酸素　36　高
37　肺静脈　38　体　39　左心室
40　冠状動脈　41　冠状動脈　42　後壁
43　下壁　44　冠状動脈
45　前下行枝（前室間枝）　46　回旋枝
47　前壁　48　心尖（部）
※11・12，47・48は順不同．

❷心臓の機能 (p.63)

1　刺激伝導系　2　洞房結節　3　房室結節
4　房室束（ヒス束）　5　左脚　6　右脚
7　プルキンエ線維
8　房室弁（右：三尖弁，左：僧帽弁）
9　動脈弁（右：肺動脈弁，左：大動脈弁）
10　心拍出量（CO）　11　リットル（L/min）
12　1回拍出量（SV）　13　心拍数（HR）
14　副交感神経（迷走神経）　15　交感神経

❸血管の形態 (p.64～66)

血管の構造 (p.64)

1　内膜　2　基底膜　3　内弾性板　4　中膜
5　外弾性板　6　外膜　7　弁　8　内皮細胞
9　基底膜　10　毛細血管　11　3　12　中膜
13　平滑筋　14　5～10　15　動脈
16　動脈　17　静脈　18　静脈　19　静脈
20　動脈　21　動脈血　22　静脈血
23　毛細血管　24　吻合　25　吻合
26　終動脈　27　壊死

大動脈と大動脈弓 (p.65)

1　右椎骨動脈　2　右鎖骨下動脈　3　大動脈弓
4　右腎動脈　5　上腸間膜動脈
6　左鎖骨下動脈　7　下腸間膜動脈
8　外腸骨動脈　9　内腸骨動脈
10　右総頸動脈　11　腕頭動脈
12　左総頸動脈

門脈系 (p.65)

1　肝静脈　2　門脈　3　上腸間膜静脈
4　下腸間膜静脈

❹主要な動脈・静脈・門脈系 (p.66)

1　椎骨動脈　2　脳底動脈　3　内頸動脈
4　大脳動脈輪（ウィリス動脈輪）　5　門脈
6　静脈　7　肝臓　8　静脈
9　直腸の肛門側半分　10　静脈　11　門脈
12　肝臓　13　門脈　14　肝静脈
15　下大静脈　16　右心房　17　臍静脈
18　臍動脈　19　動脈血　20　臍動脈
21　胎盤　22　卵円孔　23　左心房
24　左心室　25　大動脈　26　右心室
27　肺動脈　28　大動脈血圧　29　肺動脈血圧
30　動脈管　31　大動脈血圧　32　肺血管抵抗
33　肺循環　34　卵円孔　35　卵円孔
36　動脈管　37　数日

❺血管の機能 (p.66～67)

1　血圧　2　脈拍　3　収縮期血圧
4　拡張期血圧

成人における血圧値の分類 (p.67)

5　Ⅰ度　6　Ⅱ度　7　120　8　120　9　180
10　80　11　80　12　110　13　収縮期血圧
14　拡張期血圧　15　正常高値血圧
16　正常血圧　17　収縮期血圧
18　拡張期血圧　19　高血圧　20　心拍出量
21　全末梢血管抵抗　22　亢進　23　増加
24　収縮・緊張亢進　25　神経性　26　液性
※20・21は順不同．

❻リンパ系 (p.67～68)

1　リンパ管　2　リンパ節　3　リンパ管
4　血漿　5　リンパ管　6　静脈角　7　間質液
8　液体　9　リンパ球　10　リンパ節
11　濾過装置
※1・2は順不同．

■トレーニング

❶ (p.68)

1　×　心臓の上端は心基部．
2　×　血液を一方向に流すために，心臓の4つの部屋（左心房・左心室・右心房・右心室）それぞれの出口に弁がある．左心房の出口（左心房と左心室の間）には僧帽弁，右心房の出口（右心房と右心室の間）には三尖弁，左心室の出口（大動脈の入口）には大動脈弁，右心室の出口（肺動脈の入口）には肺動脈弁がある．
3　○
4　×　中隔は心臓の左右の仕切りで，心房中隔と心室中隔がある．
5　×　左心室は大動脈を経て全身に血液を送り

出す.

6　×　右心室を出た直後の血液は肺動脈弁を通って肺動脈，肺に流れていく.

7　○　肺静脈には動脈血が流れている.

8　×　消化器系の血管支配としては，腹腔動脈・上腸間膜動脈・下腸間膜動脈から酸素などを受け取り，静脈血は胃静脈・脾静脈・上腸間膜静脈・下腸間膜静脈を経て門脈で合流して肝臓に送られる．門脈は消化管から各種栄養素を吸収した血液を肝臓に運搬する働きを担っている.

9　○

10　○

■実力アップ（p.68～69）

1　3　右心室には肺動脈がつながっている.

●心臓の内面

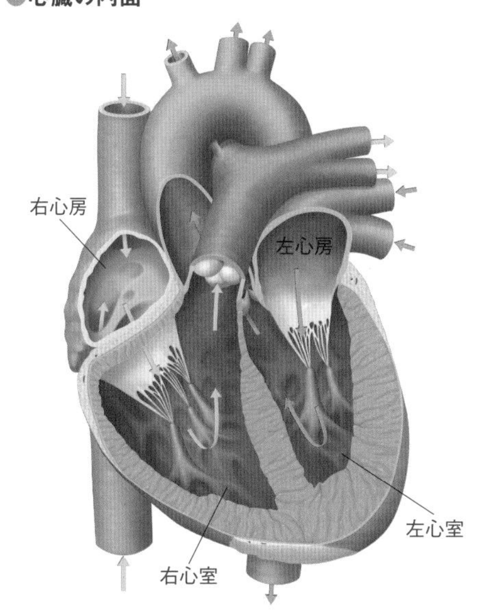

2　4　右心房と左心房の間はそもそも連結していない．右心室と右心房の間には三尖弁がある.

3　1　房室弁と動脈弁は開放時には正常では心音そのものが生じない．動脈弁の閉鎖音は第Ⅱ心音である.

4　4　プルキンエ線維は心筋内に，ヒス束は心房と心室の間に，房室結節は心房中隔の右後部にある.

5　2　心拍出量は1回の（拍出量×心拍数）で変動する．交感神経刺激で増加し副交感神経刺激で減少する.

6　1　静脈は心臓に戻る血液を運ぶ，門脈は消化管から肝臓への血液を運ぶ，毛細血管は末梢での血管である.

7　2

8　3　静脈同士の連結に特別な呼び名はない.

9　1　左右の椎骨動脈が合流して脳底動脈となり，左右の後大脳動脈に分岐し，大脳動脈輪へ血流を供給し，中大脳動脈は大脳動脈輪から分岐して血流の供給を受けている.

10　4　胎盤から酸素と栄養分に富む動脈血が供給されるため.

11　2　動脈壁も静脈壁も3層で内膜が一番薄く，外膜はそれよりやや厚い．動脈中膜が一番厚い.

12　1，3　リンパ管には，リンパが一定の方向に流れるよう，逆流を防ぐ弁が備わっている．リンパには主に，①間質液を血液中に戻すこと，②消化管からの脂肪と脂溶性ビタミンの吸収と輸送，静脈に戻すこと，③生体防御機構の3つの機能がある.

6章　呼吸器系（p.70～80）

■ビジュアル要点整理

❶呼吸器系の構造と機能（p.70～73）

1　21　2　二酸化炭素

3　pH 値（または酸塩基平衡）　4　気道

5　上気道　6　下気道　7　気管軟骨　8　食道

9　加温　10　加湿

※9・10は順不同.

呼吸器系器官の構造（p.70）

11　鼻腔　12　喉頭　13　右主気管支

14　口腔　15　気管　16　横隔膜

上気道の解剖（p.71～72）

17　前頭洞　18　下鼻甲介　19　硬口蓋

20　気管　21　食道　22　耳管開口部

23　軟口蓋　24　口蓋垂　25　喉頭蓋

26　嗅細胞　27　嗅部　28　篩骨（しこつ）の篩板（しばん）

29　嗅球　30　嗅索　31　鼻甲介　32　加温

33　加湿　34　異物の除去

35　キーゼルバッハ部位　36　鼻出血

37　鼻涙管　38　上顎洞　39　前頭洞

40　篩骨洞　41　蝶形骨洞　42　喉頭蓋

43　喉頭　44　咳嗽反射　45　誤嚥　46　耳管

※32～34，38～41は順不同.

胸膜の構造（p.72～73）

1　臓側胸膜　2　壁側胸膜　3　腹膜

4　胸膜腔　5　横隔膜　6　臓側胸膜

7　壁側胸膜　8　胸膜腔　9　漿液（胸水）

10　上葉　11　中葉　12　下葉　13　上葉
14　下葉　15　主気管支　16　肺動脈
17　肺静脈　18　気管支動脈　19　気管支静脈
20　リンパ管　21　交感神経　22　副交感神経
23　肺胞上皮細胞　24　基底膜
25　毛細血管内皮細胞

肺葉 (p.73)

26　上葉　27　中葉　28　下葉　29　上葉
30　下葉

縦隔の区分 (p.73)

31　縦隔　32　食道　33　横隔膜
34　縦隔上部　35　縦隔中部　36　横隔膜
※10〜12，13・14，15〜22は順不同．

❷呼吸のプロセス (p.74)

1　酸素　2　二酸化炭素　3　外呼吸　4　酸素
5　二酸化炭素　6　内呼吸　7　拡散
8　ヘモグロビン

❸呼吸の調節 (p.74)

1　受容器　2　呼吸中枢　3　効果器（呼吸筋）
4　延髄　5　水素イオン（H^+）
6　二酸化炭素（CO_2）　7　頸動脈小体
8　大動脈小体　9　酸素分圧　10　呼吸数
11　呼吸の深さ　12　CO_2ナルコーシス
※7・8，10・11は順不同．

トレーニング

❶ (p.75)

1　○
2　×　気管は食道の前を通って縦隔を下降し，第5胸椎の高さにおいて，心臓の後方で左右の主気管支に分かれる．
3　×　左主気管支の長さは約5cmで，約2.5cmの右主気管支より長く，右に比して分岐角度が大きい．そのため，左肺は右肺より誤嚥性肺炎が起こりにくい．
4　○
5　○
6　×　意識して腹部が膨らむように息を吸うと横隔膜はより下降し，多くの吸気が流入する．胸郭の挙上と横隔膜の下降もともに常に起きている．

❷ (p.75)

1　咽頭　2　喉頭　3　気管　4　主気管支
5　葉気管支　6　区域気管支　7　細気管支
8　終末細気管支　9　呼吸細気管支
10　肺胞管

❸ (p.75)

1　約0.2〜0.3 μm　2　約7.5 μm　3　約2 μm

❹ (p.76)

1　○
2　○
3　×　吸息では，肺の膨らみ方は一様ではなく，肺の中心よりも表面のほうが，肺尖よりも肺底部のほうが広がる．臓側胸膜と壁側胸膜とが互いに自由に滑るため，そのように不均一に広がることが可能となる．
4　×　呼息では，筋肉の収縮はほとんど関与せず，通常は全く努力を要しない．吸気が終わって呼吸筋が弛緩すると，胸壁は元の位置に戻って胸腔の容積も元通りとなる．肺には固有の弾性（肺が縮もうとする力）があるため，引っ張られたゴムが元に戻るように，胸腔の容積に合わせて受動的に小さくなり，その結果，肺胞内の圧は大気圧よりも高くなり，肺から外へ気体が出ていく．
5　○　胸腔内圧は常に大気圧よりも低いため，肺胞は虚脱しないで広がっている．
6　○
7　○
8　×　拘束性換気障害は肺活量が予測値（年齢・性別・身長から算出）の80%未満に低下した状態．
9　×　閉塞性換気障害と診断されるのは1秒率（FEV_1%）が70%以下に低下している状態．
10　○
11　○
12　○
13　×　閉塞性肺疾患では，吸気よりも呼気が困難となるため，残気量（RV）・全肺気量（TLC）が増大し，肺活量は低下している．
14　○　肺気腫では，肺胞壁が破壊されて拡大した気腔が生じるため，ガス交換が行われる肺胞の有効面積が減り，肺全体の換気能力が失われる．
15　○
16　○
17　×　肺線維症では肺間質の厚さが増し，拡散能は低下する．
18　×　肺胞が破壊される肺気腫では拡散面積が減少し，拡散能は低下する．
19　○
20　×　気体の溶けやすさや，膜を通る際の拡散しやすさなど，気体固有の性質差もあり，二酸化炭素の拡散能は酸素の 20 倍にもなる．

21 ○

22 × 肺拡散能が低下すると，十分な酸素が血液に供給されず低酸素血症となることがあるが，このような状態でも拡散能が非常に高い二酸化炭素の排出が問題となることは少ない．

❺ (p.77)

1 尿毒症 2 脳出血

※順不同．

❻ (p.77)

1 1 回換気量 2 肺活量 3 全肺気量

4 機能的残気量 5 FEV_1 6 FEV_1%

❼ (p.77)

1 0.3mL 2 20.8mL

❽ (p.77)

1 アシドーシス 2 CO_2 3 アルカローシス

4 CO_2 5 低下 6 アシドーシス

❾ (p.78)

1 pH の低下 2 Pco_2 の増加 3 発熱

4 赤血球内 2,3-DPG の増加 5 pH の上昇

6 Pco_2 の低下 7 低体温

8 赤血球内 2,3-DPG の減少

※ 1〜4，5〜8 は順不同．

❿ (p.78)

1 b 2 a 3 c

⓫ (p.78)

1 H_2CO_3 2 H^+

実力アップ (p.79〜80)

1 4

2 4

3 3，4 吸気時には，横隔膜が収縮して下がり，外肋間筋の収縮により肋骨が引き上げられて，胸壁が広がる．胸郭内の容積が大きくなり胸腔がさらに陰圧になると，肺も広がり，肺胞内圧が大気圧よりも低くなって，空気が肺に流入する．〈第 104 回看護師国家試験類似問題〉

4 3

5 2，4

6 1

7 2

8 4

9 5

7章 腎泌尿器系 (p.82〜95)

ビジュアル要点整理

ヒトの泌尿器系 (p.82)

1 副腎（右） 2 腎臓（右） 3 下大静脈

4 尿管（右） 5 前立腺 6 尿道 7 集合管

8 乳頭管 9 腎盤（腎盂） 10 尿管（左）

11 膀胱

❶腎臓の構造 (p.83〜84)

腎臓の前頭面 (p.83)

1 腎柱 2 腎錐体 3 腎杯 4 腎盤（腎盂）

5 皮質 6 髄質 7 腎盤（腎盂） 8 腎門

9 尿管 10 腎動脈 11 腎静脈

12 腎盤（腎盂） 13 腎杯

※ 9〜11 は順不同．

ネフロンのしくみ (p.84)

1 糸球体嚢（ボーマン嚢） 2 ヘンレ係蹄

3 近位尿細管 4 糸球体 5 遠位尿細管

6 集合管 7 ネフロン 8 1 9 1

10 尿細管 11 糸球体

12 糸球体嚢（ボーマン嚢） 13 近位

14 ヘンレ 15 遠位 16 集合管 17 腎杯

❷腎臓の機能 (p.85)

1 体液 2 レニン 3 エリスロポエチン

4 ビタミンD 5 低下 6 亢進 7 肝臓

8 アンジオテンシノゲン

9 アンジオテンシンⅠ

10 アンジオテンシンⅠ変換酵素

11 アンジオテンシンⅡ 12 上昇

13 アルドステロン 14 集合管

15 ナトリウムイオン（Na^+） 16 血液

17 血圧 18 アンジオテンシンⅠ変換酵素

19 アンジオテンシンⅡ 20 高血圧

21 エリスロポエチン 22 幹細胞 23 増加

24 活性 25 エリスロポエチン 26 貧血

27 活性型ビタミン D_3

28 カルシウム代謝障害

❸尿の生成 (p.86〜87)

1 濾過 2 原尿 3 血球 4 タンパク質

5 99 6 尿細管細胞 7 近位

8 水素イオン（H^+） 9 カリウムイオン（K^+）

10 水素イオン（H^+）

11 カリウムイオン（K^+）

12 水素イオン（H^+） 13 pH 14 100

15 乏尿 16 尿閉 17 細胞内液 18 血漿

19 ナトリウムイオン（Na^+）

20 カリウムイオン（K^+） 21 60 22 少な

23 脱水 24 浮腫

25 抗利尿ホルモン（バソプレシン） 26 水

27 カリウムイオン（K^+） 28 7.35 29 7.45
30 アルカリ 31 アシドーシス
32 アルカローシス 33 重炭酸 34 呼吸
35 代謝性 36 呼吸性 37 動脈 38 分圧
※3・4，8・9は順不同．

❹尿管・膀胱・尿道 (p.87〜88)

1 腎盂 2 尿管 3 移行 4 蠕動 5 3

膀胱と尿道 (p.87)

6 尿管 7 尿管口 8 内尿道括約筋
9 前立腺 10 外尿道括約筋 11 外尿道口
12 尿管口 13 逆流 14 平滑
15 内尿道口（膀胱頸） 16 外尿道口 17 男
18 外尿道括約筋 19 3 20 15 21 20
※1・2は順不同．

❺排尿の生理 (p.88〜89)

1 伸展 2 骨盤 3 仙髄 4 脳幹 5 下腹
6 陰部 7 弛緩 8 外尿道括約筋 9 尿意

蓄尿 (p.88)

10 骨盤 11 下腹 12 弛緩 13 陰部

排尿 (p.89)

14 収縮 15 骨盤 16 下腹 17 陰部
18 骨盤 19 収縮 20 陰部
21 外尿道括約筋 22 弛緩 23 骨盤底筋群
24 加齢 25 出産 26 腹圧
※24・25は順不同．

■トレーニング

❶ (p.90)

1 5 2 1 3 3 4 2 5 4

❷ (p.90)

（平滑筋） 膀胱排尿筋に○
（横紋筋） 外尿道括約筋に○
（骨盤神経支配） 膀胱排尿筋に○
（陰部神経支配） 外尿道括約筋に○

❸ (p.90)

1 × 不随意筋である．
2 × 随意筋である．
3 ○
4 × 大脳である．
5 × 外尿道括約筋による．
6 ○
7 ○
8 ○
9 ○
10 × 尿失禁になる．

■実力アップ (p.91〜95)

1 3
2 1
3 2
4 3
5 4
6 4
7 1
8 2
9 3 ほかはすべて静脈血である．
10 1 アルブミンは血漿タンパクであり，水とタンパク質よりも分子量の小さい物質が濾過される．
11 2 尿に含まれる窒素化合物の94％は尿素である．
12 4
13 3
14 1
15 4 腎不全などで細胞外液中のカリウム量は上昇しており，さらなるカリウム投与は高カリウム血症による不整脈・心停止を生じさせる危険性がある．
16 2
17 4
18 4
19 3
20 4
21 3
22 1
23 2
24 2，4
25 1
26 3 尿細管周囲毛細血管に流入して回収される．
27 2
28 4
29 2
30 2
31 3
32 3 尿が不随意的に外尿道口から漏出することを尿失禁という．
33 2
34 4
35 3
36 2
37 4
38 3
39 1 出血や脱水による循環血液量の減少は，血圧の低下を招くため．
40 4

8章 消化器系 (p.96〜113)

ビジュアル要点整理

消化器系 (p.96)

1 唾液腺 2 肝臓 3 胆嚢 4 膵臓
5 咽頭 6 食道 7 胃 8 小腸 9 大腸

消化・吸収・排泄 (p.97)

1 唾液 2 胃液 3 胆汁 4 膵液 5 腸液

❶食欲 (p.98)

1 摂食中枢 2 満腹中枢 3 低下 4 上昇
5 減少 6 摂食行動

❷咀嚼 (p.98〜99)

唾液腺 (p.98)

1 舌下腺 2 耳下腺 3 顎下腺 4 唾液
5 顔面 6 延髄 7 唾液腺 8 20 9 6〜8
10 切歯 11 32 12 第1大臼歯 13 咬筋
14 咀嚼筋 15 三叉

❸嚥下 (p.99)

咽頭と喉頭 (p.99〜100)

1 喉頭 2 声帯 3 咽頭扁桃 4 軟口蓋
5 口蓋垂 6 口蓋扁桃 7 喉頭蓋 8 咽頭
9 食道 10 胃 11 嚥下 12 口腔咽頭相
13 随意 14 顔面 15 咽頭食道相
16 食道口 17 嚥下 18 不随意
19 食道相 20 蠕動運動 21 筋層間神経叢
22 600

嚥下の過程 (p.100)

23 口腔咽頭相 24 咽頭食道相 25 食道相

❹胃の構造と機能 (p.101)

胃 (p.101)

1 幽門括約筋 2 噴門 3 小弯
4 十二指腸 5 幽門 6 幽門前庭部
7 食道 8 胃底部 9 胃体部 10 大弯
11 胃液 12 口腔粘膜 13 迷走神経
14 神経分泌 15 迷走神経 16 セクレチン
17 粘膜 18 蠕動運動

❺小腸の構造と機能 (p.102〜103)

小腸 (p.102〜103)

1 十二指腸 2 胆嚢 3 総胆管
4 大十二指腸乳頭 5 膵管 6 大腸
7 盲腸 8 虫垂 9 空腸 10 回腸
11 トライツ靱帯 12 胆膵管膨大部括約筋
13 膵液 14 胆汁 15 小腸 16 粘膜
17 漿膜 18 輪状ひだ 19 絨毛 20 腸液
21 2,400

❻肝臓の構造と機能 (p.103〜104)

肝臓の機能 (p.103〜104)

1 ビリルビン 2 胆汁 3 糖質
4 タンパク質 5 糖質 6 グリコーゲン
7 脂肪 8 タンパク 9 貪食
10 肝鎌状間膜 11 右葉 12 左葉
13 門脈 14 肝門 15 代謝機能 16 胆汁
17 貯蔵 18 グリコーゲン 19 ブドウ糖
20 タンパク 21 アルブミン 22 胆汁酸塩
23 ビリルビン 24 脂肪 25 乳化
26 小腸 27 肝臓 28 腸肝循環
※ 11・12, 22・23 は順不同.

❼胆嚢の構造と機能 (p.104)

1 胆嚢管 2 総胆管 3 大十二指腸乳頭
4 胆汁 5 十二指腸 6 胆嚢 7 600〜1,200
8 乳化 9 収縮 10 胆膵管膨大部括約筋

❽膵臓の構造と機能 (p.105)

膵臓 (p.105)

1 肝臓 2 胆嚢 3 総胆管 4 膵頭部
5 膵体部 6 膵尾部 7 脾臓
8 ファーター乳頭 9 主膵管 10 十二指腸
11 下大静脈 12 腹大動脈
13 膵島（ランゲルハンス島） 14 外分泌腺
15 グルカゴン 16 インスリン
17 ソマトスタチン 18 腺房細胞 19 腺房
20 導管細胞 21 導管 22 副膵管
23 700〜1,000 24 糖質 25 脂肪
26 タンパク質
※ 24〜26 は順不同.

❾糖質の消化と吸収 (p.106)

1 ショ糖（スクロース） 2 乳糖（ラクトース）
3 デンプン 4 グルコース 5 ナトリウム

❿脂肪の消化と吸収 (p.106)

1 中性脂肪（トリグリセリド）
2 モノグリセリド 3 グリセロール
4 グリセロール 5 門脈血
6 モノグリセリド 7 ミセル
8 キロミクロン

⓫タンパク質の消化と吸収 (p.106)

1 ペプチド 2 アミノ酸
3 アミノペプチダーゼ 4 トリペプチド
5 ナトリウム

⓬大腸の構造と機能 (p.107〜108)

大腸 (p.107〜108)

1 盲腸 2 上行結腸 3 横行結腸
4 下行結腸 5 S状結腸 6 直腸 7 直腸
8 内肛門括約筋 9 外肛門括約筋
10 回盲弁 11 結腸 12 虫垂 13 収縮
14 細菌 15 ビタミン 16 水分 17 排泄

■トレーニング

❶ (p.108〜109)

1 × 摂食行動は，視床下部にある摂食中枢と満腹中枢によってコントロールされている．
2 ○
3 ○
4 × 三叉神経の支配を受ける．
5 ○
6 ○
7 ○
8 × ビタミン B_{12} 吸収の役割がある．
9 ○
10 ○
11 ○
12 × 糖質代謝・脂肪代謝・タンパク代謝を行うことができる．
13 × 肝臓に栄養を送る血管は30%が肝動脈，70%は門脈である．
14 × 胆汁は，肝小葉の肝細胞で生成される．
15 × 主膵管は大十二指腸乳頭，副膵管は小十二指腸乳頭に開口する．
16 × ソマトスタチンはグルカゴンやインスリンの分泌を抑制させる．
17 ○
18 × 不随意筋である．
19 × 外肛門括約筋が弛緩すると排便が行われる．

❷ (p.109〜110)

1 レプチン 2 抑制 3 グレリン 4 亢進
5 炭水化物 6 耳下腺 7 副交感神経
8 粘膜 9 粘膜下組織 10 筋層 11 粘膜
12 粘膜下組織 13 筋層 14 漿膜
15 塩酸 16 壁細胞 17 ペプシノゲン
18 主細胞 19 ガストリン細胞
20 タンパク質 21 ペプシン 22 膵液
23 間接 24 直接 25 ビリルビン
26 静脈 27 膵頭部 28 膵体部
29 膵尾部 30 脾臓 31 唾液
32 デンプン 33 マルトース
34 ガラクトース 35 グルコース
36 フルクトース 37 グルコース
38 グルコース 39 単糖類
40 腸管粘膜細胞
※ 34・35，36・37 は順不同．

❸ (p.110)

1 酸性 2 アルカリ性 3 アルカリ性
4 グルカゴン 5 インスリン 6 肝細胞
7 小腸 8 ガストリン

■実力アップ (p.111〜113)

1 4
2 2
3 2 摂食中枢は視床下部外側側核にある．レプチンは満腹中枢を刺激して摂食行動を抑制する．インスリンの濃度低下は空腹感を引き起こす．
4 2 乳歯の萌出は生後6〜8カ月ごろから始まる．乳歯は合計20本，永久歯は合計32本となる．永久歯は12〜13歳ごろまでに生える．
5 1 唾液は耳下腺や顎下腺，舌下腺から分泌される．99%以上が水分である．1日に1,000〜1,500mL分泌される．唾液の働きは，口腔内の湿潤，食物の咀嚼や嚥下の促進，味覚の刺激，炭水化物の加水分解などである．
6 2，4 咀嚼筋は，咬筋，側頭筋，内側翼突筋，外側翼突筋の4つの筋肉である．
7 2 咽頭は成人では約12cmである．咽頭と食道との境界は，第6頸椎の高さと決められている．上咽頭には咽頭扁桃がある．口蓋扁桃は中咽頭にある．
8 4 成人では長さ25〜30cmである．食道壁は，内側から粘膜（重層扁平上皮），粘膜下組織，筋層，外膜で構成されている．
9 3 嚥下反射が起こるのは第2相（咽頭食道相）である．蠕動運動が起こるのは第3相（食道相）である．
10 4 容積は1,200〜1,600mLである．
11 2 胃液はペプシノゲンや粘液，塩酸などを含んでいる．成人では1日に約1,500mL分泌される．
12 2 ガストリンとヒスタミンは胃酸分泌を促進する．アセチルコリンは神経伝達物質である．
13 1 1日に約2,400mLの腸液を分泌する．
14 4 肝臓は横隔膜のすぐ下に位置し，右上腹部のほとんどを占める．その基本機能単位は肝小葉である．肝小葉の中心には肝静脈から下大静脈につながる中心静脈がある．
15 3
16 1 粘膜と平滑筋層，漿膜からできている．胆嚢は胆嚢管によって総肝管につながり，総胆管となって膵管と合流していく．

17 1 胆汁は，肝小葉の肝細胞で生成される．胆汁は，約97%が水分である．胆汁色素の主な成分はビリルビンである．直接型ビリルビンは尿中や糞便中に排泄される．

18 3 膵臓は第2腰椎の高さに位置する．大十二指腸乳頭に開口する膵管は，主膵管である．消化酵素は腺房細胞でつくられる．

19 4 膵液は，pH7.0～8.0の弱アルカリ性である．重炭酸イオンを大量に含む．膵液中の消化酵素は，糖質，脂肪，タンパク質の消化に関与する．

20 3 結腸の内側には小腸のような絨毛はない．消化酵素を産生しない．多数の細菌がいる．

21 3 外肛門括約筋は横紋筋で随意筋である．

22 4 直腸へ便が移動すると，直腸の排便反射が起こる．内肛門括約筋と外肛門括約筋が弛緩して排便が行われる．

9章 神経系 (p.114～131)

ビジュアル要点整理

中枢神経系と末梢神経系 (p.114)

1 末梢神経 2 脊髄神経 3 脳神経
4 頸神経 5 胸神経 6 腰神経
7 仙骨神経 8 尾骨神経 9 中枢神経

❶神経系ならびに神経細胞の構造 (p.115)

ニューロンの基本構造 (p.115)

1 細胞体 2 核 3 樹状突起 4 軸索
5 ランヴィエの絞輪 6 髄鞘 7 軸索終末部
8 中枢神経 9 末梢神経 10 脊髄
11 脊髄 12 ニューロン（神経細胞）
13 グリア（神経膠） 14 髄鞘 15 無髄

❷神経細胞の興奮・伝導・伝達 (p.116)

1 ナトリウムイオン（Na^+）
2 カリウムイオン（K^+）
3 陰性（マイナスに帯電） 4 静止電位
5 ナトリウムイオン（Na^+） 6 脱分極
7 オーバーシュート 8 カリウムイオン（K^+）
9 再分極 10 活動電位 11 閾刺激
12 ナトリウム - カリウムポンプ
13 シナプス 14 神経伝達物質 15 受容体

❸反射 (p.116)

1 受容器 2 求心性（感覚）神経
3 反射中枢 4 遠心性（運動）神経
5 効果器

❹中枢神経系の構造 (p.116～117)

1 髄膜 2 脳脊髄液 3 硬膜 4 くも膜
5 軟膜 6 灰白質 7 白質 8 脳回
9 大脳皮質 10 大脳基底核

脳の内部（矢状面） (p.117)

11 視床下部 12 下垂体 13 中脳 14 橋
15 脊髄 16 中心溝 17 視床 18 小脳
19 延髄 20 中心管 21 間脳 22 頸髄
23 腰髄 24 仙髄 25 馬尾 26 頸膨大
27 腰膨大 28 31 29 脳室 30 側脳室
※26・27は順不同．

❺中枢神経系の機能 (p.118)

1 大脳基底核 2 ドパミン 3 視床
4 上行性網様体賦活系 5 視床下部
6 メラトニン 7 大脳辺縁系 8 小脳
9 推尺異常 10 脳幹 11 中脳
12 視床下部 13 視床下部 14 橋
15 感覚 16 運動 17 3-4 18 4-5
19 くも膜 20 項部硬直 21 脳脊髄液
22 脈絡叢 23 血液脳関門 24 皮質脊髄路
25 錐体路 26 錐体外路
27 後索 - 内側毛帯路 28 脊髄視床路

❻生体のリズム (p.119)

1 サーカディアンリズム
2 上行性網様体賦活系 3 脳波
4 ジャパン・コーマ・スケール（JCS）
5 グラスゴー・コーマ・スケール（GCS）
6 β 7 α 8 ノンレム 9 レム
※4・5は順不同．

❼末梢神経の構造と機能 (p.119)

1 体性 2 自律 3 神経内膜 4 神経上膜
5 有髄 6 無髄
※1・2は順不同．

❽脳神経の構造と機能 (p.119～120)

1 嗅覚 2 視覚 3 水晶体 4 眼球
5 顔面 6 眼球 7 表情
8 ベル（顔面神経） 9 聴覚 10 平衡感覚
11 嚥下 12 唾液 13 自律（副交感）
14 頸部 15 舌 16 動眼 17 滑車
18 外転 19 顔面 20 舌咽 21 迷走
22 動眼
※9・10，16～18，19・20は順不同．

❾脊髄神経の構造と機能 (p.120)

1 神経叢 2 横隔 3 橈骨 4 尺骨
5 正中 6 肋間 7 坐骨 8 下垂手
9 鷲手 10 大腿 11 総腓骨 12 脛骨
13 腋窩 14 皮膚分節 15 膝蓋腱

※ 3～5 は順不同.

❿自律神経系の構造と機能 (p.121)

1 交感 2 副交感 3 内臓 4 シナプス
5 節前 6 節後 7 胸髄 8 腰髄
9 アセチルコリン 10 ノルアドレナリン
11 α 12 β 13 脳 14 仙髄
15 アセチルコリン 16 ムスカリン
17 ニコチン 18 交感 19 交感 20 交感
21 β 22 α 23 副交感
※ 7・8, 11・12 は順不同.

■トレーニング

❶ (p.122)

1 × 脳神経は末梢神経の一部である.
2 × 求心性神経は感覚神経である.
3 ○
4 ○
5 × 内部環境の感覚情報は自律神経の中の感覚神経によって脳に伝えられる.
6 × 神経細胞は生後は分裂しない.
7 × 細胞内にはカリウムイオン（K^+）が多い.
8 × 神経インパルスを伝導するのは神経細胞である.
9 × ニューロンが興奮する一連の変化は活動電位と呼ばれている.
10 ○
11 × 絶対不応期には細胞は興奮しない. 相対不応期であれば強い刺激によって興奮する.
12 × ニューロン間で情報を伝達するのは神経伝達物質である.
13 × 感覚系から運動系への切り替えは反射中枢で行われる.
14 ○
15 × 静止状態よりもさらに陰性になると興奮しにくくなる.
16 × 自律神経系は末梢神経系に含まれる.
17 ○
18 ○
19 × 情報を受け取るのは樹状突起である.
20 × 活動電位を起こすための最小の刺激は閾刺激と呼ばれる.
21 × シナプス間は一方向にしか情報は伝えられない.

❷ (p.122～123)

1 シナプス 2 活動電位 3 神経膠細胞
4 ナトリウムイオン（Na^+） 5 ニューロン
6 有髄神経 7 樹状突起 8 シュワン細胞
9 運動神経

❸ (p.123)

大脳皮質の機能局在

1 一次運動野 2 前頭前野
3 運動性言語中枢（ブローカ野） 4 聴覚野
5 体性感覚野（一次感覚野）
6 感覚性言語中枢（ウェルニッケ野）
7 視覚野 8 随意運動 9 運動性失語
10 皮膚 11 感覚性失語 12 網膜
13 連合野

❹ (p.124)

1 × 灰白質は細胞体や無髄神経が, 白質は有髄神経が集まっている.
2 ○ 中枢神経系では細胞体の集まった部位を核, 末梢神経系では神経節という.
3 × 大脳は左右の半球から構成される.
4 × 大脳皮質は前頭葉, 頭頂葉, 後頭葉, 側頭葉の4つの葉からなる.
5 × 視覚野は後頭葉に位置する.
6 × ウェルニッケ野が障害されると, 相手の話す言葉の意味が理解できなくなる.
7 × 一次運動野は反対側の随意運動を起こす.
8 ○
9 × パーキンソン病は大脳基底核のドパミン不足によって起こる.
10 ○
11 × 視床下部は体温調節, 摂食調節, 水分調節に関わっている. 呼吸中枢が存在するのは脳幹部である.
12 × 本能行動に関わっているのは大脳辺縁系である.
13 ○
14 × 排尿中枢や嘔吐中枢は脳幹部にある.
15 × 摂食調節中枢は視床下部にある.
16 ○ 中脳は姿勢反射に重要な役割を果たしている.
17 × 小脳は運動機能に関与している.
18 ○
19 ○
20 × 脳組織と接しているのは軟膜である.
21 × 頭蓋骨が硬化する前に脳脊髄液が貯留した状態は水頭症である.
22 × 血液脳関門は血管や神経膠細胞から構成され, バリア機能の役割がある.
23 × 脳脊髄液が過剰になると頭蓋内圧は上昇する.

24 × 脊髄に入った感覚情報は白質を上行する.
25 × 錐体路は大脳皮質から脊髄までの経路をいう.
26 × 錐体路が障害されるとバビンスキー反射が出現する.
27 ○
28 × 障害を起こしやすい部位は内包である.
29 ○
30 × 松果体からはメラトニンが分泌される.

❺ (p.125)

1 ブローカ野 2 視覚連合野
3 ウェルニッケ野 4 大脳基底核
5 視床下部 6 大脳辺縁系 7 一次運動野
8 大脳基底核 9 メラトニン 10 視床下部
11 小脳 12 脊髄 13 脳幹 14 視床
15 血液脳関門 16 錐体路 17 錐体路
18 髄膜炎 19 脳幹 20 中脳

❻ (p.125〜127)

1 × 脳神経は12対からなる.
2 × 運動神経は骨格筋を支配している.
3 × 感覚神経は体性神経系に含まれる.
4 × 運動神経はシナプスを介さず直接骨格筋を支配している.
5 × 末梢神経の周囲は神経上膜で覆われている.
6 ○
7 ○
8 × 全身の血管を支配しているのは交感神経である.
9 × 視神経は網膜からの視覚情報を脳に伝えている.
10 × 顔面の感覚を脳に伝えるのは三叉神経である.
11 ○
12 × 歯の痛覚情報を脳に伝えるのは三叉神経である.
13 × 外転神経は眼球運動に関わっている.
14 ○
15 × 味覚は顔面神経と舌咽神経によって脳に伝えられる.
16 × 滑車神経は眼球運動に関わっている.
17 × 舌の運動に関与するのは舌下神経である.
18 × 内臓機能を調節しているのは迷走神経である.
19 × ベル麻痺は顔面神経の障害で起こる.
20 ○
21 ○
22 ○
23 × 脊髄神経は31対からなる.
24 ○
25 × 橈骨神経が障害されると下垂手になる.
26 × 尺骨神経が障害されると鷲手変形になる.
27 × 総腓骨神経が障害されると垂れ足になる.
28 × 脛骨神経が障害されると引きずり足歩行となる.
29 ○
30 × 横隔神経は頸髄から出ている.
31 ○
32 ○
33 × 交感神経節前線維からはアセチルコリンが放出される.
34 × 運動神経終末からはアセチルコリンが放出される.
35 ○
36 × 効果器上にあるアドレナリン受容体はαあるいはβ受容体である.
37 ○
38 × 交感神経は胸髄と腰髄から出ている.
39 ○
40 ○
41 ○
42 ○
43 × 副交感神経系の活動亢進によって消化管運動は促進される.
44 × 交感神経系の活動亢進によってインスリン分泌は低下する.
45 × 外尿道括約筋は運動神経によって支配されている.
46 × 交感神経系の活動亢進によって副腎髄質ホルモンの分泌は高まる.
47 × 交感神経系の活動亢進によって血糖値は上昇する.
48 ○
49 ○

❼ (p.127)

1 アセチルコリン 2 アセチルコリン
3 迷走神経 4 顔面神経 5 三叉神経
6 動眼神経 7 滑車神経 8 外転神経
9 顔面神経 10 舌咽神経 11 聴覚
12 平衡感覚 13 交感神経 14 動眼神経
15 交感神経 16 交感神経 17 皮膚分節
※6〜8, 9・10, 11・12は順不同.

㊟ 迷走神経は消化管運動を高めたり，胃液の分泌を促進する．

❽ (p.127)

1 × 副腎皮質ホルモンは早朝に最も血中濃度が高くなる．
2 ○
3 × 夢をみるのはレム睡眠のときである．
4 ○
5 × 刺激を与えても覚醒しない状態はⅢである．

■実力アップ (p.128〜131)

1 3
2 4 グルカゴンは膵臓から分泌されるホルモンである．
3 1 錐体路は大脳皮質から脊髄までの運動下行路のことである．
4 2 髄膜は外側から，硬膜，くも膜，軟膜で構成され，くも膜下腔に脳脊髄液が存在する．循環した後血液中に戻る．
5 4 小脳は運動機能，視床は意識レベル，頭頂葉は体性感覚野があり，皮膚・筋からの体性感覚に関わっている．中脳は瞳孔の大きさを調節するだけでなく，遠近調節も行っている．
6 2 小脳は運動をつかさどり，姿勢の保持にも関与する．
〈第103回看護師国家試験類似問題〉
7 3
8 3 アは細胞外から細胞内へNa^+が流入する時期である．イは電位が0mVを超えるオーバーシュートで，その後，細胞内のK^+が細胞外に流出することによって再分極が起こる．エは細胞内外を移動した電解質が元の状態に戻る時期である．
9 4 瞼を閉じる働きに関係するのは顔面神経，瞼を開く働きに関係するのは動眼神経である．
10 3 嗅神経は嗅覚を，内耳神経は聴覚と平衡感覚を脳に伝える感覚神経である．滑車神経と動眼神経は眼球運動に関わっている．咀嚼筋を支配して咀嚼運動に関わっているのは三叉神経である．
11 3 一次運動野も体性感覚野も反対側の随意運動，体性感覚機能にそれぞれ関与している．読字不能症は視覚の連合野が障害されると起こる．
12 1 吸息運動時に働く外肋間筋を支配している肋間神経は胸髄から，そして横隔膜を支配している横隔神経は第3-4頸髄から出ている．したがって第3-5頸髄レベルが障害されるといずれの呼吸筋も働かず呼吸障害が起こる．
13 3
14 4 重症筋無力症とは，運動神経終末部から分泌される伝達物質のアセチルコリンが骨格筋に作用しないために起こる疾患で，筋収縮力が低下してくる．アは大脳皮質運動野で，ここが障害されると反対側の運動麻痺が起こる．イは運動性下行路で，軸索の脱髄が起こると多発性硬化症になる．ウは脊髄前角の運動ニューロンの細胞体が存在する部位で，ここが障害されると運動麻痺が起こる．進行性に変性した場合が脊髄性筋萎縮症である．
15 3 副交感神経ならびに運動神経の伝達物質はアセチルコリンであり，ノルアドレナリンが伝達物質であるのは交感神経節後神経である．
16 4 顔面神経が障害されるとベル麻痺が起こる．
17 3 左眼には瞳孔反射がみられることから，求心性神経である右の視神経ならびに反射中枢である中脳には異常はないと考えられる．遠心性神経のうち縮瞳を起こすのは副交感神経（動眼神経）であることから，右眼球の瞳孔括約筋を支配している副交感神経（動眼神経）に障害が起こっていると考えられる．
18 3 図は鷲手変形である．これは尺骨神経障害時に起こる．

10章 感覚器系 (p.132〜145)

■ビジュアル要点整理

❶感覚の特徴 (p.132)

1 特殊感覚 2 適刺激 3 順応

感覚の種類 (p.132)

1 音 2 化学物質 3 温度
4 自由神経終末

❷視覚 (p.133)

1 強膜 2 虹彩 3 シュレム管（強膜静脈洞）
4 瞳孔括約筋 5 対光反射 6 水晶体
7 網膜 8 ロドプシン 9 視交叉 10 視力

眼球の構造 (p.134)

1 硝子体 2 視神経円板（乳頭） 3 視神経
4 角膜 5 毛様体 6 水晶体 7 網膜

8　脈絡膜　9　強膜　10　中心窩　11　瞳孔
12　瞳孔括約筋　13　虹彩　14　瞳孔散大筋
15　シュレム管　16　毛様体小帯
17　毛様体筋

❸聴覚と平衡覚 (p.135)

1　蝸牛　2　膜迷路　3　内リンパ
4　コルチ器　5　骨伝導（骨導）　6　聴力
7　平衡斑　8　膨大部稜

耳の構造 (p.135)

1　ツチ骨　2　キヌタ骨　3　アブミ骨
4　半規管　5　前庭　6　蝸牛　7　前庭神経
8　蝸牛神経　9　外耳道　10　鼓膜　11　鼓室
12　耳管

❹化学的感覚（嗅覚・味覚） (p.136)

1　嗅上皮　2　嗅細胞　3　嗅球
4　一次嗅覚野　5　味蕾　6　顔面神経

嗅上皮の構造 (p.136)

1　嗅球　2　嗅上皮　3　篩板　4　嗅細胞

舌の構造 (p.137)

1　葉状乳頭　2　味蕾　3　有郭乳頭
4　茸状乳頭

❺体性感覚と内臓感覚 (p.137)

1　表在感覚　2　マイスネル小体
3　自由神経終末　4　筋紡錘　5　腱紡錘
6　体性感覚野　7　内臓痛覚

■トレーニング

❶ (p.138)

1　×　神経インパルスが生じるために必要な最小の刺激の強さを閾値という．
2　○
3　○
4　×　ある感覚に特化した受容器で受け取る感覚は特殊感覚である．
5　×　内臓の充満度を伝えるのは内臓感覚である．

❷ (p.138)

1　傾き・加速度　2　水溶性の化学物質　3　光
4　音　5　痛み刺激

❸ (p.138)

1　×　眼球外膜は前方に角膜があり，後方に強膜がある．
2　×　角膜の外表面は血管の分布がなく，眼房水で養われる．
3　○
4　○
5　×　錐体には色覚を感知する視物質イオドプシンが含まれる．
6　○
7　○
8　×　硝子体は眼球の後方に含まれ，眼球の形状を保つゼリー状の物質である．
9　○
10　○
11　×　眼球表面は眼球結膜で覆われる．眼瞼結膜は眼瞼の眼球と接する面を覆う．
12　×　毛様体筋は動眼神経の副交感神経成分により支配される．
13　×　問題文は遠視である．近視は眼軸が長いか屈折力が強い場合で，網膜の前で結像する状態である．
14　○
15　○
16　×　水晶体が濁るのは白内障であり，視力低下が認められる．
17　○
18　×　動眼神経は上直筋，下直筋，内側直筋，下斜筋を支配する．上斜筋は滑車神経支配である．
19　×　視交叉では鼻側半分の線維が交叉する．
20　○

❹ (p.139)

1　虹彩　2　中心窩　3　視神経円板　4　杆体
5　錐体　6　網膜中心動脈　7　視物質
8　眼瞼　9　上眼瞼挙筋　10　鼻涙管

❺ (p.139)

1　対光反射　2　輻輳反射　3　角膜反射

❻ (p.139)

1　×　内耳は，蝸牛，前庭，半規管からなる．
2　×　膜迷路の中には内リンパ液が満たされている．
3　○
4　○
5　○
6　×　平衡覚の情報は，前庭神経から内耳神経としてまとまり，中枢に伝達される．

❼ (p.140)

1　アブミ骨　2　耳管　3　蝸牛管
4　コルチ器　5　蝸牛神経　6　空気伝導（気導）
7　内耳

❽ (p.140)

1　×　味覚受容器は鼻腔上部の嗅上皮に分布する．
2　×　におい物質は嗅細胞の嗅小毛を刺激して神経インパルスを生じる．
3　○

4　×　嗅覚情報は側頭葉の内側面にある一次嗅覚野に達する．
5　×　舌乳頭のうち糸状乳頭には味蕾がみられない．
6　○
7　○

❾ (p.140)

1　嗅球　2　篩板　3　嗅小毛　4　有郭乳頭
5　迷走神経

❿ (p.141)

1　×　表在感覚の受容器は皮膚や粘膜に分布する．
2　○
3　×　温覚は自由神経終末で受容される．
4　○
5　×　関連痛である．

⓫ (p.141)

1　パチニ小体　2　自由神経終末　3　伸張反射
4　デルマトーム　5　内臓痛覚

■実力アップ (p.142〜145)

1　2
2　4
3　1　熱刺激や機械刺激などは，侵害刺激として痛みを生じる．
4　4
5　4
6　3
7　3
8　2
9　1　光を当てると瞳孔括約筋が収縮し瞳孔が小さくなる（縮瞳）．光をそらすと瞳孔散大筋が収縮し瞳孔が大きくなる（散瞳）．
10　1
11　3
12　4
13　1
14　4
15　3
16　2　視交叉の損傷で両耳側半盲になる．
17　2　マイボーム腺からの分泌物が涙の蒸散を防ぐ．涙液は涙点から鼻涙管に吸収され下鼻道へ流れる．上眼瞼挙筋は開眼の際に働く．
18　3
19　1　コルチ器は内リンパに存在する．
20　2
21　4　難聴は，外耳〜中耳に問題がある伝音難聴と内耳や聴覚中枢に問題がある感音難聴に分けられる．蝸牛神経の損傷で感音難聴に，鼓膜の損傷で伝音難聴となる．
22　2
23　1
24　2
25　1　平衡斑の上にゼリー状の耳石膜が重なり，さらに耳石と呼ばれる炭酸カルシウムの結晶に覆われている．
26　3
27　2
28　4
29　3
30　1
31　4
32　1
33　3
34　4
35　4
36　2

11章 皮膚と膜・体温調節 (p.146〜165)

■ビジュアル要点整理

膜の種類 (p.146)

1　皮膚　2　粘膜　3　漿膜　4　滑膜　5　髄膜
6　滑膜　7　髄膜
※ 1〜3，4・5 は順不同．

❶漿膜 (p.146)

1　腹腔　2　胸腔　3　心嚢　4　門　5　間膜
6　大網　7　間膜　8　漿液　9　腹水
10　胸水　11　心嚢液　12　消化管蠕動
13　呼吸運動　14　心拍動　15　こすれ
16　癒着　17　小さい
※ 1〜3，4・5，9〜11 は順不同．

❷粘膜 (p.147〜149)

1　眼　2　中耳　3　呼吸器　4　消化器
5　泌尿器　6　生殖器

粘膜のある部位 (p.147)

7　結膜　8　食道　9　胃　10　胆道　11　咽頭
12　気管支　13　尿管　14　膀胱　15　尿道
16　卵管　17　腟　18　精管　19　鼻涙管
20　耳管　21　咽頭　22　胆道　23　十二指腸
24　眼　25　鼻孔　26　口　27　尿道や腟
28　肛門

粘膜の構造 (p.148)

29　粘膜上皮　30　粘膜筋板　31　粘膜固有層
32　粘膜下組織　33　筋層　34　扁平

35 円柱 36 粘液 37 血管 38 ピンク
39 重層扁平上皮 40 血管 41 白っぽい
42 血管 43 赤 44 角膜 45 黄疸
46 貧血 47 結合組織 48 肉芽
49 滑らか 50 自律神経系 51 内分泌系
※ 1〜6，24〜28，50・51 は順不同．

❸結合組織性の膜 (p.149)
1 関節腔 2 上皮 3 滑液 4 滑液
5 滑液鞘 6 硬膜 7 くも膜 8 軟膜

❹皮膚 (p.149〜151)

皮膚の構造 (p.149)
1 表皮 2 真皮 3 外皮 4 皮下組織
5 表皮 6 真皮 7 表皮細胞 8 角質層
9 線維性結合組織 10 血管 11 皮下組織
12 角化重層扁平

手掌の表皮 (p.150)
13 角質層 14 淡明層 15 顆粒層
16 有棘層 17 基底層 18 基底層
19 角質層 20 角質層 21 淡明層 22 毛
23 脂腺 24 ケラチン 25 垢 26 30〜40
27 乳頭層 28 網状層 29 乳頭層
30 真皮乳頭 31 網状層 32 皮下組織
33 毛根 34 汗腺 35 皮下組織 36 筋膜
37 顔面 38 頸部 39 メラニン色素
40 メラニン細胞 41 メラニン色素
42 亢進 43 カロテン色素 44 黄疸
45 ビリルビン色素 46 紅斑 47 紫斑
48 紅斑 49 紫斑 50 蒼白
51 チアノーゼ
※ 5・6，22・23，27・28，33・34，37・38 は順不同．

❺皮膚の機能 (p.152)
1 物理的刺激 2 化学的刺激 3 病原微生物
4 弱酸性 5 メラニン色素 6 メラニン
7 ランゲルハンス細胞 8 マクロファージ
9 線維性結合組織 10 角質層 11 血流
12 発汗 13 壊死 14 皮膚潰瘍 15 減少
16 発赤 17 紅斑 18 数日 19 水疱
20 びらん 21 1〜2 週間 22 3〜4 週間
23 壊死 24 切除 25 植皮手術
※ 11・12，16・17，19・20，24・25 は順不同．

❻皮膚の付属器〈毛〉 (p.152〜153)
1 表皮 2 毛包 3 毛包 4 毛根 5 毛幹
6 0.2 7 毛球 8 表皮

毛の縦断面 (p.153)
9 毛髄質 10 毛皮質 11 毛小皮
12 メラニン 13 口唇 14 手掌 15 足底
16 硬毛 17 頭髪 18 睫毛 19 脂腺
20 立毛筋 21 毛包受容器 22 脂腺
23 皮脂 24 交感神経系 25 平滑筋
26 鳥肌 27 皮脂 28 柵状神経終末
※ 13〜15，19〜21 は順不同．

❼皮膚の付属器〈爪〉 (p.154)

爪の構造 (p.154)
1 爪半月 2 爪郭 3 爪床 4 爪母
5 表皮 6 ケラチン 7 0.1 8 白 9 2
10 赤（またはピンク） 11 2 12 ショック
13 暗赤（または紫） 14 チアノーゼ

❽皮膚の付属器〈脂腺・汗腺〉 (p.155)
1 手掌 2 足底 3 口唇 4 鼻翼 5 陰部
6 皮脂 7 エクリン汗腺 8 汗腺 9 導管
10 塩化ナトリウム 11 尿素 12 尿酸
13 弱酸性 14 交感神経系
15 アポクリン汗腺 16 アポクリン汗腺
17 脂肪酸 18 タンパク質
※ 1・2，3・4，11・12，17・18 は順不同．

❾体温の分布 (p.156)
1 核心温度 2 外殻温度 3 直腸 4 口腔
5 腋窩 6 腋窩 7 低く 8 高く 9 24
10 概日リズム（サーカディアンリズム）
11 基礎体温 12 月経 13 卵胞 14 低温
15 黄体 16 プロゲステロン 17 亢進
18 上昇 19 高温
※ 3〜5 は順不同．

❿熱の出納 (p.156〜157)
1 熱 2 食事誘発性熱産生（特異動的作用）
3 タンパク質 4 低下 5 骨格 6 ふるえ
7 非ふるえ 8 骨格 9 褐色脂肪 10 気道
11 不感蒸泄 12 皮膚 13 肺 14 発汗
15 汗腺 16 エクリン 17 手掌 18 温熱
19 コリン 20 エクリン 21 精神
22 足底 23 腋窩 24 味覚 25 顔面
※ 22・23 は順不同．

⓫体温調節 (p.157〜158)
1 温度 2 皮膚 3 視床下部
4 視索前核（視索前野） 5 核心 6 拡張
7 増加 8 体温調節
9 セットポイント（設定温度） 10 脳出血
11 脳腫瘍 12 機械 13 化学 14 外因
15 マクロファージ 16 内因
17 プロスタグランジン E_2 18 精神
19 発熱物質 20 体温調節 21 設定
22 上昇 23 低下 24 悪寒
25 視索前核（視索前野） 26 収縮
27 青白く 28 ふるえ 29 増加 30 上昇
31 体温調節 32 設定 33 上昇 34 低下

35　拡張　36　良く　37　発汗　38　放熱
※10・11は順不同．

■トレーニング

❶ (p.159〜160)

体内の膜 (p.159)

1　○
2　×　心臓の表面は心膜で包まれている．
3　×　肺の表面は胸膜で包まれている．
4　○
5　○
6　×　分子量の小さい水や電解質は腹腔と血液とで容易に移行し，腹膜透析に利用される．
7　×　粘膜は，眼・中耳・呼吸器・消化器・泌尿生殖器の内面を覆っている．
8　×　心臓の表面は心膜と呼ばれる漿膜に覆われている．
9　×　気管の内面は粘膜で覆われており，肺の外表面は胸膜と呼ばれる漿膜で覆われている．
10　○
11　○
12　×　粘膜の上皮には血管は分布していない．
13　×　滑膜は関節腔内面を包んでいる．脳と脊髄は髄膜で覆われている．
14　×　関節腔内の滑膜には上皮細胞がなく，結合組織系の膜に分類される．
15　×　滑液は関節腔内や滑液包にあって，骨や腱の動きを潤滑にしている．胸腔内の液体は胸水と呼ばれる．
16　○

皮膚 (p.159)

17　×　メラニン色素は，表皮の基底層近くに多くみられるメラニン細胞で産生される．
18　×　メラニン色素が増加すると皮膚の色は濃くなる．
19　○
20　×　皮膚と粘膜とは，眼・鼻・口・尿道や膣・肛門で移行している．
21　×　皮膚の表皮には血管は分布しておらず，血管が分布しているのは真皮層や皮下組織である．
22　×　表皮細胞から構成されているのは表皮である．真皮は，結合組織や線維芽細胞から構成されており，真皮の深さに毛包や汗腺が陥入している．
23　×　角質層の表面は，脂腺や汗腺からの分泌液で湿潤して弱酸性環境に維持されている．極端に乾燥したり弱酸性環境が破綻したりすると，皮膚が荒れたり保護機能が働かなくなったりする．
24　○
25　○
26　×　アポクリン汗腺は，眼瞼，腋窩，乳房や会陰部に多く分布する．

体熱産生と体温 (p.159〜160)

27　○
28　×　皮膚などのような体表面に近い部分の温度は，環境の変化による影響を受けやすい．
29　○
30　×　口腔温（舌下温）は直腸温より約0.5℃低く，腋窩温は約0.8℃低い．
31　○
32　×　体温は午前2〜4時ごろ（夜中から明け方）に最も低くなり，午後2〜6時ごろにかけて最も高くなるが，その差は1℃以内である．
33　○
34　○
35　×　基礎体温の高温相では，黄体ホルモン（プロゲステロン）の影響によって代謝が亢進している．
36　×　食物として摂取したエネルギーの約80%は熱として失われ，体のエネルギー産生に用いられる割合は約20%に過ぎない．
37　×　食事誘発性熱産生（特異動的作用）は三大栄養素の中で，特にタンパク質を摂取したときに顕著にみられ，約30%である．それに対して，糖質では約6%，脂質では約4%である．
38　○
39　○
40　×　発汗によって水分が蒸発する現象は可感蒸泄という．不感蒸泄とは，皮膚，肺や気道粘膜から無自覚的に水分が蒸発する現象のことである．
41　○
42　×　エクリン汗腺はコリン作動性線維の交感神経節後線維によって支配されている．
43　×　精神性発汗は精神的な緊張によって起こる発汗で，外界の温度と無関係に起こる．
44　×　末梢の温度受容器は皮膚に存在し，中枢の温度受容器は視床下部（視索前核または視索前野）に存在する．

45 ○

46 ○

47 × 体温上昇時には，熱放散の速度を亢進するために皮膚血管を拡張させ，血液量を増加させ，発汗量が増加する．

48 ○

49 ○

50 × 発熱時には体温調節中枢の設定温度が上昇するために相対的に外気温が低下したように感じられ，悪寒を生じる．

51 ○

❷ (p.161)

1 放射 2 伝導 3 対流 4 蒸発性熱放散

❸ (p.161)

1 脳出血 2 脳腫瘍 3 頭蓋骨骨折

4 サイトカイン

5 プロスタグランジン E_2（PGE_2）

6 激しい興奮状態 7 神経症

※ 1～3，4・5，6・7 は順不同．

実力アップ (p.162～165)

1 1

2 1 人体の膜には，上皮性と結合組織性の膜がある．皮膚，粘膜，漿膜は上皮性の膜である．漿膜とは，胸膜，腹膜，心膜などである．髄膜，結膜，滑膜は，結合組織性の膜である．

3 1 耳は鼓膜で皮膚と粘膜に隔てられている．皮膚の付属器である爪はケラチンからなり，粘膜ではない．鼠径はももの付け根のこと．

4 2 正常の気道粘膜は粘液で覆われている．血液が気道にあれば出血など病的状態である．

5 2 中耳の内面は粘膜で覆われており，外耳の内面は皮膚で覆われている．

6 2

7 2 腎盂の内面は粘膜で覆われており，外面は腹膜で覆われている．

8 3 関節腔内面は滑膜と呼ばれる結合組織性の膜で覆われている．

9 4

10 2 ケラチンは疎水性のタンパク質である．皮膚では表皮細胞で産生され，角質層・毛・爪などとなり，透明～白っぽくみえる．

11 2 血管は，皮膚の真皮層や皮下組織に分布している．

12 3 紅斑は拡張した毛細血管からなり，圧迫により血液が押し出されると赤みは消退する．

13 3 紫斑は皮下出血が皮膚表面から透見されたもので，圧迫しても色は消退しない．

14 3 皮膚の脂腺から皮脂が分泌されるが，高齢になると，分泌量は減っていく．〈第 104 回看護師国家試験類似問題〉

15 2 真皮に血管網が分布しており，皮膚表面から熱を放出する役割をもっており，体温の調節に関わっている．

16 1 水疱は，表皮内や表皮下に液体貯留が発生して起こる．代表的な原因にⅡ度熱傷がある．

17 2 毛の断面は，毛髄質・毛皮質・毛小皮からなる．

18 1 立毛筋は，交感神経系の刺激で収縮する平滑筋である．

19 3 爪は，爪母で分裂した表皮細胞が角化してケラチンとなったものである．

20 2 爪下の皮膚は，通常ピンク色を呈している．血液の酸素飽和度の低下や，末梢循環障害によって爪床の血液が暗赤色になると，爪の上からは紫色のチアノーゼとして観察される．

21 1 発汗は，主に交感神経系の支配を受けて調節されている．

22 1 口腔温（舌下温）は直腸温より約 0.5℃低く，腋窩温は約 0.8℃低い．

測定部位による温度差

直腸温＞口腔温＞腋窩温
直腸温－口腔温＝0.4～0.6℃
直腸温－腋窩温＝0.8～0.9℃
口腔温－腋窩温＝0.2～0.3℃（臥床時）
0.3～0.5℃（起座時）

23 3 1日のうちで体温が最高になる時期は，代謝が亢進している午後2時～午後6時ごろである．

24 3 生後約 120 日で体温は安定し，2歳ごろから生理的な日内変動がみられるようになる．

25 2 排卵期および黄体期には黄体ホルモン（プロゲステロン）の影響によって代謝が亢進し，その結果，体温も上昇する．

26　4　1日の不感蒸泄量は，皮膚から約500〜700mL，肺から約150〜450mLの蒸発があるといわれ，合計すると約800〜1,000mLになる．
27　5　体温調節中枢は視床下部に存在する．
28　3　ふるえとは，骨格筋を収縮させることで熱を発生させ，体温を上げる反応である．
〈第104回看護師国家試験類似問題〉
29　2　甲状腺ホルモンは代謝を亢進させ，体温を上昇させる作用があるため，分泌量が低下すると体温の低下を引き起こす．
30　3　加齢によって神経機能が低下する．自律神経系の機能も低下するために体温調節反応も低下し，熱放散が抑制されるため熱中症が起こりやすくなる．
31　3　身体の熱が川の冷たい水に伝導することで体熱の放散が起こり，急激に体温の低下が起こる．

12章 免疫系 (p.166〜171)

■ビジュアル要点整理

免疫細胞が存在する場所 (p.166)

1　胸腺　2　骨髄　3　扁桃　4　リンパ節
5　脾臓　6　白血球　7　好中球　8　好酸球
9　好塩基球
※7〜9は順不同．

自然免疫系から獲得免疫系へ (p.167)

1　ヘルパーT細胞　2　B細胞　3　形質細胞
4　マクロファージ

❶自然免疫系：非特異的生体防御機構 (p.168)

1　非特異的　2　好中球　3　単球
4　マクロファージ
※2〜4は順不同．

❷獲得免疫系：特異的生体防御機構 (p.168〜169)

1　特異的　2　T細胞　3　B細胞　4　時間
5　抗原レセプター　6　抗原特異性
※2・3は順不同．

抗原特異性 (p.168)

7　抗原　8　抗体　9　多様性

■トレーニング

❶ (p.169)

1　×　胸腺は思春期以降，退縮していく．
2　×　白血球だけでなく，体内にある細胞のほとんどがMHCクラスⅠをもつ．
3　○
4　○
5　×　キラーT細胞や食細胞による免疫反応は細胞性免疫，抗体による免疫反応は液性免疫という．
6　○
7　○
8　×　免疫グロブリンは，IgM，IgG，IgA，IgE，IgDの5つのクラス（種類）に分類される．
9　○
10　○
11　×　Ⅳ型アレルギーは，T細胞が活性化されて起こる．

❷ (p.170)

1　IgG　2　自己免疫疾患　3　免疫記憶
4　補体活性化　5　樹状細胞

■実力アップ (p.170〜171)

1　1　マクロファージは，単球が組織中で分化したものである．
2　4　形質細胞は，B細胞が抗原を認識して，その抗原に特異的な抗体を産生できるようになった細胞である．
3　1，3　白血球の中でも，好中球や単球は貪食作用をもつ．異物を貪食することで生体を防御している．
4　4　NK細胞は自然免疫系の細胞であり，抗体を使って抗原の毒素を中和することはしない．感染してしまった自己の細胞を破壊する．
5　4，5　B細胞がさまざまなタイプの形質細胞となり，そのタイプに応じた免疫グロブリンがつくり出される．感染が起こると，B細胞はまずIgMを産生するタイプの形質細胞となる．免疫グロブリンのうち，IgAは母乳中に最も多く含まれている．IgDの機能はよくわかっていない．
6　3
7　4

13章 内分泌系 (p.172〜189)

■ビジュアル要点整理

❶内分泌系とホルモン (p.172〜174)

1　代謝　2　ホメオスタシス　3　血管内（血液）
4　受容体

ホルモンの種類 (p.172)

5　水溶性　6　ペプチド　7　アミン
8　脂溶性　9　ステロイド　10　甲状腺

11　成長　12　発達　13　循環　14　局所
15　調節中枢　16　ネガティブ
17　ポジティブ　18　ネガティブ

内分泌臓器とホルモンの種類 (p.173～174)

1　下垂体　2　副腎皮質　3　副腎髄質
4　卵巣　5　松果体　6　上皮小体　7　甲状腺
8　膵島　9　精巣（睾丸）

❷視床下部・下垂体・松果体の構造と分泌されるホルモン（の作用） (p.174～175)

1　間脳　2　後方　3　前葉　4　後葉　5　後葉
6　前葉　7　後葉　8　視床下部　9　成長
10　甲状腺刺激　11　コルチゾール　12　卵巣
13　エストロゲン　14　排卵誘発
15　プロゲステロン　16　プロラクチン
17　乳汁

下垂体後葉ホルモン (p.175)

18　オキシトシン　19　バソプレシン
20　前葉　21　後葉　22　バソプレシン
23　後葉　24　オキシトシン　25　抗利尿
26　水分　27　メラトニン　28　メラトニン
29　強い光　30　睡眠
※6・7は順不同.

❸甲状腺・副甲状腺（上皮小体）の構造と分泌されるホルモン（の作用） (p.176)

1　甲状軟骨　2　サイロキシン
3　トリヨードサイロニン　4　視床下部
5　下垂体前葉　6　甲状腺ホルモン　7　代謝
8　成長　9　脂溶性　10　基礎代謝率
11　カルシトニン　12　拮抗　13　背面
14　パラソルモン（PTH）　15　低下
16　上昇

❹膵臓（膵島）の構造と分泌されるホルモン（の作用） (p.176～177)

1　外分泌腺　2　内分泌腺　3　膵島　4　膵島
5　α細胞　6　グルカゴン　7　グリコーゲン
8　β細胞　9　インスリン　10　グリコーゲン
11　グリコーゲン　12　ソマトスタチン
13　ソマトスタチン

❺副腎の構造と分泌されるホルモン（の作用） (p.177～178)

1　腎臓上部　2　皮質　3　髄質　4　皮質
5　鉱質（ミネラル）コルチコイド
6　アルドステロン　7　ナトリウム
8　カリウム　9　ナトリウム　10　上昇
11　糖質（グルコ）コルチコイド　12　増加
13　アンドロゲン　14　髄質
15　カテコールアミン　16　カテコールアミン
17　アドレナリン　18　ノルアドレナリン
※17・18は順不同.

❻性腺の構造と分泌されるホルモン（の作用） (p.178)

1　卵巣　2　精巣　3　性腺刺激ホルモン放出
4　卵胞刺激　5　黄体形成　6　エストロゲン
7　テストステロン　8　インヒビン
9　エストロゲン　10　排卵誘発
11　プロゲステロン　12　月経周期
13　テストステロン　14　精子　15　筋肉

❼ホルモンを分泌するそのほかの器官や組織 (p.179～181)

内分泌臓器とホルモンの種類 (p.179)

1　胸腺　2　心房性ナトリウム利尿ペプチド
3　エリスロポエチン　4　レニン
5　セクレチン　6　ガストリン　7　ガストリン
8　グレリン　9　コレシストキニン
10　セクレチン　11　インクレチン
12　ソマトスタチン　13　ANP　14　BNP
15　抑制作用　16　下げる　17　レニン

レニンの働き (p.180)

18　レニン　19　アンジオテンシンⅡ
20　アルドステロン　21　血圧の上昇
22　レニン　23　アンジオテンシノゲン
24　Ⅰ　25　Ⅱ　26　Ⅱ　27　アルドステロン
28　上昇　29　エリスロポエチン
30　カルシウム　31　副甲状腺
32　カルシウム　33　レプチン　34　視床下部
※3・4，5・6は順不同.

■トレーニング

❶ (p.182)

1　○
2　×　大部分は水溶性ホルモンであるペプチドホルモンとされている.
3　×　ステロイドホルモンとはステロイド核をもつホルモンの総称である．甲状腺ホルモンはアミノ酸とヨウ素から合成されるホルモンでステロイドホルモンではない.
4　○
5　○
6　×　多くはネガティブフィードバックで調節され，ポジティブフィードバックが起こるのは分娩時のオキシトシンなど，一部である.

❷ (p.182)

1　視床下部　2　下垂体後葉　3　副甲状腺
4　松果体　5　下垂体前葉　6　精巣

❸ (p.182)

1 ANP
ANPは心保護作用をもち心臓の心房と心室から分泌される，同様の作用をもつBNPは主に心室から分泌される．

2 カルシトニン，パラソルモン
甲状腺から分泌されるカルシトニンと副甲状腺（上皮小体）から分泌されるパラソルモンは拮抗作用をもち，下垂体の影響を受けずにカルシウム濃度を調節している．

3 ガストリン，セクレチン
胃から分泌されるガストリンは胃液分泌を促進し，十二指腸から分泌されるセクレチンは膵液と胆汁の分泌を促進する．

4 バソプレシン，アルドステロン
バソプレシンは抗利尿ホルモンで水分の再吸収を促進し，末梢血管を収縮する作用をもつ，アルドステロンはナトリウムの再吸収を促進することで，循環血液量を増加し血圧上昇に働く．

5 エリスロポエチン
エリスロポエチンは赤血球を増やす造血に働くため，腎機能が低下しエリスロポエチンの分泌も低下すると腎性貧血が起こる．

❹ (p.183)

1 × 脂溶性のホルモンで，細胞膜を透過できる．
2 ○
3 × 基礎代謝を増加させ，熱産生も増える．
4 ○
5 ○

❺ (p.183)

1 グルカゴン 2 インスリン
3 ソマトスタチン 4 促進 5 上昇
6 促進 7 促進 8 減少 9 低下
10 抑制 11 促進 12 抑制

❻ (p.183)

1 鉱質（ミネラル） 2 アルドステロン
3 糖質（グルコ） 4 コルチゾール
5 アドレナリン 6 促進 7 上昇 8 促進
9 増強

■実力アップ (p.184～189)

1 3 ホルモンは内分泌腺だけでなく，さまざまな器官・臓器から分泌されて全身に作用しホメオスタシスを調節している．

2 4 多くのホルモンがネガティブフィードバック機構で調節され，そのホルモンの濃度上昇を感知した調節中枢を介して，その分泌を抑制する．

3 1 水溶性ホルモンは細胞膜を透過できないため，細胞膜上の受容体を介する．インスリン以外は脂溶性である．

4 2 脂溶性ホルモンは細胞膜を透過し，細胞質や核内の受容体と結合する．ホルモンの大部分はペプチドホルモンに代表される水溶性である．

5 4 コレステロールから合成されるステロイド骨格をもつホルモンがステロイドホルモンと呼ばれる．

6 3 視床下部は間脳の一部であり，神経刺激によりホルモンを分泌し下垂体ホルモンの分泌調節をしている．視床下部では下垂体後葉ホルモンを分泌し，後葉で貯蔵している．

7 1 視床下部からは下垂体前葉に向けて甲状腺刺激ホルモン放出ホルモンが分泌されている．

8 1

9 2 プロラクチンは乳汁分泌，卵胞刺激ホルモンは卵胞形成とエストロゲンの分泌を促す．プロゲステロンは排卵後の黄体からの分泌が主である．

10 2 下垂体は視床下部の下に位置する直径1.5cm前後の小さな器官で，前葉は腺性下垂体とも呼ばれ視床下部からの指令に従い7種類のホルモンを分泌放出している．

11 1，4 脳下垂体後葉はホルモンの合成はせず，この2種類のホルモンの貯蔵と放出を行っている．

12 3 ポジティブフィードバックが起こるホルモンは限られており，性ホルモンと分娩時のオキシトシンが代表的である．

13 2 バソプレシンは抗利尿ホルモンとも呼ばれ，水分の再吸収を調節しており，尿量を減少させるだけでなく発汗も抑制し血圧を上げる働きがある．

14 4

15 1 メラトニンは夜間に増加し，誘眠を助けていると考えられ，分泌不足では入眠困難が起こりうる．

16 3 甲状腺は甲状軟骨の下部にあり，視床下部，脳下垂体の影響により調節され全身の細胞に作用する．

17 1 サイロキシンは代謝と成長発達を促進

し，交感神経反応の増強作用ももつ．

18　4　甲状腺から分泌され，血中のカルシウムイオン濃度低下に働く．副甲状腺ホルモンと拮抗し下垂体の影響を受けずに分泌調節されている．

19　4　血液中のカルシウムイオン濃度によりネガティブフィードバックを受ける．拮抗作用をもつカルシトニンとともに下垂体の影響を受けずにカルシウム濃度を調節している．

20　5

21　3　副甲状腺は甲状腺の背面に4つ存在し，カルシトニンに拮抗する．

22　2

23　2　コルチゾールは糖新生を促進し血糖値を上昇させる．

24　3　インスリンは血中グルコース濃度を低下させる．グルカゴンはグルコースの血中濃度上昇によりネガティブフィードバックで調節されている．

25　4　副腎は腎臓の上部に位置し，3層で構成される皮質が全体の8割を占める．

26　1　腎臓でのナトリウム再吸収を促進するため水分も再吸収され尿量を減らし，循環血液量を増加させ血圧上昇作用をもつ．

27　2　コルチゾールは副腎皮質から分泌されるステロイドホルモンで，主な作用はタンパク質の分解，グルコース産生，脂肪分解，ストレスへの抵抗，抗炎症作用，免疫反応の低下である．

28　3

29　2　副腎髄質は神経刺激により，血液中にカテコールアミンであるアドレナリンとノルアドレナリンを放出し，全身の交感神経の働きを高める．

30　2　赤血球の産生速度を速めるエリスロポエチンは腎臓から分泌される．

31　4

32　4　エストロゲンは血中コレステロール値を低くする作用をもつ．

33　2　LHにより分泌が促進されるテストステロンの主な作用は精子の産生調節，タンパク質の合成促進，性機能の発達である．

34　2　コレシストキニンは膵液の分泌促進，胆汁放出調節，満腹感に関わり，グレリンは食欲増強，インクレチンはインスリン分泌を促進する．

35　1

36　2　レプチンは脂肪組織から分泌される．視床下部に作用し食欲を抑制する．

37　4　BNPはANPとほぼ同様の作用をもち，血圧を下げる．

38　3

39　1　ANPは循環血液量の増加により主に心房から分泌され，尿量を増やし血圧低下に作用し心臓を保護する．

40　3

41　2

42　3

14章 生殖器系 (p.190〜201)

■ビジュアル要点整理

女性生殖器の構造 (p.190)

1　卵巣　2　卵管　3　尿道　4　子宮
5　ダグラス窩（直腸子宮窩）　6　会陰

男性生殖器の構造 (p.191)

1　外尿道口　2　精管　3　精巣上体　4　精嚢
5　前立腺　6　射精管

❶女性生殖器の構造 (p.192〜193)

1　600〜700　2　100〜200　3　小さく
4　半分　5　子宮頸部（頸管）　6　10
7　内腸骨　8　尿管　9　恥骨頸部（膀胱腟）
10　直腸腟　11　尿失禁　12　卵管
13　子宮内膜

子宮，卵管，卵巣の構造（後面） (p.192)

14　子宮外膜　15　子宮腔
16　卵管　17　子宮内膜　18　子宮頸部（頸管）
19　大陰唇　20　陰核　21　処女膜
22　バルトリン腺　23　鼠径部　24　重層扁平
25　基靱帯　26　仙骨子宮靱帯

子宮を支える靱帯 (p.193)

同上（25，26）

❷女性生殖器の機能 (p.193〜194)

1　内分泌　2　配偶子形成　3　視床下部
4　下垂体　5　エストロゲン
6　卵胞刺激ホルモン（FSH）
7　黄体形成ホルモン（LH）
8　プロゲステロン　9　副腎皮質
10　プロスタグランジン　11　卵胞　12　排卵
13　分泌　14　黄体　15　上昇

基礎体温表 (p.194)

16　体温陥落
※6・7は順不同．

❸男性生殖器の構造 (p.194〜195)

1　精巣　2　精子　3　ライディッヒ

4　精巣上体　5　鼠径管　6　精嚢　7　前立腺
8　尿道球腺（カウパー腺）　9　アルカリ
10　酸　11　2,000　12　陰嚢　13　低
14　尿道　15　2　16　陰茎　17　勃起

❹男性生殖器の機能 (p.195)

1　前葉　2　卵胞刺激　3　一次精母
4　二次精母　5　2　6　二次精母　7　2
8　精子　9　精子　10　23　11　前葉
12　黄体形成ホルモン（LH）
13　ライディッヒ　14　テストステロン
15　卵胞刺激ホルモン（FSH）

■トレーニング

女性生殖器 (p.196)

❶ (p.196)

1　×　プロスタグランジンがオキシトシンによる子宮収縮を増強させる．
2　×　hCGは妊娠時にだけ現れるのではなく，男女ともにいろいろな腫瘍からも産生され「腫瘍マーカー」としても用いられる．正常な胎児の肝臓と腎臓でも，少量のhCGを産生しているとされる．
3　○
4　○
5　×　子宮動脈は内腸骨動脈から生じ，子宮頸部の約1cm側方で尿管の上を通過する．川と橋の関係．
6　○
7　×　月経によって子宮内膜から脱落した層を回復させるために，基底層から新しい内膜が再生する増殖期（または卵胞期）と，透明な液を分泌する分泌期（または黄体期）からなる．
8　○
9　○
10　○　卵巣から排卵された卵子（卵母細胞）は卵管采で拾い上げられ，卵管内で受精する．
11　×　子宮を支える重要な靱帯は，基靱帯と仙骨子宮靱帯で，妊娠，出産そして加齢により，これらの靱帯が脆弱になったとき骨盤臓器脱に関わってくる．

❷ (p.196)

1　エストロゲン　2　プロゲステロン
3　リラキシン　4　タモキシフェン
5　オキシトシン　6　プロラクチン

男性生殖器 (p.197)

❸ (p.197)

1　×　精巣内の精細管で形成され，精巣上体で運動能を獲得する．
2　×　ライディッヒ細胞である．
3　×　精細管と精巣上体で成熟する．
4　○　性感染症で両側精巣上体炎になると，精管閉塞による男性不妊症が生じる．
5　×　前部にある．
6　×　高温下にさらされるため精子形成能が低下し，受精能も低下する．
7　×　中央よりも腹側にある．
8　○
9　○

❹ (p.197)

1　セルトリ細胞　2　ライディッヒ細胞
3　精祖細胞　4　一次精母細胞

■実力アップ (p.198〜201)

1　4　卵子はすでに胎児で存在し，出生後新しい卵子は形成されない．
2　1
3　3　閉経後，女性ホルモン（エストロゲン）は完全になくなるわけではなく，エストロゲンの1つであるエストロンが末梢の脂肪組織の中で合成され，体内に循環される．
4　3　分娩中は脊髄反射や意識的にいきむことも娩出を助けることにつながる．しかし，対麻痺（両側下肢麻痺）の妊婦でも分娩出産可能なことから，いきみや下垂体後葉からのオキシトシンの反射性分泌は必要不可欠とはいえない．
5　2　バゾプレシンは抗利尿ホルモンで下垂体後葉から分泌される．子宮収縮を起こすオキシトシンも同じ下垂体後葉から分泌される．
6　4　骨盤臓器脱に関係する靱帯は仙骨子宮靱帯である．
7　4　インヒビンは卵巣から分泌されるホルモンで，月経血に含まれる酵素がフィブリン溶解酵素（プラスミン）である．プラスミンの量に比較し月経量が多いと凝血塊が認められる．
8　4　排卵日はその後に生じる基礎体温表で体温陥落から推測できる．一般に高温期前の体温陥落の日がそれに相当する．
9　4　精子形成はFSHと男性ホルモンの共同

作業であり，LHにより形成されるテストステロンも必要である．

10　1　副腎でも少量のテストステロンは分泌されるが，最も多いのは精巣のライディッヒ細胞由来のものである．

11　1　皮脂腺の分泌はテストステロンにより亢進する．

12　3

13　2　直腸指診で触れるのは前立腺である．

14　4　発生後7～8カ月ごろに鼠径管に入り，8～9カ月ごろ陰嚢内に到達する．

15　2

16　1

15章 事例問題 (p.202～207)

事例　循環器系 (p.202)

1　4　収縮期血圧180mmHg以上かつ，拡張期血圧110mmHg以上であり，Ⅲ度高血圧に当たる．

2　2，5　Aさんは体液貯留に伴う急性心不全を来している．このような病態では静脈系やその先の肺毛細血管がうっ滞し，血管が拡張する．それらを反映し頸静脈の怒張や下大静脈径の拡大，胸部X線での肺門部の血管陰影が増強する．また，下肢静脈圧の上昇を受けて水分が血管外に漏出するため下腿浮腫が認められる．Aさんは前下行枝の急性心筋梗塞を経験しており，その灌流部位である心室中隔や左心室前壁の壁運動低下が認められる可能性がある．

3　4　慢性心不全患者は寒冷刺激や塩分摂取過剰，水分摂取過剰などを契機に急性心不全を繰り返すことが知られており，Aさんも退院後に急性心不全再発のリスクがある．食事療法として減塩食は有効であるが，Aさんは調理担当者である妻が入院してから自炊ができず外食中心の生活となっており，Aさん一人に減塩食の調理法を指導しても実践できない可能性が高い．また心臓リハビリテーションは段階を踏む必要があり，退院後すぐに高負荷のランニングを推奨すべきではない．Aさんは自宅での生活を希望しており，その思いを無視して施設入所を提案するよりも，訪問看護などの社会資源を利用して生活状況の確認と見守りを行うことで，自宅生活を続けられるようサポートすることが望ましい．

事例　呼吸器系 (p.203)

1　4　右下葉の所見は，その解剖学的位置より前胸部の聴診のみでは聴取できない．呼吸音の聴診は必ず前胸部と背部にて行う（図）．

2　1　Bさんは，肺炎による低酸素血症を補うために頻呼吸となっている．頻呼吸では，換気の増加に伴い二酸化炭素分圧は低下する．酸素投与が行われると，動脈血酸素分圧および酸素飽和度は上昇し，呼吸回数は低下する．換気を増加する必要がなくなり，二酸化炭素分圧の低下も解消する．

3　3　パーキンソン病による摂食・嚥下障害では，食事の際に誤嚥しやすく，口腔内が不衛生になりがちである．高齢者の肺炎は，臥床時に細菌で汚染された唾液が気道に垂れ込む

●上葉・中葉・下葉の位置・気管分岐部

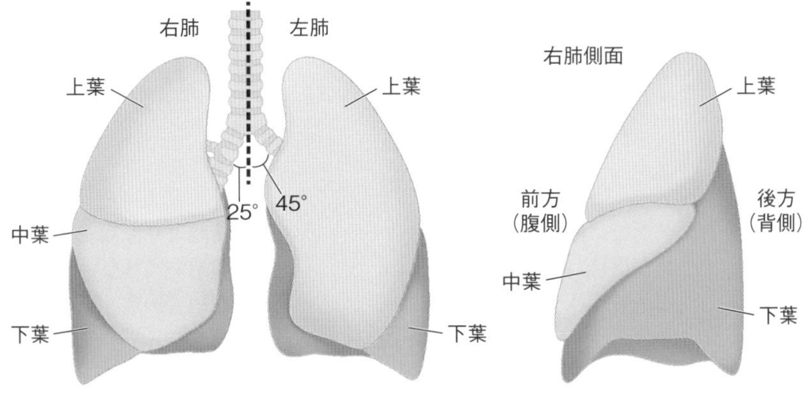

右下葉は背側に位置しているのがわかる．
気管分岐角は70°で，右は25°，左は45°である．また，右主気管支が太く短いのも異物を誤嚥すると右肺に入りやすい理由である．

ことでも生じるため，口腔ケアは肺炎予防に重要である．嚥下機能を評価し，誤嚥しにくい食事の形態を見直す必要がある．流動食が適切な食事形態とは限らず，また長期の流動食はBさんに必要なカロリーやタンパク質の摂取が困難となる．食後すぐに臥床すると，胃内容物が食道に逆流して口腔内から気道に垂れ込むリスクが増す．抗菌薬の予防投与が適応になるのは，術後感染予防や免疫不全患者の一部に限られる．細菌感染が明らかでないのに，抗菌薬を安易に使用してはならない．

事例　内分泌系 (p.204)

1　3　先端巨大症は成長ホルモンの過剰により頭痛，高血圧，高血糖などの症状が出る疾患であり，成長ホルモン産生下垂体腫瘍が原因である．副腎皮質刺激ホルモンの過剰ではクッシング症候群，甲状腺ホルモンの不足では甲状腺機能低下症，テストステロンの不足では男性更年期障害を発症する．

2　3，4　下垂体腫瘍摘出術では正常下垂体組織も摘出せざるを得ない場合があり，それらに伴って下垂体前葉，後葉ホルモンの欠乏症状が出現しうる．特に副腎皮質ホルモンの不足による倦怠感や血圧低下，低血糖，およびバソプレシンの不足による尿崩症（尿量の増加）に注意する．

3　2　正常な人体では副腎皮質ホルモン，甲状腺ホルモンの過不足があった場合，上位ホルモンである下垂体ホルモンがポジティブあるいはネガティブフィードバックによって血中のホルモン濃度が一定となるように調整されるが，Cさんは下垂体腫瘍摘出術によりそのフィードバック機構が破綻してしまっている．そのため，ホルモン製剤の内服を止めてしまうと各ホルモンの欠乏症状，ホルモン製剤の量が多いと各ホルモンの過剰症状が出現する．そのため各ホルモン製剤は自己判断で中断しないよう指導する．甲状腺ホルモンの過剰では頻脈や発汗，体温上昇などの症状，副腎皮質ホルモンの欠乏では倦怠感，血圧低下，低血糖などの症状が出現しうる．副腎皮質ホルモンは発熱など身体にストレスがかかるときには必要量が増加する．Cさんの場合は副腎皮質刺激ホルモンによるネガティブフィードバックが働かないため，ホルモン製剤を決められた範囲内で増量するよう指導する．

事例　消化器系 (p.205)

1　4　ゼリーを認識し口の中に運ぶこと（先行期），噛み砕いて咀嚼（準備期）し，のどまで送り込むことができている（口腔期）．しかし，飲み込みの瞬間にむせ込んでおり，咽頭期の異常と推察される．

2　2，4　胃全摘術を行った患者では胃から分泌される物質が枯渇するため，それらによって消化吸収されるミネラル，ビタミンが不足することがある．鉄分は胃酸により3価鉄イオンから2価鉄イオンに還元され吸収効率が上がる．そのため胃全摘後では鉄欠乏性貧血を来すことがある．ビタミンB_{12}は胃から分泌される内因子と結合し，小腸で吸収される．胃全摘により内因子が欠乏すると吸収不全を起こし，巨赤芽球性貧血の原因となる．水分の多くは小腸あるいは大腸で吸収される．タンパク質は胃から分泌されるペプシンにより分解され，膵液でさらに分解され小腸で吸収されるが，貧血の原因とはならない．脂肪分は膵液中のリパーゼによって分解され小腸で吸収される．

3　1　胃全摘後の患者が炭水化物の豊富な食品を急速に摂取すると，急激に小腸で吸収されることによる一過性の血糖上昇と，その後膵臓からの反応性のインスリン過剰分泌による低血糖を来す（ダンピング症候群）．本症例では，液体の補助栄養剤を摂取したことで炭水化物が急速に小腸へ流入し低血糖を来したと推察される．経口摂取のペースを落とすことで過剰な血糖上昇と反応性の低血糖を回避できる．

事例　神経系 (p.206〜207)

1　4　Eさんは何もしないでいると閉眼しているが，通常の呼びかけで開眼しており，ジャパン・コーマ・スケールⅡ-10に相当する．

2　2，5　救急外来の段階で健側は指示に従うことができており，コミュニケーションをとることは不可能ではない．入院後の病状変化によって意思疎通が図れなくなる可能性はあるが，入院時よりも機能改善する可能性も高く，意思疎通が図れない可能性が高いと伝えるのは不適切である．左前頭葉から側頭葉の脳梗塞であり，ブローカ野が障害される可能性がある．ブローカ野の障害によって言葉や文字を理解できるが，思考を言語に変換できない運動性失語が出現する．表情筋に関与しているのは顔面神経であり，三叉神経は主に顔面の感覚を支配している．視覚野は後頭葉にあり今回の脳梗塞では障害されていない．リハビリテーションにより機能改善していく可能性が高く，救急外来の段階ではどの程度の障害が残存するか想定できない場合も多い．

3　1，5　心房細動に対する抗凝固薬を飲み忘れてしまったことで心内血栓が形成され，脳梗塞を発症してしまった可能性がある．脳梗塞の再発を予防するために服薬アドヒアランスの確認が重要となるが，その上で1回分の薬をまとめておく一包化は有効である．本人は利き手に麻痺が残存し，食事摂取も左手を使用している．独力での調理が難しいと推察される中で本人のみにミキサー食の作り方を指導するよりも，家族同席での指導や，介護用食品の紹介などを検討すべきである．Eさんの退院時ADLは入院前より低下しているが，日中はトイレ歩行可能であり，室内で生活することは不可能ではないと推察される．夫や家族の受け入れがない状態で，退職や転居などの日常生活を大きく変える提案をする前に，通所リハビリテーションやデイケアなどを導入し，家族が対応できない時間帯の介護資源を充実させるべきである．

memo